Schriftenreihe der DGAP

Wolfgang Blankenburg (1928–2002) ist einer der wichtigsten Vertreter der phänomenologischen Psychiatrie und Psychopathologie. Mit seiner Habilitationsschrift »Der Verlust der natürlichen Selbstverständlichkeit« hat er einen grundlegend neuen Zugang zum Verständnis der Schizophrenie eröffnet. Auch zu den Themen der psychiatrischen Zeitforschung, des Selbstbegriffs und der Leibproblematik hat Blankenburg bedeutsame Beiträge geleistet. Darüber hinaus zeichnet sich sein Werk durch subtile methodologische Reflexionen über den wissenschaftlichen Status der Psychiatrie und Psychopathologie aus. Im vorliegenden Band setzen sich die Autoren mit dem vielseitigen Werk Blankenburgs sowohl aus einer philosophischen als auch aus einer psychiatrischen Perspektive auseinander.

Die Herausgeber:

Stefano Micali, Dr. phil., ist wissenschaftlicher Assistent an der Klinik für Allgemeine Psychiatrie – Universitätsklinikum Heidelberg und wissenschaftlicher Mitarbeiter im Arbeitsbereich Theologie und Naturwissenschaft bei der Forschungsstätte der Evangelischen Studiengemeinschaft in Heidelberg.

Thomas Fuchs, Prof. Dr. med. Dr. phil., ist Karl-Jaspers-Professor für Philosophische Grundlagen der Psychiatrie an der Universität Heidelberg. Dort leitet er die Sektion »Phänomenologische Psychopathologie und Psychotherapie«. Er ist einer der Leiter der Sektion »Philosophische Grundlagen« der Deutschen Gesellschaft für Psychiatrie, Psychotherapie und Nervenheilkunde (DGPPN).

Stefano Micali /
Thomas Fuchs (Hg.)

Wolfgang Blankenburg –
Psychiatrie und Phänomenologie

DGAP

Schriftenreihe der

Deutschen Gesellschaft für phänomenologische Anthropologie, Psychiatrie und Psychotherapie (DGAP)

Herausgegeben von

Thomas Fuchs, Thiemo Breyer, Stefano Micali und Boris Wandruszka

Band 2

Stefano Micali /
Thomas Fuchs (Hg.)

Wolfgang Blankenburg – Psychiatrie und Phänomenologie

Verlag Karl Alber Freiburg / München

www.verlag-alber.de

Satz: SatzWeise, Föhren
Herstellung: Customized Business Services GmbH, Erfurt

Gedruckt auf alterungsbeständigem Papier (säurefrei)
Printed on acid-free paper
Printed in Germany

ISBN 978-3-495-48656-6

Inhalt

Vorwort

Der vorliegende Band der Schriftenreihe der DGAP widmet sich mit Wolfgang Blankenburg einem der herausragenden Vertreter der phänomenologischen Psychiatrie. Den Aufsätzen, die sich unterschiedlichen Aspekten seines breit gespannten Werks zuwenden, sei eine kurze biographische Skizze vorangestellt.[1]

Wolfgang Blankenburg (1928–2002), geboren in Bremen, begann seine akademische Laufbahn 1947 mit dem Studium der Philosophie und Psychologie, seit 1950 auch der Medizin in Freiburg. Im Rahmen seiner Promotion, einer ersten daseinsanalytischen Studie über einen Patienten mit paranoider Schizophrenie (Blankenburg 1958), trat er bereits früh mit Martin Heidegger und Ludwig Binswanger in Kontakt. Nach Abschluss des Studiums begann er 1957 eine internistische und psychosomatische Ausbildung in Heidelberg. Ab 1959 war er Assistent, ab 1963 Oberarzt an der Psychiatrischen Klinik in Freiburg (Direktor: Hans Ruffin), wo er sich 1968 habilitierte. 1969 wechselte er in die Heidelberger Psychiatrische Klinik unter dem damaligen Direktor Walter von Baeyer und wurde nach dessen Emeritierung 1972 kommissarischer Direktor der Klinik. 1975 übernahm er die Leitung der Psychiatrischen Klinik in Bremen, 1979 den Lehrstuhl für Psychiatrie in Marburg, wo er bis 1993 Ordinarius blieb. Nach seiner Emeritierung blieb er in verschiedenen psychiatrisch-philosophischen Gesellschaften aktiv und erweiterte sein wissenschaftliches Werk durch bedeutsame Aufsätze.

Blankenburgs Werk beinhaltet zentrale Beiträge zur Theorie und Praxis der Psychiatrie und Psychotherapie, wobei der Schwerpunkt auf der Schizophrenie-Forschung lag.[2] Seine Dissertation und vor allem

---

[1] Siehe dazu auch Blankenburg 2007, S. 278 f. (Biographische Skizze).

[2] Von der Habilitationsschrift abgesehen, liegt dieses Werk bislang überwiegend in z. T. schwer zugänglichen Aufsätzen vor. Inzwischen ist jedoch eine Sammlung wichtiger

die spätere Habilitationsschrift »Der Verlust der natürlichen Selbstverständlichkeit« (1971) bahnten einen neuartigen Zugang zum Erleben und zur Welt der Kranken. Das Buch wurde ins Japanische, Französische, Italienische und Spanische übersetzt und findet heute weltweit zunehmendes Interesse. Weiter beschäftigten Blankenburg u.a. die Biographie-Forschung, Fragen der Zeitlichkeit, Identität, Perspektivität sowie klinische Fragen des Wahns, der Hysterie, des Zwangs und der Angst. Nicht zuletzt war die Phänomenologie der Leiblichkeit an der Schnittstelle zur Psychosomatik und zur Leib-Seele-Problematik zeitlebens ein Schwerpunkt seiner Forschung. Später öffnete Blankenburg sich zunehmend der Systemtheorie der Sozialpsychiatrie, wie überhaupt sein Werk im Gegensatz zu manch anderen Autoren daseinsanalytischer Provenienz von einem ausgesprochen lebendigen, kritischen und sich selbst immer wieder in Frage stellenden Geist gekennzeichnet ist, der Blankenburgs Denken bis heute aktuell und anschlussfähig bleiben lässt.

Wolfgang Blankenburg gehörte selbst über viele Jahre der »Deutschen Gesellschaft für phänomenologische Anthropologie, Psychiatrie und Psychotherapie« (DGAP, früher DGA) an und kann als einer ihrer wichtigsten geistigen Väter angesehen werden. Es ist den Herausgebern eine Ehre, ihm diesen Band zu widmen.

Unseren herzlichen Dank möchten wir insbesondere der Poristes Stiftung, Bern, aussprechen, ohne deren großzügige Unterstützung diese Veröffentlichung nicht möglich gewesen wäre, sowie allen Autoren, die zum Gelingen dieses Buches beigetragen haben. Außerdem danken wir Anita Bendel, Rixta Fambach, Teresa Schneider, Ulrike Schubert für die umsichtige Vorbereitung der Manuskripte zum Druck.

Heidelberg, im Februar 2014

Stefano Micali Thomas Fuchs

Texte in einem von Martin Heinze herausgegebenen Band erschienen (Blankenburg 2007); darin findet sich neben biographischen Notizen auch eine vollständige Bibliographie.

Literatur

Blankenburg, W. (1958). Daseinsanalytische Studie über einen Patienten mit paranoider Schizophrenie. Schweizer Archiv für Neurologie und Psychiatrie 81: 9–105.

Blankenburg, W. (2007). *Psychopathologie des Unscheinbaren. Ausgewählte Aufsätze.* Hrsg. von M. Heinze. Berlin: Parados.

Phänomenologie als Methode

Bemerkungen zur phänomenologischen Psychopathologie im Anschluss an *Blankenburg*

Stefano Micali

In seinem Vorwort zur *Phänomenologie der Wahrnehmung* vertritt Merleau-Ponty die These, die Phänomenologie habe sich als ein erkennbarer Stil durchgesetzt (Merleau-Ponty 1966, 4).[1] Doch was zeichnet diesen Stil aus? Auf welcher Basis kann eine Analyse als phänomenologisch bewertet werden? Warum gelten z. B. Prousts Beschreibungen der *memoire involontaire* als phänomenologisch? Wie unterscheidet sich ein »erweiterter« Begriff der Phänomenologie vom philosophisch-wissenschaftlichen Begriff der Phänomenologie in Nachfolge Husserls?

In Bezug auf diese Fragestellungen und insbesondere auf die letztere sind m. E. die subtilen methodologischen Reflexionen Blankenburgs von Bedeutung. Auf den ersten Blick könnte es merkwürdig erscheinen, die Lehre eines Psychiaters zu rezipieren, um ein tieferes Verständnis der methodologischen Aspekte der Phänomenologie als philosophischer Disziplin zu erlangen. Ein solcher Einwand unterschätzt jedoch die kategoriale Strenge und Schärfe Blankenburgs, der sich in der ganzen phänomenologischen Tradition ausgezeichnet auskannte.[2] Er leistete als Psychiater einen wesentlichen Beitrag zur Vertiefung der methodologischen Fragen der Phänomenologie. In einem wichtigen Aufsatz zum Thema »phänomenologische Epoché und Psychopathologie« macht Blankenburg deutlich, dass seine Ausführungen zum grundlegenden methodologischen Schritt der transzendentalen

---

[1] Man könnte sich fragen, ob die Phänomenologie auch heute noch als ein erkennbarer Stil gilt. Diese Frage betrifft primär die Beziehungen zu anderen philosophischen Ausrichtungen innerhalb der sogenannten »continental philosophy«. Haben die Grenzen zwischen Phänomenologie, Dekonstruktionismus, Hermeneutik *nicht* ihre Trennschärfe verloren? Eine solche Frage sprengt die Grenzen des vorliegenden Aufsatzes.

[2] Blankenburg studierte auch Philosophie und kam sehr früh in Kontakt mit Martin Heidegger.

Epoché »nicht so sehr im Reich der philosophischen Reflexionen« gewachsen sind, »als vielmehr im Zuge der Auseinandersetzung mit jenen Veränderungen des Selbst- und Weltverhältnisses, die bei schleichend verlaufenden Schizophrenien zu beobachten sind« (Blankenburg 1979, 125). Sowohl Probleme der psychopathologischen Diagnostik als auch an die psychotherapeutische Praxis gebundene Entscheidungen haben Blankenburg dazu veranlasst, sich intensiv mit methodischen Fragen zum Erkenntnisgewinn der Phänomenologie zu beschäftigen.

Der vorliegende Aufsatz gliedert sich in drei Teile: Im ersten Abschnitt werden Blankenburgs Reflexionen zu wesentlichen Aspekten der phänomenologischen Methode als solcher behandelt. Im Zentrum des zweiten Abschnitts steht Blankenburgs Auseinandersetzung mit Jaspers, die wesentlich zur Etablierung der Psychopathologie als Wissenschaft beigetragen hat. Abschließend soll das komplexe Verhältnis zwischen Psychopathologie und Phänomenologie näher beleuchtet werden. In diesem Kontext werde ich die Relevanz der Grundoperation der transzendentalen Epoché im Rahmen der Erforschung der psychopathologischen Störungen unterstreichen.

I. Phänomenologische Methode

Es ist kein einfaches Unterfangen, Phänomenologie zu betreiben. Blankenburg betont zu Recht, dass man sich auch im Bereich der empirischen psychopathologischen Forschung der zahlreichen Schwierigkeiten, die mit einer phänomenologischen Beschreibung verbunden sind (in erster Linie der theoretischen und kategorialen Vorbelastungen), zumeist nicht bewusst ist:

> Eine vortheoretische Nähe zu den ›Phänomenen‹ ist nicht so leicht zu verwirklichen, wie man gewöhnlich annimmt. Die Theorie steckt meist schon in den Kategorien, mit denen wir das Wahrgenommene beschreiben – mit denen wir es nicht erst beschreiben, sondern zuvor schon aufgefasst haben. (Blankenburg 1971, 10)

In phänomenologischen Beschreibungen geht es keineswegs um eine Befunderhebung von Etwas, das in seiner Bestimmung bereits als vorgegeben gilt (Blankenburg 1975).

Um die spezifischen Charakteristika der phänomenologischen Betrachtungsweise hervorzuheben, ist es hilfreich, auf Blankenburgs Unterscheidung zwischen phänomenologischen Gegebenheiten und feststellbarer Empirie hinzuweisen. Wie so oft sind die interessantesten Thesen in den Fußnoten zu finden. In Fußnote Nummer sechs des Aufsatzes »Phänomenologie als Grundlage der Psychiatrie« geht Blankenburg auf die Differenzierung zwischen einer positivistischen, operationalistischen Wissenschaft und der phänomenologischen Herangehensweise ein. Erstere sei auf die Bedingtheit, »wenn nicht gar Determiniertheit, des je Vorliegenden fixiert« (Blankenburg 1991, 20). Es ist dabei also von vornherein klar, was das Objekt der Forschung ist:

> Der phänomenologische Zugang erschließt dagegen das Begegnende vor der Unterscheidung bedingt/unbedingt, auf jeden Fall nicht von vornherein als etwas Bedingtes, sondern zunächst sogar eher als eine zumindest *potentialiter* Unbedingtheit, das heißt eben als ein Phänomen. Diese Erweiterung des Blickfeldes und die damit mögliche Konzeptionalisierung gehört meines Erachtens zu einer der besonders wichtigen Perspektiven, die der phänomenologische Zugang in der Fortentwicklung des Husserlschen Ansatzes der Psychiatrie anbietet. (Blankenburg 1991, 20/1)

Wenn wir auf etwas Außerordentliches stoßen, verwenden wir die Redewendung: Das ist ein Phänomen. Wir fühlen uns von dem Begegnenden angesprochen:

> Der oder das Begegnende sagt uns etwas, was zunächst leicht nicht in Worte zu fassen ist, etwas Wesentliches, Eigenartiges, und zwar unabhängig von seiner Bedingtheit durch welche Faktoren auch immer. Dieses ›Sich-ansprechen-lassen‹ setzt eine andersartige Rezeptivität voraus, als diejenige, die für das Feststellen und Registrieren von Daten erforderlich ist. Alles allzu rasche Feststellen macht das Begegnende vorwissenschaftlich gesprochen, gleichsam mundtot. Dieser phänomenologischen Form der Begegnung kommt es jedoch darauf an, dem Begegnenden Raum zu geben, sich auszusprechen, es womöglich sprechender zu machen, als es das von sich her zunächst zu sein scheint, um sodann erst zu konstatieren und zu registrieren. (Blankenburg 1991, 21)

Die Phänomenologie hat ihren Ausgangspunkt in einem Sich-Einlassen auf das, was uns begegnet. Durch dieses Sich-Einlassen ist man darum bemüht, der heteronomen Entfaltung der Sache selbst Raum zu geben.[3] Es sei hier an das bekannte Prinzip aller Prinzipien erinnert,

[3] »Phänomenologie in diesem Sinn beginnt mit einem Sich-Einlassen auf das, was begegnet, mit einem Sich-beindrucken-Lassen von der Sache, um die es geht.« (Blankenburg 1991, 15)

das Husserl in den *Ideen I* vorgelegt hat: Im Rahmen der phänomenologischen Forschungen gilt als Prinzip aller Prinzipien, dass

> jede originär gebende Anschauung eine Rechtsquelle der Erkenntnis sei, dass alles, was sich uns in der ›Intuition‹ originär (sozusagen in seiner leibhaften Wirklichkeit) darbietet, einfach hinzunehmen sei, als was es sich gibt, aber auch nur in den Schranken, in denen es sich da gibt, kann uns keine erdenkliche Theorie irre machen. (Hua III/1, 43)

Das genannte Prinzip setzt eine unendlich große Vielfalt von originär gebenden Anschauungen voraus, die als legitime und ursprüngliche Quellen des Wissens anerkannt werden sollten. Jede Wahrheit sollte letztlich aus diesen Quellen hervorgehen:

> Jede Aussage, die nichts weiter tut, als solchen Gegebenheiten durch bloße Explikation und genau sich anmessende Bedeutungen Ausdruck zu verleihen, ist also wirklich, wie wir es in den einführenden Worten dieses Kapitels gesagt haben, ein absoluter Anfang, im echten Sinne zur Grundlegung berufen, *principium*. Das aber gilt im besonderen Maße von den generellen Wesenserkenntnissen dieser Art, auf welche das Wort Prinzip gewöhnlich beschränkt wird. (Hua III/I, 43)

Wenn eine Beschreibung imstande ist, die Gegebenheit des Erscheinenden angemessen – und zwar in den Grenzen ihres Erscheinens – zum Ausdruck zu bringen, dann soll sie als absoluter Anfang, als *principium* anerkannt werden. Eine solche Offenheit gegenüber dem Neuen impliziert die Möglichkeit einer radikalen Infragestellung aller erworbenen Erkenntnisse. Es gibt somit kein *arché* im metaphysischen Sinne. Mit anderen Worten: Die Phänomenologie geht von der grundsätzlichen Unmöglichkeit aus, den Bezugsrahmen der Phänomenalität festzulegen, der die Bedingung der Möglichkeit des Erscheinens und des Erscheinenden endgültig bestimmt.

An dieser Stelle scheint es mir wichtig, auf einen altbekannten Einwand gegen die Phänomenologie einzugehen. So wird kritisiert, die phänomenologische Herangehensweise beinhalte das Risiko, in eine extreme Form des Subjektivismus zu geraten: Wie kann man sicher sein, dass die Anschauung nicht eine rein subjektive Projektion ist, und dass sie wirklich originär gebend ist? Wie kann sichergestellt werden, dass die »Anschauung« nicht aus dem Inneren des Subjektes kommt, sondern aus der Affektion der Sache selbst, also aus einer echten Begegnung hervorgeht?

Die Antwort lautet: Die Tatsache, dass die eigenen Erwartungen ständig durchkreuzt werden können, zeugt davon, dass sich die Sache selbst in ihrer Erscheinungsweise von außen her und zwar in ihrer Heteronomie zeigt. Darüber hinaus kann die Gefahr der Projektion deutlich abgeschwächt werden, wenn man sich vor Augen führt, dass eine kritische Haltung gegenüber dem aus einer phänomenologischen Sicht Ausgewiesenen geboten ist. Man kann (/sich) auf die Begegnung »zurückkommen«/»rückbeziehen«, um dann zu überprüfen, ob die in den phänomenologischen Beschreibungen aufgedeckten Zusammenhänge der Sache selbst gerecht werden. Ein kritischer Rückbezug auf die Sache selbst soll dabei nicht als Angelegenheit eines einzelnen Subjektes angesehen werden. Vielmehr bildet er sich in einem intersubjektiven Kontext und zwar im lebendigen Gespräch mit dem Anderen (oder durch schriftliche Kommunikation) heraus. In diesem Kontext sind Blankenburgs Analysen der Mit-Erfahrung besonders interessant, die im dritten Abschnitt näher betrachtet werden.

Die offene Haltung, um der Erfahrung mit ihrem unvorhersehbaren Charakter gerecht zu werden, ist für die Phänomenologie konstitutiv. Es ist Blankenburgs Verdienst, die Beschreibung dessen, was als anarchische Erfahrung bezeichnet werden kann, als Anfang der Phänomenologie erkannt zu haben.

Die phänomenologische Beschreibung schöpft »aus einer vortheoretischen und vorwissenschaftlichen Erfahrungsdimension« (Blankenburg 1991, 15). In diesem Zusammenhang behauptet Blankenburg, dass die phänomenologische Haltung als »eine Art Vorstufe in Dienst genommen werden (soll)« (ebd.). Ich möchte die Bedeutung dieser Textstelle hervorheben, weil sie den Versuch zum Ausdruck bringt, das Verhältnis zwischen einem »weiten«, vortheoretischen Sinn und einem engeren, spezifisch philosophischen Sinn der Phänomenologie näher zu bestimmen.

Die vorwissenschaftliche, phänomenologische Beschreibung, die »aus der vortheoretischen Nähe zum Begegnenden schöpft« (ebd.), kann nach Blankenburg ohne Weiteres in eine wissenschaftliche phänomenologische Betrachtungsart übergehen. Wie ist ein solcher Übergang möglich?

Der Übergang von einer vorwissenschaftlichen Haltung zu einer wissenschaftlichen Betrachtungsweise beruht auf den drei grundlegenden methodischen Schritten der Husserlschen Phänomenologie: (I) Transzendentale Epoché, (II) eidetische Reduktion und (III) Konstitutionsanalyse. Im Hinblick auf die methodologischen Aspekte richtet sich Blankenburg trotz seiner kritischen Einwände[4] nach dem Husserlschen Entwurf der Phänomenologie.

An dieser Stelle möchte ich mich vor allem mit dem zweiten Moment – der eidetischen Reduktion – beschäftigen. Um mögliche Missverständnisse auszuräumen, möchte ich jedoch zunächst eine kurze Bemerkung zum Wort »Vorstufe« machen, das in Bezug auf die Bestimmung des Verhältnisses zwischen einer vorwissenschaftlichen Haltung und einer »wissenschaftlichen« Betrachtungsweise verwendet wurde.

Aus architektonischer Sicht ist es legitim, zu behaupten, dass die offene Haltung gegenüber dem Unbedingten – als spezifischer Stil des Erlebens und Beschreibens – »eine Vorstufe« der phänomenologischen Methode im strengen Sinne ist. Dennoch soll diese Vorstufe nicht so interpretiert werden, als ob die phänomenologische Beschreibung in der Folge diese Haltung aufgeben würde. Die offene Haltung gilt als unersetzliches Medium und als stabiler Boden der Phänomenologie. Sie entfaltet ihr volles Potential innerhalb der wissenschaftlich-phänomenologischen Methode in der Nachfolge Husserls. Nur in dieser Hinsicht ist es berechtigt, sie als Vorstufe zu bezeichnen.

Wie bereits angedeutet, richtet sich mein Interesse vornehmlich auf die eidetische Reduktion. Die eidetische Betrachtungsweise beinhaltet die genaue Beschreibung von Invarianten, die den Stil der Erscheinungsweise der Phänomene charakterisieren. Durch die Wesensschau versetzt man das faktische, individuelle und einzelne Phänomen der Wahrnehmung in das Reich des »Als-ob«, in eine reine Möglichkeit der Wahrnehmung, um einen allgemeinen Typus (»Wahrnehmung«) zu gewinnen (Hua I, 104). Blankenburg ist sich der zahlreichen Schwierigkeiten des Husserlschen Verfahrens der eidetischen Variation durch die Phantasie bewusst. Deshalb betont er die innere

[4] Im Rahmen der Konstitutionsanalyse stellt Blankenburg Husserls Orientierung am Intentionalitätsparadigma in Frage, weil diese seines Erachtens zu einseitig ist. Die transzendentale Beschreibung der Strukturen des wechselseitigen Verhältnisses zwischen Selbst und Welt soll nicht nur im Sinne der intentionalen Korrelation zwischen Noesis und Noema artikuliert werden. Dabei handelt es sich um »jegliches Nehmen von etwas als etwas. An die Stelle des Bewusstseins treten bewusstseinsübergreifende bedeutungsverleihende Akte verschiedener Art. Diese umfassen auch nichtbewusste (z. B. gefühlsmäßige, reflexartige, ja sogar rein leibliche) Reaktionen, das heißt nicht bewusstes Verhalten, sofern es sich als bedeutungsbezogen zu erkennen gibt.« (Blankenburg 1991, 97)

Überschneidung zwischen den passiv sedimentierten Vor-Erfahrungen des einzelnen, individuellen Phänomens und der Wesenseinsicht. Nichtsdestoweniger ist die eidetische Betrachtungsweise nicht nur legitim, sondern konstitutiv für die Phänomenologie:

> Zur Aufgabe phänomenologischer Beschreibungen gehört es, nicht nur punktuell isolierte Beobachtungen wiederzugeben, sondern den Kontext beziehungsweise den Horizont, innerhalb dessen etwas erscheint, mitzuerfassen. Phänomenologisch wird ein Beschreiben erst dann, wenn es überdies sowohl das Wie des Gegebenseins als auch die subjektiven und intersubjektiven Perspektiven, aus denen heraus etwas beschrieben wird, mit einbezieht und auf diese Weise schrittweise Zusammenhänge hervortreten und durchsichtig werden lässt. (Blankenburg 1991, 94)

Vor diesem Hintergrund fällt auf, dass die prinzipiell offene Ausrichtung auf das Unbedingte mit dem Moment der phänomenologischen Methode der Wesenschau, wenn nicht in Konflikt, so doch in ein Spannungsverhältnis gerät. Wie lassen sich diese zwei gegensätzlichen Momente der Phänomenologie (die prinzipielle Ausrichtung auf das Unbedingte der Erfahrung und die eidetische Beschreibung) in Einklang bringen?

Obwohl Blankenburg das Problem der Spannung zwischen einer eidetischen Betrachtungsweise und einer grundsätzlichen Offenheit gegenüber der Erfahrung nicht explizit behandelt, bieten seine methodologischen Ansätze eine Lösung für dieses Problem. Ihm geht es darum, die methodischen Schritte zu bestimmen, die zu einer phänomenologischen Erkenntnis führen. Mit anderen Worten: Es geht hier um die Methodologie der Phänomenologie. Der erste Schritt, der sich noch auf einer vorwissenschaftlichen Ebene abspielt, besteht in einer offenen und unvoreingenommenen Beschreibung der Erfahrung, noch ohne eine strenge Differenzierung zwischen Tatsachen und Wesen. In der Sprache von Merleau-Ponty könnte man sagen, dass »die wilde Erfahrung« (Merleau-Ponty, 1964) als Ausgangspunkt der Phänomenologie gilt. Auf dieser »Vorstufe« – im obig erläuterten Sinn – enthält die Erfahrung im Keim ebenso

> die Möglichkeit einer Entfaltung zur Wesenswissenschaft wie zur Tatsachenwissenschaft, bleibt aber diesen beiden Entfaltungsmöglichkeiten gegenüber selbst indifferent. Das in der Welt Begegnende ist noch nicht in Tatsache und Wesen auseinandergefallen. Obwohl sie beide im Keim enthält, ist die Erfahrung auf dieser Stufe noch weitgehend neutral gegenüber den Möglichkeiten Tatsachenwissenschaft und Wesenswissenschaften. (Blankenburg 1991, 16)

Ausgehend von dieser »wilden« Erfahrung entstehen Stimmigkeiten und Zusammenhänge, welche die Grundlage der eidetischen Anschauungen bilden. Die Phänomenologie als Wissenschaft der Erscheinung wird schrittweise zu jenem Verfahren, »das den Logos im Begegnenden zum Erscheinen bringen will, dass heißt, das bestrebt ist, schrittweise, Sicht in Einsicht zu wandeln, Sicht zu Einsicht zu verdichten« (Blankenburg 1991, 93). Eine auf die Erfahrung ausgerichtete Wissenschaft beschränkt sich nicht nur auf eine Analyse der einzelnen Phänomene, sondern sie zielt darauf ab, »ihren Logos« freizulegen (Blankenburg 1971, 10). Wenn wir einer depressiven Patientin begegnen, müssen wir ein apriorisches Vor-Verständnis der Depressivität haben, um sie als depressiv zu bezeichnen.

> Wir könnten zwar nicht behaupten, dass Frau X depressiv ist, wenn wir nicht im vorhinein in Umrissen wüssten, was Depressivität ist. Aber wir wüssten nicht, was Depressivität ist, wenn wir es nicht im Laufe unseres Lebens an uns oder an anderen (notfalls über andere) erfahren hätten. Dieses ›Erfahren‹ ist keineswegs abgeschlossen. So vorgeprägt dieses Wissen auch sein mag, es kann sich doch die Erfahrungen – die wir mit depressiven Patienten oder eigenem Depressivwerden machen – artikulieren, differieren, erweitern, vielleicht auch wandeln. Es ist nicht unmöglich, dass uns dabei sogar Neues aufgeht. Freilich geschieht das – genau genommen – nicht aus Erfahrung, sondern an der Erfahrung. (Blankenburg 1975, 11)

Dieses Zitat verdeutlicht eine Nachträglichkeit des Eidetischen im Rahmen der Phänomenologie. Die eidetische Betrachtungsweise ist als nachträgliches methodisches Moment anzusehen, das die unvorhersehbare Heteronomie und »Anarchie« der Erfahrung nicht aufhebt, sondern sie voraussetzt. Psychopathologische Störungen sind in dieser Hinsicht die prägnantesten Phänomene, in denen der lebensweltliche und (selbstverständlich als invariant empfundene) Rahmen des Welthorizontes, des Selbstverhältnisses und der Intersubjektivität überschritten wird. Diese Störungen lassen zugleich neue »transzendentale Regeln«, »neue Gesetzmäßigkeiten« auftauchen und sich sedimentieren.

Um den genannten Aspekt zu vertiefen, werden im zweiten Abschnitt die psychopathologischen Forschungen Blankenburgs in seiner kritischen Auseinandersetzung mit Karl Jaspers im Vordergrund stehen, der einen neuen Erfahrungsbegriff in die Psychopathologie eingeführt hat. Bevor ich auf dieses psychopathologische Gebiet eingehe, möchte ich einen wichtigen Aspekt der Phänomenologie erwähnen, der bei Blankenburg wenig Beachtung findet: Auch in seinen späteren methodologischen Aufsätzen zur Phänomenologie als Grundlagenwissenschaft fehlt eine systematische Behandlung der Frage nach den Grenzen der Phänomenalität und dem Verhältnis zwischen Gegebenheit und dem, was sich prinzipiell der Gegebenheit entzieht. Dieses Thema steht im Zentrum der Phänomenologie in der Nachfolge Husserls (Heidegger, Merleau-Ponty, Levinas, Bernhard Waldenfels und Marc Richir).

Eine der größten Leistungen der Phänomenologie besteht zweifelsohne darin, die Untersuchung der Erfahrung in »Richtung des je vor-prädikativ-unmittelbar Gegebenen« (ebd.) geöffnet zu haben. Der allmähliche Übergang von Sicht zu Einsicht macht den Kern der phänomenologischen Erfahrung der Evidenz aus, die imstande ist, die impliziten übersehenen Momente der Phänomene auszuweisen (Blankenburg 1991, 96). Das Verfahren einer genetischen Phänomenologie kann dementsprechend als eine Art der Archäologie, und zwar als retrospektive Aufschlüsselung des konstitutiven Aufbaus von Wirklichkeit für den jeweiligen Patienten, (Blankenburg 1991, 99) beschrieben werden.[5] Dennoch ist es wichtig, an dieser Stelle darauf hinzuweisen, dass wesentliche Aspekte der tiefsten Dimensionen der Konstitution, wie z. B. die des Zeitbewusstseins, durch eine radikale Unzugänglichkeit gekennzeichnet sind. Sie entziehen sich prinzipiell jeder Form der Evidenz. Die phänomenologische Analyse beschränkt sich nicht darauf, die impliziten und aufgrund ihrer Selbstverständlichkeit übersehenen Sinnsedimentierungen genetisch aufzuspüren. Auch ist sie nicht nur darum bemüht, in einer transzendentalen Reflexion die elementare Dimension der Konstitution, wie z. B. die fungierende Intentionalität, aufzudecken.[6] Vielmehr zielt sie darauf ab, die inneren Grenzen des Erscheinens aufzuzeigen. Im Zentrum der phänomenologischen Unter-

---

[5] Konstitution betrifft primär die vielfältigen und hochkomplexen Prozesse des Aufbaus der Wirklichkeit, des für das Selbst als wirklich Erscheinenden: »Konstitution bezeichnet in diesem Zusammenhang den strukturellen Aufbau dessen, was für uns beziehungsweise für den Patienten ist; dasjenige, woraus resultiert, das für eine bestimmte Person etwas als etwas so erscheint.« (Blankenburg 1991, 97)

[6] »Phänomenologische Erfahrung in dem hier gemeinten Sinn beginnt erst da, wo wir nicht bei der Explikation von Sinnimplikationen des intentionalen Lebens stehenbleiben, sondern die transzendentale Reflexion unmittelbar in den Dienst eines unverstellten Zuganges zu dem, was ist, stellen, d. h. in den Dienst einer ›Erfahrung‹ höherer Potenz« (Blankenburg 1991, 17). Die Phänomenologie fokussiert sich nach Blankenburg darauf, das »implikativ immer schon Miterfahrene« explizit zu machen, »das still-

suchungen steht die brisante Frage nach dem Spannungsverhältnis zwischen der Gegebenheit und dem prinzipiell Nicht-Gegebenen. In diesem Sinn ist der paradoxe Satz von Merleau-Ponty zu interpretieren, nach dem die letzte Aufgabe der Phänomenologie als Philosophie des Bewusstseins darin bestehe, ihren Bezug zur Nicht-Phänomenologie verständlich zu machen (Merleau-Ponty 1960, dt. 264).[7] Ich möchte an dieser Stelle betonen, dass meine Kritik sich ausschließlich auf Blankenburgs Darstellung der Phänomenologie als Methode bezieht. Sie betrifft keineswegs seine konkreten Analysen der Phänomene.

II. Phänomenologie und Psychopathologie

Blankenburg hat seine eigene Methodologie im Rahmen der Psychopathologie in ständiger Auseinandersetzung mit Jaspers' Untersuchungen entwickelt. Die kritische Übernahme der drei grundlegenden Momente der Husserlschen Phänomenologie zeigt die Distanz, die Blankenburg von Jaspers' phänomenologischer Herangehensweise trennt.

In erster Linie ist zu betonen, dass Blankenburg die *Allgemeine Psychopathologie* Jaspers' als bahnbrechendes Werk im Rahmen der psychiatrischen und psychopathologischen Forschungen bewertete. Als Fazit kann folgender Satz Blankenburgs gelten: »Die Psychopathologie verdankt Karl Jaspers ihre methodische Orientierung« (Blankenburg 1984, 448). Durch die Einführung des Begriffspaares »Verstehen und Erklären« hat Jaspers einen entscheidenden Beitrag für einen differenzierten Zugang zu psychopathologischen Phänomenen geleistet. Die Unterscheidung zwischen Verstehen und Erklären bewahrt vor der Gefahr einer Vermischung von Momenten und Aspekten, die zu zwei verschiedenen Ordnungen der Erkenntnisse gehören.

Darüberhinaus hat die Phänomenologie durch Jaspers Heimatrecht in der Psychiatrie erhalten (Blankenburg 1991, 15). Jaspers hat die vielfältigen Erlebnisse und die lebendigen Ausdrücke der Kranken

---

schweigend als selbstverständliche Voraussetzung in jede empirische Untersuchung mit eingeht« (Blankenburg 1991, 18)

[7] In meiner Dissertation *Überschüsse der Erfahrung* habe ich das Spannungsverhältnis zwischen dem Erscheinenden und dem, was sich im Erscheinen prinzipiell nicht zur Gegebenheit bringen lässt im Hinblick auf die Husserlsche Phänomenologie systematisch untersucht (vgl. Micali 2008).

zum fundamentalen Ausgangs- und Orientierungspunkt der wissenschaftlich-psychiatrischen Untersuchungen gemacht: Obwohl Jaspers' Theorie der Fremdwahrnehmung methodologisch »vage« bleibt, geht er so weit, »das – mithilfe von Exploration und Ausdruckerfahrung – vom seelischen Leben des anderen Menschen (z.B. Patienten) Vergegenwärtigte dem ›Befund‹-Charakter des sinnlich Beobachteten fast gleichzusetzen« (Blankenburg 1991, 16). Jaspers' wesentlicher Beitrag besteht in der Etablierung einer verstehenden Psychopathologie, die auf dem Sich-Hinein-Versetzen in das Erleben der Kranken vermittelt durch deren Selbstschilderungen beruht. Dadurch kommt eine wissenschaftliche Rehabilitierung des menschlichen Innenlebens[8] sowie die des Individuellen gegenüber dem Allgemeinen zustande.

Als weiteres Verdienst Jaspers' ist seine methodische und theoretische Erweiterung der genetischen Phänomenologie anzusehen. Die Aufgabe der Phänomenologie beschränkt sich nicht allein darauf, die Vergegenwärtigungen seelischer Phänomene, etwa die verschiedenen Zustände des wirklich erlebten Seelischen, statisch zu beschreiben. Als verstehende Psychopathologie versucht sie vielmehr, zu analysieren, wie Seelisches aus Seelischem hervorgeht. Diesbezüglich handelt es sich nicht um eine Vergegenwärtigung eines einzelnen seelischen Zustandes, sondern es geht um ein Sich-Hinein-Versetzen in den Konnex des seelischen Lebens des Anderen.

Andererseits kritisiert Blankenburg Jaspers' Herangehensweise hinsichtlich verschiedener Aspekte. Seine Kritik an Jaspers' Konfiguration der Psychiater/Patient-Beziehung verdient dabei besondere Aufmerksamkeit.

Bevor ich auf dieses wichtige Thema eingehe, möchte ich vier weitere grundsätzliche Einwände Blankenburgs zur Methodologie Jaspers kurz skizzieren:

I. Blankenburg hebt die zahlreichen Verkürzungen hervor, die mit dem Jaspers'schen Begriff der Phänomenologie zusammenhängen. In dieser Hinsicht ist die methodologische Beschränkung auf das Seelische besonders auffällig. Da Jaspers die transzendentale Epoché entschieden ablehnt, resultiert daraus eine Reduktion der

[8] »Der Gegenstand der Psychopathologie ist das wirkliche, bewusst psychische Geschehen. Wir wollen wissen, was und wie Menschen erleben, wir wollen die Spannweite der Seelischen Wirklichkeit kennen lernen.« (Jaspers 1965, 2)

Phänomenologie auf eine deskriptive Psychologie (Blankenbug, 1971, 11–13).

II. Jaspers operiert mit einem nur ungenau definierten Erfahrungsbegriff, der in die Dichotomie »empirische Feststellbarkheit/seelische Vergegenwärtigung« auf unreflektierte Weise einfließt.

III. Darüber hinaus offenbart Jaspers' Stellungnahme zur Wesenserkenntnis einen Widerspruch: Einerseits lehnt Jaspers jede Form von Wesensanschauung ab. Andererseits unterscheidet er innerhalb seines methodischen Verfahrens die Begrenzung der einzelnen Phänomene von einem ordnenden Prinzip derselben, welches offenkundig einen eidetischen Charakter hat.[9]

Wie bereits angedeutet, scheint die Debatte zwischen Blankenburg und Jaspers im Hinblick auf das Verhältnis zwischen Patienten und Psychopathologen besonders relevant zu sein. Diesbezüglich kritisiert Blankenburg die einseitige Ausrichtung, die Jaspers' *Allgemeine Psychopathologie* charakterisiert: Der Patient ist nach Jaspers primär ein zu verstehender oder ein zu erklärender Gegenstand. Der Psychopathologe ist nun derjenige, der diesen Gegenstand wissenschaftlich untersuchen soll. Es handelt sich um »ein Verstehen-Wollen ohne Arbeit an der Basis der Verständigung« (Blankenburg 1991, 17). In Bezug auf das Verstehen wird bei Jaspers die Möglichkeit, »sich dasjenige zu vergegenwärtigen, was im Kranken vorgeht, einfach vorausgesetzt, nicht eigens erörtert« (Blankenburg, 1991, 17). Blankenburgs Kritik bezieht sich auf zwei problematische Momente: Einerseits thematisiert Jaspers die grundlegende »transzendentale« Frage nach der Bedingung der Möglichkeit der intersubjektiven Verständigung nicht: Auf welcher Basis ist der Prozess der Vergegenwärtigung überhaupt möglich? Andererseits bestimmt Jaspers das Verhältnis zwischen Patienten und Psychiater auf eine einseitige Weise und zwar so, als ob die Beziehung nur in eine Richtung verliefe, nämlich vom Psychiater zum Patienten.

[9] Blankenburgs Kritik an Jaspers' Auffassung der Psychose und insbesondere der Schizophrenie würde eine separate Studie verdienen. In der *Verlust der natürlichen Selbstverständlichkeit* hebt Blankenburg Jaspers' irreführende These hervor, nach der sich in Bezug auf die Psychose die Forschung auf den Inhalt und zwar auf den Wahn fokussieren soll: Es würde darum primär um eine Modifikation des individuellen subjektiven Zustandes und nicht um eine Weltveränderung gehen (Jaspers 1959, 237). Eine solche Auffassung widerspräche dem Hauptanliegen der Phänomenologie, Welt und Subjektivität bzw. Intersubjektivität in ihrer wesentlichen unauflöslichen Verflechtung systematisch zu analysieren (Blankenburg, 1971).

Im Hinblick auf die letzte Kritik könnte man folgende Frage aufwerfen: Beeinträchtigt eine mangelhafte methodische Erörterung zum wechselseitigen Verhältnis wirklich die phänomenologische Beschreibung? Man könnte diesen Gedanken so weiterführen: Ein dialogischer Ansatz wäre angemessener, um das Verhältnis zwischen dem Psychopathologen und dem Patienten zu beschreiben. Dennoch wäre dieser methodisch sachgerechtere Ansatz genauso vorausgesetzt wie die Jaspers'sche, nicht-dialogische Vergegenwärtigungstheorie. Aus dieser Sicht würde man behaupten, dass beide Ansätze ausschließlich die Untersuchung der erkenntnistheoretischen Metaebene betreffen würden, welche keine unmittelbare Auswirkung auf das Verstehen und zwar auf das konkrete Sich-Hineinversetzen in den Anderen hätte: In beiden Fällen geht man von der Möglichkeit aus, (in einem bestimmten Grad) bei dem anderen zu sein sowie die Erlebnisse des anderen beschreiben zu können. Das wäre das Entscheidende. Wie das dann genau dekliniert wird, ist theoretisch und methodologisch wichtig. Aber in Bezug auf die konkrete Beschreibung der einzelnen seelischen Phänomene wäre dies nicht entscheidend. Aus dieser Perspektive wäre Jaspers' Theorie der Phänomenologie ein paradigmatisches Beispiel dafür, dass auch ein methodologisch problematischer Ansatz hochproduktiv sein kann, wenn sich die Beschreibung an den Eigentümlichkeiten der verschiedenen Phänomene orientiert. Blankenburg selbst behauptet, dass ein wichtiger Grund des beeindruckenden Erfolgs der Allgemeinen Psychopathologie in der Fähigkeit Jaspers' lag, Probleme auszusparen, die die Psychiatrie überforderten.

Dieser »pragmatische« Standpunkt hat meines Erachtens nur eine begrenzte Berechtigung. Ein dialogischer Ansatz impliziert nicht nur, dass ich bei dem anderen bin, dass ich Zugang zu den Erlebnissen des Anderen habe, sondern auch, dass der andere bei mir ist, dass das Verhältnis zwischen mir und dem anderen in beiden Richtungen zu betrachten ist. Bekanntlich hat Jaspers in der *Allgemeinen Psychopathologie* das nicht getan. Die Schwächen der Methodologie finden sich in der Ausführung der konkreten Analyse wieder. Bei Blankenburg spielt dagegen das wechselseitige Verhältnis zwischen Patienten und Psychiater eine zentrale Rolle. Das wird in Bezug auf Blankenburgs Interpretation des sogenannten Unverständlichkeitstheorems Jaspers' besonders deutlich. Dieses Theorem lässt sich wie folgt zusammenfassen: Soweit wir verstehen, handelt es sich nicht um krankhaftes (zu erklärendes) Geschehen. »Wo das Verstehen aufhört, meldet sich die Natur«, deren kausale Prozesse zu erklären sind. In zahlreichen Schriften hat Blankenburg auf die negativen Folgen einer solchen Vorgehensweise (vor allem hinsichtlich der Psychotherapie) hingewiesen (Blankenburg 1971; ders. 1984; ders. 1991; ders. 2007). Er betont insbesondere, dass das Unverständlichkeitstheorem die lebendige Begegnung mit dem Patienten und die mögliche graduelle Vertiefung in die abgewandelte Welt des Kranken verschließe. Darüber hinaus sei an diesem Ansatz äußerst problematisch, dass das subjektive Nicht-Verstehen-Können des Psychiaters als objektives Kriterium gelte, um das Psychopathologische zu diagnostizieren. Trotz seiner Kritik beinhaltet Jaspers' Theorie für Blankenburg auch einen wahren Kern, der wegen der Zweideutigkeit bezüglich des Verstehensbegriffes nicht deutlich zum Vorschein kommen kann. Die gelegentlich unmittelbare Unverständlichkeit der Äußerungen schizophrener Patienten fordert eine Differenzierung zwischen zwei unterschiedlichen Begriffen: Verstehen und Verständlichkeit. Die psychopathologischen Phänomene sind ursprünglich im Rahmen des *common sense,* des *sensus communis* zu interpretieren. Die Unverständlichkeit des Patienten bedeutet nicht, dass die von den Schizophrenen beschriebenen Sachverhalte nicht interpretierbar oder prinzipiell unbegreifbar sind, sondern dass ein Mensch nicht mehr imstande ist, sich den anderen verständlich zu machen. Demnach geht es nicht primär um die isolierten intrapsychischen Vorgänge, deren Abfolge verstehbar oder unverstehbar sind (Blankenburg 1975, 10–12). Es geht prinzipiell um die Kommunikation einer zweifelsohne überfordernden und oft schwer objektivierbaren Erfahrung.

Eine genauere Betrachtung der Interpretation Blankenburgs macht deutlich, dass sich in ihr eine radikale Umkehrung der Jaspers'schen Perspektive ankündigt. Die Unverständlichkeit bezieht sich nicht auf die Verstehensversuche des Psychiaters. Blankenburgs Interpretation beinhaltet einen radikalen Perspektivwechsel: Die Unverständlichkeit ist primär die des Patienten, der sich nicht verstehbar machen kann, obwohl sein Verhalten verstehbar sein könnte. Sein Verhalten und sein Benehmen könnten kein auffälliges Anzeichen der Störung sein, obwohl eine Abwandlung der Intersubjektivität bereits stattgefunden hat. Die Intersubjektivitätsbezogenheit und damit die Verankerung in der Lebenswelt dient als Kriterium für Verständlichkeit und Unverständlichkeit. Diese Perspektive erschließt sich erst, wenn man methodologisch einen dialogischen und dialektischen Ansatz (eine Dia-Logik im Sinne Kiskers) voraussetzt: Ver-rückt ist in erster Linie das intersubjektive Verhältnis bzw. die Verankerung in der Lebenswelt. In diesem Kontext gewinnt der Begriff des Mit-Erfahrens seine tiefe Bedeutung. In der Anwesenheit der depressiven Patientin wird man von ihrer Depressivität getroffen und affiziert. Wir erfahren aus einer selbstverständlich exzentrischen Perspektive die Depressivität der Patientin mit: »Wir erfahren im Umgang mit ihr nicht nur, dass sie depressiv ist, sondern auch was Depressivität ist, d. h. wir machen zugleich mit ihr und ihrer Depressivität unsere Erfahrungen« (Blankenburg 1975, 10).

Die Psychopathologie bezieht sich nicht primär auf das psychisch Abnorme im Sinne der Defiziens, des Minus, sondern sie verhält sich zu einer fremden Form des menschlichen Daseins, zu einer fremden Welt (Blankenburg 2007, 153). Der klinische Fall hat den Status einer negativen Begegnung, wenn er sich nicht mehr von den bestehenden Kategorien her definieren lässt. Wir nehmen diese Begegnung »nicht zum Anlass einer Negation, sondern zum Anstoß, uns selbst – unsere kategoriale Organisation – zu revidieren und zu verändern« (ebd.). Wir sind dazu genötigt, uns zu ändern, um dem Phänomen gerecht zu werden. Man könnte den Ansatz Blankenburgs radikalisieren und sagen, dass das Phänomen erst durch unsere Transformation zugänglich wird. Das Phänomen wäre dann lediglich ein Anstoß oder besser gesagt eine Affektion, die unsere Abwandlung leitet und orientiert, obwohl es als solches nicht erscheint. Nachdem wir auf den Anstoß und sozusagen auf den Anspruch des Phänomens eingegangen sind und uns in *seinem Sinn* transformiert haben, wird es möglich, das Phänomen aufzunehmen. Nur dann kann das Phänomen als solches erscheinen.

Blankenburgs Kritik an Jaspers' *Allgemeiner Psychopathologie* im Hinblick auf das Verhältnis zwischen Patienten und Psychiater ist m. E. stichhaltig und überzeugend. Dennoch gilt es zu hinterfragen, ob Jaspers' methodische Einseitigkeiten tatsächlich nur als Manko zu betrachten sind. Es ist nicht auszuschließen, dass sie im Gegenteil als konstitutiv für den wissenschaftlichen Status der *Allgemeinen Psychopathologie* anzusehen sind. Anders gesagt: Der wissenschaftliche Diskurs (im Sinne Foucaults) hat damals solche Einseitigkeiten und Verkürzungen verlangt. Hätte Jaspers die Wechselseitigkeit des Verhältnisses zwischen dem Psychopathologen und dem Patienten berücksichtigt, dann wäre es ihm gelungen, die Kontinuität (»das logische Prinzip«) zwischen wissenschaftlichen empirischen Disziplinen und der Psychopathologie herauszustellen. Doch wäre es möglich gewesen, das vergegenwärtigte Erleben des Patienten als Befund (als Tatbestand) zu etablieren? Hätte sein Unternehmen auf diese Weise nicht an Wissenschaftlichkeit eingebüßt? Sollte der wissenschaftliche Blick entsprechend den damals herrschenden wissenschaftlichen Maßstäben nicht unangetastet bleiben? Der Abstand des Beobachters und die Einseitigkeit der Ausrichtung (die Unantastbarkeit des wissenschaftlichen Blicks) sind der Preis, den Jaspers (höchstwahrscheinlich nicht bewusst) bezahlt hat, um die Psychopathologie als Wissenschaft zu etablieren, um sie in seiner Zeit fruchtbar werden zu lassen.

III. Transzendentale Epoché

Mithilfe von Blankenburgs Untersuchungen zur transzendentalen Epoché kann die Fruchtbarkeit der phänomenologischen Herangehensweise für die Psychopathologie besonders prägnant herausgestellt werden. Blankenburg zufolge ist die phänomenologische Epoché ein privilegiertes Hilfsmittel, um das Verständnis der Transformation des Welterlebens des schizophrenen Patienten weiter zu vertiefen. Auf den ersten Blick könnte eine solche Annahme eigenartig erscheinen. Wie kann man den ehrwürdigen methodologischen Schritt der transzendentalen Epoché, der als Eingangstor zur Phänomenologie gilt, mit der empirischen, psychopathologischen Störung eines schizophrenen Patienten in Zusammenhang bringen? Inwiefern ist es angemessen, auf die transzendentale Epoché im Sinne Husserls zu verweisen, um den Verlust der natürlichen Selbstverständlichkeit bei schizophrenen Patienten besser zu verstehen?

Blankenburg ist durchaus bewusst, dass es sich um zwei verschiedene Sachverhalte handelt. Genau in dieser Hinsicht kritisiert er Roland Laings kategoriale Vermengung der zwei Phänomene: Die phänomenologische transzendentale Epoché ist eine hochkomplexe *reflexive* Grundoperation, die *willentlich* vom Phänomenologen vollzogen wird, um die *konstitutive* Korrelation zwischen Inter-Subjektivität und Welt zu beschreiben. Sie bedeutet die methodische Ausschaltung des Glaubens an die Existenz der objektiven Welt. Der Verlust der natürlichen Selbstverständlichkeit in der Schizophrenie ist dagegen ein *passives Widerfahren*, das mit tiefer Angst und Leiden verbunden ist. In der phänomenologischen Epoché geht es darum, die Verankerung in der

Lebenswelt einzuklammern und sie damit außer Spiel zu setzen. Diese Einklammerung bewahrt immer die Möglichkeit, auf die Sphäre der Lebenswelt zurückzukommen. Im Fall der schizophrenen Alienation geht es nicht nur um eine transzendental ausgerichtete Einklammerung der natürlichen Einstellung, vielmehr handelt es sich um ein *Zerbrechen* der gemeinsamen Lebenswelt.

Zwischen den zwei Phänomenen sind bereits drei Gegensatzpaare aufgetaucht: (1) freiwillig vs. passiv; (2) methodologischer Schritt vs. Widerfahrnis; (3) reflexive Einstellung auf die transzendentale Sphäre vs. natürliche Einstellung. Die Betonung solcher fundamentalen Differenzen soll vor einer möglichen Vermischung der zwei Phänomene warnen. Nur wenn man die wesentlichen Differenzen zwischen phänomenologischer Epoché und schizophrener Alienation hervorgehoben hat, ist es legitim, auf ihre Analogie hinzuweisen. Erst dann kann die Relevanz der Epoché als »Organ für die Konstitutionsanalyse psychopathologischer Phänomene« (Blankenburg 1979, 127) beleuchtet werden. Warum ist die transzendentale Epoché für das Verständnis der psychopathologischen Störungen von Bedeutung? Die transzendentale Epoché erlaubt uns, Abstand von unserem unmittelbaren Verhältnis zur Lebenswelt zu nehmen. Durch die Ausschaltung unseres eigenen Weltverhältnisses

> … gewinnen wir jenen Freiraum, der es uns ermöglicht, uns einigermaßen unvoreingenommen einem andersartigen – gemeinhin als pathologisch beurteilten – Weltverhältnis zuzuwenden und uns ihm aufzuschließen. Wichtig ist, dass beim Übergang von einem geschlossenen Sinnbereich mit dem ihm entsprechenden Selbst- und Weltverhältnis in einen anderen, die in ihm gültigen Begriffe und Vorstellungen ›völlig sinnlos werden, etwa den Münzen eines bestimmten Landes vergleichbar, die beim Grenzüberschritt aufhören, gesetzliches Zahlungsmittel zu sein.‹ (Schütz Ga I, 297) Mir scheint dieses Bild recht treffend die Situation zu kennzeichnen. Solche ›Zahlungsmittel‹ sind für uns: Wahrnehmungsevidenz, Logik, die uns gemeinsame(n) Sprache(n) und vor allem *Common sense*. Diese Zahlungsmittel werden im Verkehr mit psychotischen Patienten, speziell mit schizophrenen, wertlos. (Blankenburg 1979, 127)

Zwischen der von der Epoché eröffneten transzendentalen Dimension und der schizophrenen Alienation zeigt sich eine wesentliche Analogie. Beide Phänomene implizieren eine Transformation des gesamten Welthorizontes: Alles Individuelle bleibt wie es war, aber der transzendentale Rahmen hat seinen Sinn modifiziert und einen neuen Sinn gewonnen. In beiden Fällen handelt es sich um die elementare Abwandlung der Welt. Sie betrifft nicht primär die einzelnen Objekte, sondern berührt die Form des Erscheinens: Die »Bewandtniszusammenhänge, die Relevanzen, innerhalb derer etwas als real und zugleich bedeutsam erscheint, geraten durcheinander«[10] (Blankenburg 1979, 128). In dieser Hinsicht halte ich Blankenburgs These für berechtigt, dass »die phänomenologische Epoché in besonderer Weise geeignet ist, als ein Organ zum Verständnis« (ebd.) schizophrener Pathologien zu fungieren.

Damit spielt die Epoché eine herausragende Rolle dabei, mit dem veränderten Welterleben des Anderen zu kommunizieren. Sie ermöglicht eine Abstandnahme von unserer unmittelbaren Verankerung in der Lebenswelt und zugleich eine Offenheit gegenüber fremdartigen Welterschließungen. Die Verankerung in der Lebenswelt zeigt sich deutlich beim Widerstand, auf den die phänomenologische Epoché unvermeidlich stößt. Dieser Widerstand ist ein Kennzeichen von seelischer Gesundheit. Der Widerstand wirkt wie die Schwerkraft: Er schützt uns davor, den intersubjektiven Boden des *sensus communis* zu verlieren. Die transzendentale Epoché bietet eine Möglichkeit, sich an den ver-rückten, anomalen Weltzugang des Schizophrenen anzunähern: Die Epoché »versetzt uns gleichsam in jenen Archimedischen Punkt, von dem her das Abnorme, Verrückte, Abwegige nicht nur unter dem Aspekt der rein negativen Ausgrenzung und auch nicht lediglich als Produkt von Abwehrmechanismen in den Blick kommt, sondern ein Stück weit von ihm selbst her« (Blankenburg 1979, 128). Dies führt zu einer Relativierung unserer lebensweltlichen Perspek-

---

[10] In diesem Zusammenhang unterscheidet Blankenburg Entfremdungserlebnisse im Sinne von Derealisation von Abwandlungen des Welthorizontes. Im ersten Fall verliert die Realität der Welt oder des Selbst ihre Konsistenz und Solidität. Die Objekte werden blass, schemenhaft, ungreifbar. Im zweiten Fall kommt es zu einer Transformation der inneren Matrix, der Bewandtniszusammenhänge. Im ersten Fall geht es mehr um den Seinsglauben. Im zweiten Fall geht es um einen Weltglauben, der sich auf den konstitutiv intersubjektiven *sensus communis* bezieht. Im ersten Fall ist die Realität des Seienden fraglich. Im Zweiten ändern sich die Geltungszusammenhänge. Meine Frage lautet: Ist es wirklich möglich, einen solchen Unterschied zu postulieren? Kann man einen solchen Unterschied zwischen Seinsglauben und Weltglauben mit Verweis auf die Differenz zwischen Geltungsbereich und Faktum begründen? In beiden Fällen ist die Erwartung einer intersubjektiv gültigen Gesetzmäßigkeit der Welt impliziert. Hat eine solche Erfahrung, dass ein einzelner Gegenstand nicht mehr als wirklich empfunden wird, nicht eine unmittelbare Rückwirkung auf mein Verhältnis zur Welt als Ganzes? Fühlt man sich nicht aus der intersubjektiven Welt der *common sense* herausgefallen?

tive. In der schizophrenen Alienation ändern sich die Axiome und Achsen der lebensweltlichen Alltagswelt.

In diesem Zusammenhang ist es wichtig, auf zwei weitere Unterschiede zwischen transzendentaler Epoché und schizophrener Alienation hinzuweisen. In Bezug auf das letztgenannte Phänomen äußert sich der Verlust der »natürlichen« Selbstverständlichkeit in einer überwältigenden Fragenot. Der Phänomenologe ist einer solchen Not nicht ausgesetzt. Ihm stellt sich in jedem Augenblick die Aufgabe, das »richtige« Maß zwischen den beunruhigenden und suchenden Momenten eines echten Fragens und einem Antworten-Können zu (er-)finden, welches die psychische Stabilität nicht gefährdet. Darüberhinaus erweitert die transzendentale Epoché den Spielraum der subjektiven Freiheit im Hinblick auf Welt- und Selbstverhältnis, während die schizophrene Alienation eine deutliche Verkürzung der Freiheitsspielräume zur Folge hat.

Wenn die phänomenologische Epoché erst vollzogen ist, ist sie nicht nur ein abstrakter methodologischer Schritt, sondern sie eröffnet die Möglichkeit, die Welt anders zu erleben und zu sehen: Sie macht eine neue Dimension zugänglich. In diesem Sinn ist sie ein Geschehen, eine echte Erfahrung. Auch der Gegensatz zwischen Willentlichem und Passivem sollte genauer bestimmt werden. Der durch die phänomenologische Epoché eröffnete Blick kann durchaus zur zweiten Natur werden. Er kann sich sedimentieren und passiv geschehen, impliziert also nicht immer eine bewusste und aktive Entscheidung.

Der radikale Unterschied zwischen den zwei Phänomenen – transzendentale Epoché und schizophrene Alienation – besteht darin, dass schizophrene Patienten nicht fähig sind, zwischen den verschiedenartigen Welt-Einstellungen zu oszillieren. Der schizophrene Patient hat keinen Zugang mehr zur lebensweltlichen Haltung. Die pathologische Epoché »unterminiert den Bezug zur Lebenswelt, sie klammert ihn nicht aus« (Blankenburg 1979, 129). Der schizophrene Patient bleibt in einer abgewandelten Welt gefangen, die keinen Perspektivwechsel zwischen unterschiedlichen »welterschließenden« Einstellungen mehr erlaubt.[11]

---

[11] Im Hinblick auf die Deutung der psychopathologischen Phänomene bezieht sich Blankenburg nicht nur auf die von Husserl vollzogene transzendentale Epoché, sondern berücksichtigt auch Schütz' Gegenthese der Epoché der natürlichen Einstellung, in der jeder Zweifel an der Existenz der Welt ausgeklammert wird. Mit Verweis auf zwei ge-

Literatur

Blankenburg, W. (1971). *Der Verlust der natürlichen Selbstverständlichkeit.* Berlin: Parados.
Blankenburg, W. (1975). Was heißt Erfahren. In: A. Métraux & C. F. Graumann (Hrsg.), *Versuche über Erfahrung,* 9–20. Wien: Huber.
Blankenburg, W. (1978). Was heißt anthropologische Psychiatrie. In: A. Kraus (Hrsg.), *Leib, Geist, Geschichte,* 15–28. Heidelberg: Hüthig.
Blankenburg, W. (1979). Phänomenologische Epoché und Psychopathologie. In: W. M. Sprondel & R. Grathoff (Hrsg.), *Alfred Schütz und die Idee des Alltags in den Sozialwissenschaften,* 125–139. Stuttgart: Enke.
Blankenburg, W. (1981). Nomothetische und idiographische Methodik in der Psychiatrie. *Schweizer Archiv für Neurologie und Psychiatrie 128(1),* 13–20.
Blankenburg, W. (1984). Unausgeschöpftes in der Psychopathologie von Karl Jaspers. *Nervenarzt 55,* 447–460.
Blankenburg, W. (1991). Phänomenologie als Grundlagendisziplin der Psychiatrie. *Fundamenta Psychiatrica 5,* 92–101.
Blankenburg, W. (2007). Ansätze zu einer Psychopathologie des ›Common sense‹. In: M. Heinze (Hrsg.), *Wolfgang Blankenburg. Psychopathologie des Unscheinbaren. Ausgewählte Aufsätze,* 97–118. Berlin: Parodos.
Husserl, E. (1976a). *Ideen zu einer reinen Phänomenologie und phänomenologischen Philosophie. Allgemeine Einführung in die reine Phänomenologie,* Vol. III/1, Husserliana; Abkürzung: Hua. Den Haag: Martinus Nijhoff.
Jaspers, K. (1965). *Allgemeine Psychopathologie,* 8. Aufl. Berlin Heidelberg New York: Springer.
Merleau-Ponty, M. (1945). *Phénoménologie de la perception,* Gallimard Paris. – Dt.: *Phänomenologie der Wahrnehmung* (übersetzt von R. Boehm). Berlin: De Gruyter 1966.
Merleau-Ponty, M. (1964). *Le visible et l'invisible,* Gallimard Paris. – Dt.: *Das Sichtbare und das Unsichtbare* (übersetzt von R. Giuliani und B. Waldenfels). München: Fink 1986.

---

gensätzliche Epochai möchte Blankenburg die Einstellungsflexibilität des Bewusstseins hervorheben, das zahlreiche und verschiedenartige Perspektiven übernehmen kann. Die transzendentale Epoché im Sinne Husserls und die natürliche Einstellung im Sinne Schütz' bilden zwei Extreme »eines Spektrums möglicher Einstellungsweisen« (Blankenbrug 1979, 126).

Die dialektische Betrachtungsweise in der Psychiatrie

Martin Heinze

Wolfgang Blankenburgs Todestag jährte sich 2012 zum 10. Mal. Dies gab Anlass dazu, in verschiedenen Veranstaltungen und Publikationen der Aktualität des Blankenburgschen Denkens für eine anthropologisch orientierte Psychiatrie und Psychotherapie nachzugehen. Im Mittelpunkt des vorliegenden Aufsatzes[1] steht die Frage, inwieweit Blankenburg mit seiner Bezugnahme auf Dialektik einen Schritt über die phänomenologische Methode, welche die psychiatrische Anthropologie traditionell prägt, hinausgeht, und welche Konzeption der psychiatrischen Praxis mit der von Blankenburg intendierten Transformation der psychiatrischen Anthropologie verbunden ist. Im Anschluss an eine Einleitung zur Methodik der Anthropologie folgen Ausführungen zur Praxisorientierung, zur dialektischen Herangehensweise, zur Psychopathologie und zur Klinik.

Wolfgang Blankenburgs methodische Herangehensweise an die Anthropologie

Gerade in seinem »Querdenken« der Tradition und mit seiner methodischen Breite zeichnet sich Blankenburg als derjenige aus, der trotz aller Widrigkeiten des Zeitgeistes für die Zukunftsfähigkeit der psychiatrischen Anthropologie steht. Viele, die Wolfgang Blankenburg in wissenschaftlichen Auseinandersetzungen begegnet sind, haben diese Zukunftsfähigkeit erkannt, so zum Beispiel Roland Kuhn, der anlässlich des Todes von Wolfgang Blankenburg an seine Witwe Ute Blankenburg schreibt:

---

[1] Es handelt sich um eine bezüglich zentraler Theorieanliegen ergänzte und revidierte Fassung eines unter dem Titel »Wolfgang Blankenburgs Psychopathologie des Unscheinbaren« im Druck befindlichen Aufsatzes (Heinze 2014).

Ich habe seine wissenschaftlichen Arbeiten, insofern sie sich mit den philosophischen Aspekten der Psychiatrie befassten, sehr geschätzt. Sie haben mir viele Anregungen gegeben, und Gespräche mit ihm waren mir immer sehr wertvoll. Ich habe es stets bedauert, dass die moderne Psychiatrie sich in einer so andern Richtung entwickelt hat und die großen Qualitäten der Arbeit Ihres Gatten nicht erkannt und entsprechend ihrer Qualität gewürdigt wurden. Ich bin überzeugt, dass diese wissenschaftliche Arbeit in einer ferneren Zukunft, die ich sicher nicht mehr erleben werde, wieder zum Vorschein kommen wird. Sie werden eine wichtige Grundlage für eine neue Psychopathologie, Psychiatrie und Psychotherapie sein. (Briefwechsel Roland Kuhn – Wolfgang Blankenburg, im folgenden BW, 2002[2])

Zu fragen ist, welche methodische Grundlegung Blankenburg selbst seinen Ausführungen zur Psychiatrie gegeben hat, ob und wie diese sich im Laufe seiner wissenschaftlichen Entwicklung verändert hat und inwiefern sie gegenüber der Tradition der Anthropologischen Psychiatrie »neu« ist. Letztlich stellt sich die Frage nach der Tragfähigkeit seiner Methode für die Zwecke einer anthropologisch fundierten Psychiatrie und Psychotherapie heute und in Zukunft. Wenngleich Blankenburg keinen Aufsatz geschrieben hat, in dem er sein eigenes Vorgehen systematisch als Methode entwickelt, hat er doch die Bedeutung der methodischen Fragestellung immer gesehen: »Das Anthropologische bezeichnet demnach offenbar nicht nur den Forschungsgegenstand Mensch, sondern zugleich eine diesem Forschungsgegenstand angemessene Methode. Es geht darum, wie eine solche Wissenschaft zu ihrem Verstehenshorizont kommt, ob bzw. wie es ihr gelingt, sich in ihren (den empirischen Bestimmungen zugrundeliegenden) transzendenten Entwürfen vom Logos des Menschen leiten zu lassen« (Blankenburg 2007, 70[3]). Pathologische Abweichungen seien nicht nur allgemein am Heilen und Ganzsein des Menschseins zu messen, sondern in den Bedingungen ihrer Möglichkeit positiv aus dem Wesen des Menschen heraus zu verstehen. Früh fragt Blankenburg somit in der zitierten Arbeit (Zur daseinsanalytischen und anthropologischen

[2] Der intensive briefliche Austausch zwischen Wolfgang Blankenburg und Roland Kuhn hat sich im Nachlass von Roland Kuhn erhalten. Eine Veröffentlichung wird geprüft. Die auszugsweise Zitierung erfolgt mit freundlicher Zustimmung durch Ute Blankenburg und die Töchter Roland Kuhns. Die angegebene Jahreszahl ist das Jahr, in dem der Brief geschrieben wurde.

[3] Die Zitierung der Aufsätze Blankenburgs folgt der Ausgabe der ausgewählten Aufsätze (Blankenburg 2007), so die Aufsätze in dieser Sammlung vorhanden sind. Das ursprüngliche Entstehungsjahr wird dann im Text vermerkt.

Sicht des Wahns, 1967/2007) nach einer Bestimmung des Menschlichen des Menschen. Auffällig ist, dass er nicht etwa vom Wesen des Menschen spricht, sondern vom Logos im Sinne einer Idee, auf die hin sich Menschen begreifen können. Bereits vorweggenommen sei, dass dies die Idee der Freiheit ist. Der Wesensbegriff, den Blankenburg in seinen frühesten Arbeiten bis Mitte der 1960er Jahre noch häufig gebraucht, steht dagegen zu diesem Zeitpunkt bereits im Verdacht, zu viele unreflektierte Voraussetzungen über den Menschen zu transportieren bzw. den Menschen »festzustellen«: »Wenn man Wesentliches über den Menschen in Erfahrung bringen will, darf man ihn nicht voraussetzen« (BW, 74).

In seinen frühen Schriften zeigt sich Blankenburg insgesamt noch ganz der Tradition der Anthropologischen Psychiatrie verpflichtet: Die Ableitung allgemeiner Aspekte der menschlichen Existenz oder anthropologischer Grundsituationen erfolgt aus Einzelfallanalysen konkreter Psychopathologie – mit Blankenburgs Worten: »Im Individuellen als Individuellem das Allgemeine aufspüren« (Blankenburg 2007, 80). Insbesondere das Phänomen des Wahns erhält für ihn einen hohen Stellenwert, ausgehend von seiner Dissertation, einer daseinsanalytischen Studie über einen Fall paranoider Schizophrenie (Blankenburg 1958), bis hin zu seiner Monographie zum Verlust der natürlichen Selbstverständlichkeit (Blankenburg 1971).

Einerseits folgt Blankenburg hier, wie bereits oben bemerkt, methodisch dem Vorgehen der klassischen Anthropologischen Psychiatrie, nämlich aus sich negativ darstellenden Einschränkungen auf die Grundbedingungen menschlicher Existenz hin zu reflektieren. Andererseits ist schon in dieser frühen Definition von Anthropologie enthalten, dass es letztendlich darum geht, aus der Pathologie das Positive abzuleiten, das sich in der konkreten individuellen Existenz zeigt. Die Psychopathologie wäre verkürzt verstanden, wenn in ihr nur Fehlfunktionen negativ bestimmt würden. Blankenburg nimmt sehr früh vorweg, was später in der Ressourcenorientierung der Sozialpsychiatrie wieder zum Tragen kommt: Manche Pathologie ist nicht nur Einschränkung der menschlichen Existenzmöglichkeit, sondern gibt selbst die Möglichkeit, neue Freiräume und existentielle Entwürfe zu realisieren. So erschließen sich die in der Psychopathologie thematisierten Symptome erst dann einem Verstehen, wenn sie auch als eine der produktiv-positiven Möglichkeiten des menschlichen Existenzvollzugs angesehen werden. Es geht darum, die Wirklichkeit eines je individuellen Krankseins, sein Gewordensein und die Entwicklungsmöglichkeiten, die in ihm liegen, umfassend zu verstehen. Allerdings formuliert Blankenburg zu diesem Zeitpunkt auch noch, man könne eine Wahnforschung erst anthropologisch nennen, wenn es gelinge, im Wahn eine dem Menschsein *wesensnotwendig* innewohnende Abwandlungsmöglichkeit aufzudecken. Später wird Blankenburg eine Formulierung wie Wesensnotwendigkeit nicht mehr verwenden, sondern von Freiheitsgraden im existentiellen Entwurf sprechen, was bereits anzeigt, dass er sich zunehmend einer nicht mehr nur phänomenologischen Sprache bedienen wird.

Sich von einer statischen Wesensbetrachtung abgrenzend folgen in den 1970er Jahren Studien, in denen Anthropologie quasi *dynamisiert* wird, z. B. wenn auf den Begriff der »anthropologischen Proportion« Ludwig Binswangers Bezug genommen wird, der aber nicht als feststehendes, sondern dynamisches Geschehen von Veränderungen der ›Breite‹ und ›Höhe‹ der menschlichen Existenz ausgearbeitet und mit dem wichtigen Zusatz versehen wird, dass der Begriff der »anthropologischen Proportion« nur dann sinnerschließend für die Psychopathologie sein kann, wenn er nicht nur räumlich, sondern auch zeitlich aufgefasst wird.

Meines Erachtens [Blankenburg verweist auf eigene Arbeiten aus 1974 und 1985] genügt es nicht, nur diese »anthropologische Proportion« ins Auge zu fassen; es gibt noch andere, nicht minder wichtige. Was für die Räumlichung des menschlichen Daseins die Proportion von Höhe und Weite (bzw. der Entwicklung in die Höhe und Tiefe einerseits, der Entwicklung in die Breite des Daseins andererseits) bedeutet, das bedeutet für die Zeitigung des menschlichen Daseins die Relation zwischen zielgerichtetem *und* rhythmischem Geschehen. Letzteres ist keineswegs nur von biologischem Interesse. Es spannt sich vielmehr ein großer Bogen von den vielfältigen biologischen Rhythmen des Organismus bis zu den nicht mehr nur biologisch, sondern auch sozial begründeten zyklischen Ordnungen im Ablauf des menschlichen Lebens. (Blankenburg 2007, 267)

Die Entwicklung des Blankenburgschen Denkens hebt sich somit von engen oder vorgegebenen kategoriellen Bezügen ab und orientiert sich, wenn man so will, an der aristotelischen Dialektik, deren Grundprinzip es ist, Seiendes in vielerlei Hinsichten auszusagen, also nicht *einer* kategoriellen Bestimmung den Vorzug zu geben. Dies zeigt sich gerade im letztzitierten Aufsatz zur Zeitigung des Daseins von 1992, in dem Blankenburg auf den mannigfaltigen Reichtum der Zeitbestimmungen, die unterschiedlichen Modi und Bedeutungen der Zeit sowie die unterschiedlichen Weisen, Zeit zu leben und zu erleben, Bezug nimmt. Die Beweglichkeit der eigenen Denkhaltung schützt vor falschen Verdinglichungen und denkerischen Engführungen, was auch therapeutische Konsequenzen hat: »Das gesamte Erleben ist von daher grundlegend veränderbar« (Blankenburg 2007, 268). Ähnlich wie für die Proportionalität wird im Übrigen auch der Begriff der Perspektivität durch Hinzunahme der zeitlichen Dimension erweitert (vgl. Blankenburg 1991, 6).

Anlehnung an die Praxisphilosophie: Psychopathologie als Wissenschaft vom Können und Nicht-Können

Mit verändertem kategoriellen Rahmen greift Blankenburg in den 1980er Jahren auf eine Praxisphilosophie als Grundlage sozialpsychiatrischen Denkens zurück, wie dies zuvor z. B. Karl-Peter Kisker und Erich Wulff getan haben. Die »dialektische Betrachtungsweise«, die später noch eingehender zu betrachten sein wird, und der Begriff des Könnens (oder der Freiheit) sind zentral für diese Theorieverschiebung. Hierzu korrespondiert ein veränderter Begriff der Psychopathologie.

In seinem Text »Grundlagenprobleme der Psychopathologie« (Blankenburg 1978) legt Blankenburg einen solchen veränderten Gegenstandsbezug der Psychopathologie dar. Zunächst stellt er fest, dass nach den historischen Entwicklungen der Anthropologischen Psychiatrie und der Sozialpsychiatrie die Psychopathologie in eine Grundlagenkrise geraten sei. Blankenburg hält es für nötig, den Gegenstand der Psychopathologie neu zu definieren. In Abgrenzung zum herkömmlichen Krankheitsmodell, das Symptome als Anzeichen objektiver Krankheitsprozesse und unabhängig von menschlichen Lebensvollzügen betrachtet, habe sich eine neue Psychopathologie im Sinne des Funktionierens, des Verhaltens ausgebildet, die in sich aber ebenso reduktiv sei wie die Pathologie der objektivistischen Medizin. Gegen diesen Bezug auf das reine Verhalten formuliert er eine Gegenthese:

> Gegenstand der Psychopathologie ist nicht »abweichendes Verhalten«, sondern (…) eine Vielfalt von Beeinträchtigungen, des Sich-verhalten-*Könnens*. Das ist etwas ganz anderes. Sich-verhalten-Können lässt sich, insoweit es Verhalten bedingt, nicht selbst wieder unter dieses subsumieren. Es geht nicht darum, ob jemand sich so oder so verhält, nicht um Verhalten als fer-

> tiges Produkt, sondern um Freiheitsgrade im Produzierenkönnen eines wie auch immer gearteten Verhaltens. Nicht ob jemand sich abweichend (unangepasst) verhält, ist psychopathologisches Problem (...), sondern ob er sich nicht angepasst oder auch (...) sich nicht *un*angepasst verhalten kann. Auf das Können bzw. Nichtkönnen kommt es an. (Blankenburg 1978, 141 f.)

Diese Bezugnahme auf das Sich-verhalten-Können wird im Folgenden noch ergänzt um die Dimension des Erleben-Könnens. Entscheidend für den Psychopathologen sind letztlich Beeinträchtigungen von Freiheitsgraden, die sich keineswegs immer adäquat in einem entsprechenden subjektiven Befinden spiegeln müssen. Sie ließen sich am ehesten von einer methodologisch durchgearbeiteten Psychopathologie der Freiheit fassen, wie sie bereits Henry Ey ins Auge gefasst hatte und von der Blankenburg zwar »träumte«, aber aus immanenten Gründen Abstand hielt (vgl. dazu Blankenburg 1986). So wird die Psychopathologie, insofern sie es mit *Beeinträchtigungen von Freiheitsgraden* im Erleben- und Sich-verhalten-Können zu tun hat, auf *konkrete* Freiheit als unumgänglichen Bezugspunkt rückbezogen. Psychopathologie ist diejenige Wissenschaft, die Einschränkungen des Könnens der Patienten in ihren konkreten biographischen Situationen beschreibt. Sie spielt sich im Spannungsfeld von Autonomie und Heteronomie ab. Einschränkungen von Freiheit werden vom Patienten als Leiden erfahren. Dieses Leiden wiederum berechtigt allererst den Psychotherapeuten, Therapie zu betreiben, um Veränderungen zu erzielen. Die Ethik der Psychiatrie und Psychotherapie setzt also eine Vorstellung menschlicher Freiheit voraus, die im konkreten Einzelfall beschädigt ist und dann der Behandlung bedarf.

Ausführlich nimmt Blankenburg zu diesem Themenkomplex in seinen Texten zum Autonomiekonzept (Blankenburg 1985) und zum Leidensdruck (Blankenburg 1981; ders. 2007, 183 f.) Stellung. Neben der phänomenologischen Philosophie kommen – durch die Ausrichtung auf Praxis – andere Geisteswissenschaften in eine ebenso starke Position als Grundlagenwissenschaften wie die Philosophie, nämlich die Soziologie und die Sozialpathologie. Darüber hinaus fordert die Grundlegung der Psychopathologie aber auch eine philosophische Konzeption, die letztlich eine Praxisphilosophie darstellt und sich auf den zentralen Begriff der Freiheit bezieht, welche dann nicht einfach als autonome Selbstbestimmung, sondern viel komplexer als Geschehen zwischen Autonomie und Heteronomie zu definieren ist. Zu diesem Zeitpunkt nimmt Blankenburg immer wieder explizit Bezug auf

Hegel und dessen Konzeption von Freiheit jenseits von nur individueller Selbstbestimmung, nämlich im Sinne eines Durch-andere-gesetzt-sich-selber-Setzens.

Der im Hegelschen Werk thematisierte dialektische Zusammenhang, dass die Möglichkeit zur freien Selbstentfaltung bzw. (ins Praktische gewendet) Wiederherstellung von Freiheitsgraden nur vermittels des Bezugs auf andere gedacht werden kann, wird von Blankenburg am deutlichsten im oben zitierten Aufsatz »Perspektivität und Wahn« zum Ausdruck gebracht, in dem er die einfache Hypothese der »Perspektivensklerose«, die andere Autoren des Bandes vertreten, erheblich differenzierter betrachtet. Die Einengung der Perspektiven für das eigene Erleben und Handeln sei abhängig von der sozialen und dinglichen Wirklichkeit, und zwar in einer intensiveren Weise, als es die phänomenologischen Konzepte vom In-der-Welt-Sein fassen könnten:

Dank der phänomenologischen Forschung sind wir heute in der Lage, etwas mehr darüber sagen zu können, wie für den gesunden Menschen Realität sich aufbaut und wodurch gesunder und wahnhafter Realitätsbezug sich unterscheiden. Die Fähigkeit des Menschen zum ›Überstieg‹ ist nicht einfach – als eine sich von selbst verstehende – vorauszusetzen, wozu manche Ontologien wie die *Heideggers* mit ihrem ›Immer-schon-sein-bei‹ (…), ›In-sein‹, ›Mit-sein‹ usf. verleiten, wenn man sie im Sinne ontischer (d. h. empirisch zu verstehender) Aussagen missversteht. Es geht vielmehr für die Belange der Psychiatrie darum, diese Fähigkeit zum Überstieg – Überstieg nicht von einer ›Innenwelt‹ zu einer ›Außenwelt‹, sondern von einem *vor*intentionalen Erleben zu einem Setzen bzw. Seinlassen von real Seiendem – theoretisch in ihrer Frag-Würdigkeit, was die Sache angeht, in ihrer beim Gesunden kaum sichtbaren Fragilität, als ein zentrales Problem der Wahnforschung zu sehen. (Blankenburg 1991, 10 f.)

Die Konkretheit des Blankenburgschen Denkens verbindet ihn mit anderen Denkern der dialektischen bzw. praxisphilosophischen Tradition, in der Subjektivität immer als konkrete, gelebte Subjektivität gedacht wird, vermittelt durch andere und anderes, und die eigene Freiheit als konkret gelebte Freiheit, die die Beziehung zu anderen und anderem als Voraussetzung hat.

Hegel schreibt lapidar: ›Die Philosophie kann als Wissenschaft der Freiheit betrachtet (…) werden‹. Was den philosophischen Bemühungen zumeist gänzlich fehlt, ist die letztlich empirische Frage nach dem Mehr oder Weniger realisierbarer und faktisch realisierter Freiheitsgrade und nach den Bedingungen dieses ›Mehr oder Weniger‹ (…) Ein weiterer Aspekt der menschlichen Freiheit (…) ist der interaktionale (…) [Es reicht nicht aus, Freiheit] unter einem das Individuum isoliert für sich allein ins Auge fassenden Blickwinkel zu sehen. Freiheit – d. h. nicht nur Autonomiebewusstsein, sondern in Realität umgesetzte Selbstverantwortlichkeit, (…) ist nicht unabhängig davon zu sehen, inwieweit einem Menschen von seiner Mitwelt (…) realiter Freiheit zuerkannt, zugeschrieben, zugemessen, de facto zugemutet und zugespielt wird (Blankenburg 1986, 13 f.).

Die dialektische Betrachtungsweise in der Psychiatrie

Blankenburgs auf die praktischen Belange der Psychiatrie bezogene Denkhaltung lässt sich durch einige Charakteristika beschreiben: Erstens findet sich eine *Offenheit* für alle möglichen empirischen und theoretischen Quellen, eine hinsichtlich der Interdisziplinarität dem Gegenstand Mensch angemessene Bezugnahme eben nicht nur auf die Philosophie, sondern auf die Entwicklungspsychologie, die Soziologie und die Kulturwissenschaften. Blankenburg zeigt sich hier als Nachfolger von Jaspers, der vom Psychopathologen vor allem eines forderte, nämlich Offenheit:

> Wer wüsste, was die Menschenseele ist (…), der würde einen Entwurf des Seelenbaus an den Anfang stellen; er würde im großen Grundriss vorweg nehmen, was nachher im Einzelnen ausgebaut wird. Wem aber die Menschenseele ein unendlich Umgreifendes ist (…), der wird keinen solchen Entwurf des Ganzen herrschend werden lassen. (…) Unsere wissenschaftliche Grundhaltung ist daher: Offenheit für alle Möglichkeiten empirischer Untersuchung, Abwehr der Verführung, das Menschsein gleichsam auf einen Nenner zu bringen. Statt eines Entwurfs des ganzen erörtern wir vorweg nur einige Horizonte, in denen unsere seelische Wirklichkeit uns entgegen tritt. (Jaspers 1965, 6)

Das zweite Charakteristikum ist eng mit dem ersten verbunden. Es geht Blankenburg methodisch darum, essentialistische Verfestigungen und Verdinglichungen abzuwehren, also wie zuvor gezeigt eben nicht nach Wesenszügen des Menschen zu suchen, sondern nach Praxisbezügen. Die menschliche Existenz wird dann nicht als statische Situation, sondern als dynamischer Lebensvollzug aufgefasst. Man kann hier von einer *Dynamisierung* des Gegenstandsbezugs im Denken sprechen.

Das dritte Charakteristikum ist die *Bescheidenheit* – erneut wie bei Jaspers –, nicht den großen Entwurf zu suchen, sondern immer wieder neue Startpunkte und Anregungen, die etwas von der großen

Frage des Psychischen erschließen können. Ansatzpunkte sind »kleine« Sätze anderer Denker und »kleine« Handlungen seiner Patienten, die es mit der Bescheidenheit des Beobachters und verstehenden Interpreten aufzubewahren gilt. Insbesondere hierin zeigt sich die Bevorzugung des Unscheinbaren gegenüber dem, was vorschnell einen falschen Schein von Wahrheit geben könnte.

Das vierte Charakteristikum ist eine *Beweglichkeit des Denkens,* also eine Dynamisierung jetzt nicht des Gegenstandsbezugs, sondern der eigenen Denkbewegung. Es gilt, jede Formulierung daraufhin zu prüfen, ob sie nicht auch anders gesagt werden könnte oder ob ihr Gegenteil nicht auch richtig wäre und Erkenntnis stiften könnte. Nichts von dem, was Blankenburg bei seinen Patienten beobachtet, wird begrifflich »festgestellt«, sondern alles bleibt in einem Fluss des werdenden Verstehens und wird interpretiert hinsichtlich des in ihm Offenen, also im Blick auf zukünftige Handlungsmöglichkeiten.

Auch die Beweglichkeit des Denkens des Psychopathologen ist eine Notwendigkeit angesichts der »Sache«, mit der er sich beschäftigt. Blankenburg kennt hier, wie bereits oben zum Thema der Selbstkonstitution ausgeführt, durchaus eine *adäquatio* zwischen Methode und Gegenstand. Will man beim Patienten eine Perspektivenbeweglichkeit und damit die Wiedererlangung von Freiheitsgraden induzieren, so muss auch der Therapeut selbst diese Beweglichkeit in seiner methodischen Herangehensweise zeigen. Blankenburg gibt einen Hinweis darauf, dass wir nicht nur bei unseren Patienten einen Mangel an Perspektivenbeweglichkeit kennen, sondern dass auch jeder Psychiater – als Therapeut wie als Psychopathologe – seine eigene perspektivische Festgelegtheit wie auch potentielle Perspektivenbeweglichkeit habe. Er sollte seine eigene Fähigkeit zur Perspektivenbeweglichkeit und zum Perspektivenaustausch ständig zu steigern suchen und die Perspektivität alles Gegebenen in vollem Umfang in seine Erwägungen miteinbeziehen (Blankenburg 1991, 108).

Für diese vier Charakteristika bevorzugt Blankenburg in den Passagen seiner Texte, in denen er seinen eigenen Denkweg beschreibt, den Begriff *dialektisch.* Er will sich damit methodisch von der Ausrichtung an der Phänomenologie allein absetzen, wobei sich für ihn nicht die große philosophische Alternative des 20. Jahrhunderts auftut, nämlich Phänomenologe oder Dialektiker, Heideggerianer oder Hegelianer zu sein, sondern sein Dialektikbegriff, wie er selbst sagt, sich zwischen diese beiden Pole zu stellen hat.

Die wesentlichen Ausführungen dazu hat Blankenburg in seinem Aufsatz »Wie weit reicht die dialektische Betrachtungsweise in der Psychiatrie?« von 1981 gemacht (Blankenburg 2007, 149 f.). Eingangs definiert er den Term dialektisch, nicht ohne darauf hinzuweisen, wie belastet von Widersprüchen dieser Begriff in seiner langen Geschichte sei. Sich von den großen Systemen der Dialektik abgrenzend formuliert Blankenburg:

Am ehesten lässt sich dies [die Dialektik] als ein bestimmter *Umgang mit dem Negativen* schlechthin charakterisieren. Genauer: Es ist die *Arbeitshypothese* einer möglichen Positivität des Negativen, und zwar als heuristischer Leitfaden, nicht mehr. Die Arbeitshypothese kann sich bewähren oder auch nicht. – Besser wäre es, wegen der Fülle disparater Bedeutungen, mit denen das Wort ›dialektisch‹ versehen wurde und wird, einen weniger vorbelasteten Terminus für das, was hier gemeint ist, zu finden; aber bislang bietet sich kein geeigneterer an. (ebd., 149)

Sodann differenziert Blankenburg zwei Formen des Umgangs mit dem Negativen. Einerseits das Urteil, dass etwas nicht sei oder nicht sein solle, und auch das faktische Negieren, Gefährden, Ablösen, Beseitigen, Vernichten von etwas durch etwas anderes. Hier wird etwas Negatives als Negatives genommen, dem wir uns entgegenstellen und welches wir mit Recht ablehnen und nicht zu positivieren suchen. Andererseits lässt sich Negatives auch als ein Zu-Integrierendes nehmen, also Nicht-zu-Vernichtendes, d. h. als ein Anstoß zu einem weiterführenden Prozess. Somit lassen sich einerseits Ausgrenzungs-, andererseits Integrationstendenzen voneinander unterscheiden:

Im ersteren Fall bewähren wir am Begegnenden unser Kategoriensystem; die Erfahrung bezieht sich dann nur auf das Inhaltliche, Faktische. Im anderen Fall lernen wir auch noch auf einer anderen Ebene etwas hinzu. Wir entnehmen der Erfahrung die Nötigung, unsere kategoriale Organisation und damit letztlich auch uns selbst zu ändern. (ebd., 150)

Es ist dann bei der Betrachtung eines Gegenstandes in der wissenschaftlichen Auseinandersetzung jeweils im Einzelnen zu entscheiden, ob das Vorliegen von etwas tatsächlich aus guten Gründen abgelehnt werden kann und muss, so dass hier nicht unser Denksystem zu verändern ist, sondern wir zu einem negativen Werturteil berechtigt sind. Oder ob im anderen Fall Negativität nur daraus entsteht, dass wir selbst in unserem Denken so beschränkt sind, dass wir das mögliche Positive des vermeintlich Negativen nicht sehen können. Im zweiten

Fall ist der redliche Wissenschaftler gezwungen, sich selbst als Untersucher zunächst in Frage zu stellen und dann die Kategorien des Denkens, mit denen er operiert, zu verändern.

Der zweite Fall ist angesichts von Blankenburgs Erfahrung, dass sich auch aus einem vorgeblich Negativen, wie z. B. der schizophrenen Symptomatik, doch immer wieder Positives ableiten lässt, fast der Regelfall. Harte biologische Erkrankungen werden in ihrer Negativität nicht zu leugnen sein, auch dafür gibt Blankenburg Beispiele. Aber vor allem im Bereich der endogenen Psychosen ist es dem Gegenstand viel angemessener, das eigene Denken immer wieder in Frage zu stellen, als allzu einfache Lösungen hinzunehmen, wie z. B. die Generalthese, dass sich das Rätsel der endogenen Psychosen in deren Zeitlichkeit auflösen würde, wie Pauleikhoff (1986) annahm. Wir müssen unsere Erfahrungen mit dem Kranken dann zum Anlass nehmen, »nach einem Standort Ausschau zu halten, von dem her sich möglicherweise andere Aspekte ergeben, von dem her das vermeintlich Negative sich gar nicht mehr durchweg als Negatives darstellt« (ebd., 151).

Positives im Negativen zu finden, Negatives im Positiven, jede einseitige Bestimmung in Frage zu stellen und zu prüfen, ob nicht das Gegenteil zutreffend sein könnte (hier spricht er dann explizit von Begriffen in ihrer »dialektischen Qualität«), ist also Blankenburgs Bestimmung von Dialektik. Explizit sieht er sich, was diese Denkbewegung angeht, in Nachbarschaft zu Hegel, von dem der nachhaltigste Versuch stamme, das Negative ebenso positiv zu denken, ja die Negativität als Prinzip aller natürlichen und geistigen Lebendigkeit überhaupt anzusehen. Unterscheiden will er sich von Hegel dadurch, dass die Positivität des Negativen nicht als systembildendes, den Erfahrungskontext bestimmendes, sondern lediglich als ein heuristisches Prinzip verwendet wird. Anders als in Hegels System ist Dialektik dann kein Prinzip der Verfasstheit der Dinge, sondern nur erkenntnistheoretische Methode. Die Notwendigkeit dialektischer Denkbewegungen ergibt sich zunächst weniger aus den Gegenständen, die es zu betrachten gilt, als vielmehr aus der immer wieder drohenden Beschränktheit des eigenen Verstehens:

Ebenso sehr wie seine Anwendbarkeit gilt es, den (mehr oder weniger großen) Widerstand des jeweils Begegnenden gegen dialektische Interpretationsversuche ernsthaft ins Auge zu fassen. Indem wir nach der Reichweite dieses Prinzips fragen, versuchen wir, eine *Sensibilität* nicht nur für die Anwendungsmöglichkeiten, sondern auch für die Grenzen desselben zu entwickeln.

Man könnte also sehr wohl auch von einer ›Dialektik‹ zwischen undialektischer und dialektischer Einstellung sprechen. (ebd.)

Hier findet sich, was man als Platznahme Blankenburgs *zwischen* den großen Schulen der Phänomenologie einerseits und der dialektischen Philosophie andererseits beschreiben kann. Letztlich sei dialektisches Denken das Ergebnis einer radikalen, weil sich selbst mit einbringenden Konfrontation des Denkens und Erfahrens mit der Realität, somit eine weiterführende Stufe des praktischen wie auch theoretischen Sicheinlassens auf die Wirklichkeit. Konkret heißt dies, dass dialektisches Denken nicht einfach Sprachspiele neben andere Sprachspiele setzt, sondern dem Rechnung trägt, dass die Einsicht in die Wirklichkeit ein u. a. auch schmerzhafter Prozess ist, der nur fortschreiten und Tiefe gewinnen kann, indem er sich selbst immer wieder in Frage stellt.

Blankenburg markiert eine weitere Übereinstimmung mit Hegel darin, dass ein Verhältnis zum Negativen überhaupt ein Grundzug des Geisteslebens sein müsse. Die dialektische Betrachtungsweise beschränke sich keineswegs auf das kognitive Weltverhältnis, sondern schließe die vortheoretische, ja sogar vorbewusste, dem menschlichen Leben inhärente Auseinandersetzung mit dem Negativen ein.

An anderer Stelle weist Blankenburg darauf hin, dass der Begriff der Intersubjektivität alleine das Problem des dialektischen Zusammenhangs von Selbst- und Weltkonstitution nicht lösen könne, da es notwendig sei, das Begegnende in der Welt als ein konkretes und reales, damit auch begrenzendes anzusehen, und mehr noch, die Begegnung mit dem Realen und die eigene Fähigkeit, sich auf dieses zu beziehen, wiederum in ein dialektisches Bedingungsverhältnis zu setzen: »Das Verhältnis zwischen Intersubjektivitätsbezogenheit und ›Begegnung‹ ist als ein dialektisches zu sehen« (Blankenburg 1991, 12).

Welt wird also nicht intersubjektiv (schon gar nicht aus der willkürlichen Subjektivität allein heraus) konstituiert, sondern die Wirklichkeit als das Andere begrenzt die Wirklichkeit des Subjektiven, ja das Erfahren dieser Begrenzung bedingt die Möglichkeit von Subjektivität:

Die Realität vermittelt sich uns also nicht allein durch die Fülle der (…) verschiedenartigen Perspektiven, auch nicht allein dadurch, dass wir die Perspektiven der ›Anderen‹ mit einbeziehen, auch nicht durch das darüberhinaus wichtige Einander-Relativieren, -Infragestellen, -Überholen derselben, sondern nicht zuletzt durch das Gewahren der Grenzen, die allem Übernehmen von Perspektiven gesetzt sind. Die Bedeutung der Perspektivität für den wahnhaften wie für den wahnfreien Realitätsbezug kann meines Erachtens nur bei Berücksichtigung der mit Perspektivität verbundenen doppelten Negativität ins Auge springen: Die zeitpunkt- und standortbedingte Einseitigkeit perspektivischer Sicht bedingt einerseits eine Negation im Hinblick auf den Anspruch, das Begegnende allseitig erfassen zu können. Die Konfrontation mit der Einseitigkeit der eigenen Sicht – mit der Einseitigkeit und Zufälligkeit einer jeden Sicht –, und das heißt: das Sich-Stoßen daran, bedeutet andererseits wiederum eine Negation eben dieser Negation. Das klingt sehr abstrakt und formalistisch. Worauf damit die Aufmerksamkeit gelenkt werden soll, hat für die innere Dynamik des sich Sich-Konstituierens von »Realität« aber beträchtliche Bedeutung, somit auch für die Therapie des Wahnkranken. Eine Addition der Perspektiven würde uns die Welt in kaleidoskopartiger Vielseitigkeit vermitteln; aber selbst wenn im Idealfall Allseitigkeit zu erreichen wäre, hätten wir es nur mit einem Bild der Welt zu tun. Der eigentliche Realitätsbezug im Wahrnehmen und Wahrhaben kommt gerade dadurch zustande, dass jede Perspektive als bloße Perspektive genommen die Kontingenz des jeweiligen Blickpunktes und der von ihm her sich ergebenden einseitigen Aspekte unterstreicht; sie verweist damit zugleich – im Kontrast zu einer (nur denkbaren) Unendlichkeit möglicher Perspektiven – auf die Faktizität im Hier und Jetzt. (ebd., 17)

Diese letzte Formulierung macht deutlich, dass Blankenburg in seinen Ausführungen zur Wiederherstellung von Freiheitsgraden als Ziel psychiatrischer Praxis keineswegs idealistisch argumentiert bzw. Freiheit als subjektives Geschehen auffasst. Freiheitsgrade sind immer die eines konkreten Individuums in einer konkreten faktischen Situation. Damit wird die Subjektzentriertheit (auch und gerade der phänomenologischen Theoriebildung) relativiert:

Über das Spielen-Lassen der willkürlich veränderbaren Perspektiven der eigenen Wahrnehmungs- und Erfahrungsorganisation hinaus bedarf es des Sich-Einlassens und Hereinspielen-Lassens fremder Perspektiven (d. h. der Perspektiven der ›Anderen‹). Nicht um diese Perspektiven schlicht zu übernehmen, wie der Terminus ›Perspektiven-Übernahme‹ suggeriert, sondern um sie – sie ebenso mit einbeziehend wie relativierend – mitspielen zu lassen zur Überwindung einer subjektzentrierten Realitätserfahrung. Der Begriff der Perspektiven›übernahme‹ wird dadurch relativiert, dass auch hier letztlich die Eigenbeweglichkeit und Selbstdurchsichtigkeit im Sich-bewegen zwischen verschiedenen auf diesem Wege vermittelnden Perspektiven es ist, was verhindert, dass wir uns einer einzigen, einseitigen, von einem ganz bestimmten Bildbildungsschema beherrschten Perspektive ausliefern, und so – vielleicht nicht dem Wahn, aber – Dogmatismen, Ideologien, Aberglauben,

Massenwahn (der im psychopathologischen Wortverstand natürlich kein »Wahn« ist) anheim fallen. (ebd., 21)

Das Wiedererlangen von Freiheitsgraden bedarf auf der Ebene der Freiheit-von nicht nur der Freiheit von äußeren Zwängen, sondern auch von einer zu starken Selbstbezogenheit. Blankenburg richtet sich hier gegen die Überbewertung des Selbst für die Wirklichkeitskonstitution in der modernen Tradition – und zwar sowohl gegen die entsprechende Grundlegung des Verstehens in einer subjektivistischen Theorieauffassung als auch gegen die korrespondierende Überlastung des Einzelnen durch das permanente Ausgeliefertsein an einen Anspruch von Selbstmächtigkeit, die ihm in der sozialen Wirklichkeit gar nicht zukommen kann. »Objektivität basiert nicht allein auf einem Abstandnehmenkönnen von den Dingen, sondern ebenso auch: auf einem Abstandnehmenkönnen von sich selbst« (ebd., 107). Auf der Ebene der Freiheit-zu wird deutlich, dass die Freiheit zu Selbstverwirklichung und Selbstbestimmung im dialektischen Wechselverhältnis zur Akzeptanz von Freiheit der anderen und damit zu gleichberechtigter Partizipation an der Welt steht. Dies erinnert an die Bestimmung der Freiheit als Assoziativität bei Milan Prucha (Prucha 1983). Blankenburg versteht somit Freiheit nicht kantisch als reine Spontaneität oder Willkür, sondern als eingebettet in und bezogen auf das übrige Seiende. Hiermit setzt er sich entschieden zum Beispiel von der Konzeption Michael Theunissens ab (Theunissen 1991), der er in seinem Aufsatz zur Zeitigung des Daseins über weite Strecken folgt, um dann jedoch der Konzeption der Zeit als reiner Spontaneität entschieden zu widersprechen.

Dialektische und phänomenologische Psychopathologie

Diesen Klärungen des Sprachgebrauchs von dialektisch folgend erörtert Blankenburg in seinem Aufsatz zur dialektischen Betrachtungsweise dann, was eine *dialektische Psychopathologie* sein könnte. Es gehe um unser

Verhältnis zum psychisch Abnormen, insofern dieses Abnorme eine Defizienz, ein Minus an seelischer Gesundheit anzuzeigen scheint. Unsere Frage lautet dann: Wann ist eine psychopathologische Defizienz geradehin als solche, d. h. als Nichtseinsollendes und nach Möglichkeit Zubeseitigendes aufzufassen, wann als Hinweis, dass sich hier eine andere Stufe menschlichen

Daseins – wenn auch noch so verunglückt – zur Geltung zu bringen versucht? (Blankenburg 2007, 153)

Mit beiden Seiten dieser Unterscheidung entgeht Blankenburg einem vorschnellen Idealismus des Negativen. Es spiegelt sich die Kritik Karl-Peter Kiskers an der Antipsychiatrie, nämlich einer idealistischen Auffassung derselben, wonach alles Negative ins Positive gewendet werden könne. Kisker gebraucht warnend das Wort des *factum brutum psychopathologicum*, um deutlich zu machen, dass nicht alles an unserer Krankheitsauffassung konstruiert ist und zu unserer freien Verfügung steht (vgl. Kisker 1979). Einer solchen Gefahr entgeht Blankenburg, weil er nicht alles, was als Negatives erscheint, in einem flüssigen Denken aufheben muss, sondern aufgrund der theoretischen Einsichten auch zu einer Bewertung fähig ist.

In einem späteren Teil seines Aufsatzes grenzt Blankenburg dann die dialektische Betrachtungsweise von der (rein) phänomenologischen ab. Der wesentliche Kritikpunkt ist dabei, dass ausgehend von Heidegger der konkrete Mensch kategorial anders behandelt wird als sonstige Gegenstände in der Welt. Damit erhalte Anthropologie eine ontologische Bedeutung, die einerseits dazu führe, dass man sich dem Gegenstand Mensch nur mit dieser ontologischen Überfrachtung nähern könne, andererseits Ontologie immer schon von der anthropologischen Perspektive abhängig gemacht werde, die Anthropologie also in einen Anthropologismus umschlage:

Doch wird dabei das Wort ›anthropologisch‹ in einer polemisch eingeengten Bedeutung verwendet, die ihre Probleme mit sich bringt. Diese Polemik geht auf Heidegger zurück. Neben einer Erweiterung der Sicht hat sie aber zugleich zu einer beträchtlichen Verkürzung geführt. Das hängt damit zusammen, dass Heidegger mit dem Problem des Leibes nicht fertig geworden ist. (…) Das führte unter anderem auch dazu (…), dass bei ihm daseinsmäßig und nicht-daseinsmäßig Seiendes noch weiter auseinanderklaffen als bei Descartes res cogitans und res extensa. Der reiche Ertrag der Schichtentheorie jedweder Art wurde damit aus dem Blickwinkel gerückt. Das hatte vor allem für die Phänomenologie im Rahmen der Psychiatrie beträchtliche Nachteile, die man besonders am Binswangerschen Spätwerk mit seiner Isolierung des Problems der Konstitution im Bewusstsein ablesen kann. (…) Ein früheres Anknüpfen an das Husserlsche Lebensweltkonzept und die Arbeiten von Merleau-Ponty wäre glücklicher gewesen, wenn ich auch nicht meine, dass alles Heil nun dort zu suchen wäre. (BW 1974)

Trotz dieser doch sehr fundamentalen Kritik hält Blankenburg am Begriff einer phänomenologischen Anthropologie fest, wenngleich eher in einem strategischen denn in einem methodisch-inhaltlichen Sinne:

> Sie fragen, warum ich von ›phänomenologischer Anthropologie‹ spreche. Mir scheint, dieser Titel ist der allgemeinere und weiteren Kreisen verständlich. Ich glaube, dass es von beträchtlichem Schaden war, dass die verschiedenen ein zugleich breiteres und tieferes Verständnis des Menschen in der Psychiatrie anstrebenden Richtungen (…) sich mehr nebeneinander (zum Teil auch gegeneinander) entwickelt haben als miteinander. Es wird höchste Zeit, den gemeinsamen Nenner herauszuarbeiten und entschieden zu vertreten und weiterzuentwickeln, wenn nicht alle diese Bemühungen bald zu einem Stück der älteren Psychiatriegeschichte abgestempelt werden sollen, wie dies heute schon weithin geschieht. (BW 1974)

Seine eigene angestrebte Verbindung beider Ansätze berge aber eine Reihe von Problemen. So fragt Blankenburg, ob die Phänomenologie, insoweit sie eidetische Strukturen sichtbar mache, nicht in ihrem Wesen notwendig antidialektisch sei, und damit seinem eigenen Denkanspuch entgegenstehe. Husserl ist für ihn ein Beispiel dafür, wie dies nicht zusammengehen kann:

> Aber auf der anderen Seite muss man doch bezweifeln, ob Husserl in seiner Appräsentationslehre eine wirkliche Grundlegung seiner Phänomenologie der Begegnung gelungen ist. Der Wahrnehmungs- und damit auch Realitätscharakter in der Erfahrung des Anderen ist nicht getroffen. … Letztenendes hängt dies wohl damit zusammen, dass Husserl – trotz stets wiederholter gegenteiliger Versicherungen – mit dem Solipsismusproblem nicht fertig geworden ist. Dies ist in meinen Augen keine Schwäche, sondern eine notwendige Konsequenz seiner – über weite Strecken hin fruchtbaren – Ausgangsfragestellung nach der Konstitution (von Gegenständlichkeiten) im Bewusstsein. (BW 1965)

Dennoch fänden sich auch Beispiele, wie beide Denkmethoden sich sinnvoll vereinbaren ließen, wobei Blankenburg vor allem auf die französische Tradition rekurriert, insbesondere auf Merleau-Ponty. Keinesfalls sei es aber so, dass man die einzelnen Autoren eindeutig in eine dieser Schubladen schieben könne. Gerade bei Binswanger fänden sich erhebliche Übereinstimmungen mit seinem eigenen Ansatz, und die Daseinsanalyse erschließe sich immer wieder aus einer dialektischen Gegenstellung von Begriffen. So operiere Binswanger in seinem Werk »Grundformen und Erkenntnis menschlichen Daseins« (Binswanger 1942) unter den Titeln »Sorge« und »Liebe« mit einer dialektischen

Bewegung zwischen dem Ansatz bei einer isolierten transzendentalen Subjektivität als Jemeinigkeit des Daseins und demjenigen bei einer konstituierenden Intersubjektivität. Kurz: es fände sich eine Dialektik von Ich- und Wir-Begründung wie in vielen auch neueren phänomenologischen Arbeiten[4].

Letztlich dürfe das Wissen eines Therapeuten oder seine therapeutische Schule ihn nur nicht zu einem unbeteiligten »distanzierten« Beobachter machen. Dies wäre das Ende der dialektischen Bemühungen. »Angezielt ist vielmehr ein Pendelschlag zwischen äußerster Unmittelbarkeit im partizipierenden Umgang mit dem Patienten und kontemplativer Reflektion des dabei Erfahrenen« (Blankenburg 2007, 156). Der Therapeut sollte in der Lage sein, sich selbst in seiner eigenen Position und Sichtweise stets von neuem in Frage zu stellen, um ebenso für eine mögliche Negativität des scheinbar Positiven wie für eine mögliche Positivität des zunächst als ausschließlich negativ bzw. defizitär Anmutenden offen zu bleiben. Anthropologisches Erkennen werde ermöglicht durch die dialektische Aufhebung des Gegensatzes von objektivierender und nicht objektivierender Erkenntnis.

Schließlich führt Blankenburg aus, dass es für die Psychiatrie in Bezug auf jeden einzelnen Patienten nicht allgemein um Dialektik gehe, sondern um eine bestimmte Dialektik des Menschlichen, die mit Kisker besser als Dialogik zu bezeichnen wäre (Kisker 1970) – nicht nur im Sinne eines wechselseitigen Sich-Konstituierens des Ich und des Anderen, z. B. in der Arzt-Patient-Beziehung, oder des Ich und des Wir im Verhältnis von Subjektivität und Intersubjektivität, sondern auch im Sinne einer Koexistenz von Vernunft und Unvernunft. Auf dieser Grundlage werde eine umfassende Solidarität mit dem psychisch Kranken möglich, die weder als positive Gegenübertragung noch als induzierte Reaktion angemessen begriffen werde. Durch eine solche dialektische oder auch dialogische Begründung ließen sich dann menschliche Grenzsituationen adäquater erfassen, auch die Grenze der eigenen Weltkonstitution durch andere und anderes.

---

[4] Allerdings bleibt zu fragen, ob Blankenburg, der aufgrund seiner integrativen Akzeptanz verschiedener denkerischer Zugriffe selten eine radikale Ablehnung formuliert, nicht Binswanger stärker macht, als dieser ist, indem er seine dialektische Grundhaltung eben auch dort an Binswanger heranträgt, wo dieser dem Anspruch des dialektischen Denkens nicht gerecht wird.

Ein dialektisches Verständnis von Diagnostik und Psychotherapie

Mit dem Begriff der dialektischen Praxis oder auch Dialogik kommen wir nun zum letzten Teil, nämlich dem, wie sich Blankenburgs Verständnis der psychiatrischen Praxis vor dem Hintergrund seines späten, dialektischen Denkansatzes entfaltet. Die ständige Bewegung des dialektischen Infragestellens hat, so haben wir bereits gesehen, vor allem die geschichtliche Dimension menschlichen Daseins und so auch des psychischen Krankseins in den Vordergrund gestellt.

Blankenburgs Ausführungen zur Psychopathologie der Freiheit können bereits die diagnostische Herangehensweise strukturieren. Alle Symptome sind zu befragen, inwieweit sie Freiheitsgrade im Selbstbestimmungs- und Selbstverwirklichungsprozess in konkreter Weise beeinträchtigen, zum Beispiel wenn süchtiges Verhalten in Widerspruch zur Entfaltung der Persönlichkeit in der sozialen Wirklichkeit tritt. Andererseits ist aber auch zu fragen, inwieweit nicht gerade das Vorhandensein von als »pathologisch« angesehenen Symptomen neue Freiheitsgrade des eigenen Handelns bedingt, wie das oft bei Wahnthemen der Fall ist, die das bedrohliche psychotische Erleben in einer Weise verarbeitbar machen, dass Partizipation, wenngleich in einer »verrückten« Weise, wieder möglich wird. Die Unterscheidung zwischen pathologisch und nicht-pathologisch kann daher nicht deskriptiv am Phänomenbestand, sondern nur am Kriterium der Einschränkung bzw. Ermöglichung von Freiheitsgraden festgemacht werden.

Das dialektische Herangehen ermöglicht unmittelbar einen therapeutischen Zugang zum Patienten:

> Entscheidend ist im vorliegenden Zusammenhang, dass überhaupt nach einer Positivität im Negativen (d. h. im krankhaft Beeinträchtigenden) gefahndet wird. Ein solcher Ansatz des Verstehens ermöglicht ein tieferes Sichangenommenfühlen des Patienten, der sich ja in der Regel mit seiner »Abweichung« ein Stück weit identifiziert. Damit ermöglicht dieser Ansatz zugleich ein verlässlicheres Arbeitsbündnis, indem er dem Patienten jenes Gefühl des Akzeptiertwerdens gibt, auf dessen Boden er sich, ohne einen Selbstverlust befürchten zu müssen, eher in Frage zu stellen und auf neue Selbstverwirklichungsmöglichkeiten einzulassen vermag. (Blankenburg 2007, 164)

Probates technisches Mittel für dieses Infragestellen kann gerade bei Patienten, die hinsichtlich ihrer Selbstsicht »starr« sind, das Mittel der *Provokation* sein. Es ist daher nicht zufällig, dass Blankenburg in den 1980er Jahren auch mehrere Aufsätze über das Provozieren als Therapiemethode und die paradoxe Intervention schrieb (Blankenburg 2007, 137f.).

Letztlich ist für den Beitrag Blankenburgs zur Psychotherapie wesentlich, dass sich auch deren Theorie – wie die der Psychopathologie – aus dem zentralen Thema der Geschichtlichkeit des Menschen entwickelt. In seinen allerletzten Arbeiten beschäftigte sich Blankenburg vor allem mit der Zeitlichkeit psychischer Erkrankungen und, ins Therapeutische gewendet, mit der Eröffnung von Behandlungsmöglichkeiten durch die Futur-II-Perspektive (Blankenburg 2007, 235f.). Eine, wenn man so will, dialektische Psychotherapie im Blankenburgschen Sinne ist eine, die gegen Erstarrungen auf das kontinuierliche Werden und gegen den Verschluss der Lebensquelle auf das Wiedereröffnen von neuen Möglichkeiten, damit immer wieder auf Realisierung von Freiheitsgraden setzt:

> Die »provokative Potenz« eines Lebensereignisses kann den Betroffenen stimulieren, sich in einer bestimmten Richtung zu entfalten (...) Nicht zuletzt erhebt die Psychotherapie selbst den Anspruch, beim Patienten nicht so sehr etwas nach einem linear verstandenen Ursache-Wirkungs-Prinzip zu bewirken, als vielmehr etwas zu provozieren (...) Ein Faktor neben anderen ist dabei das Durchbrechen des Erwartungshorizontes, d.h. der Erwartung, das Leben werde in dem gewohnten konstitutiven Stil seinen Fortgang nehmen. Es geht um einen Rahmenshift – nicht durch ein reflexives In-Frage-Stellen (...), sondern durch ein radikales Ad-absurdum-Führen der bisher gültigen Rahmenbedingungen. (ebd., 241)

In der Psychotherapie ist einer genetisch-deterministischen Sicht eine »präsentisch-offene« gegenüberzustellen und mit ihr eine »neue Perspektivenbeweglichkeit« (ebd., 243, siehe auch die Ausführungen zu diesem Thema weiter oben).

Blankenburg möchte so in der Therapie neue Freiräume schaffen, damit Unerwartetes der persönlichen Entwicklung eine neue Richtung geben kann. Dies kann nur verstanden werden im Rahmen einer dialektischen Freiheitsbetrachtung. Nur in ihrem Ziel, einer das Können ermöglichenden praktischen therapeutischen Haltung, kann dann die Psychopathologie zu einer Psychopathologie ebenfalls der Freiheit werden, die weniger theoretisches Konstrukt als vielmehr Praxisphilosophie ist. Dementsprechend ist es für Blankenburg zentral, ein richtiges Konzept von Freiheit den praktischen Betrachtungen der Psychopathologie zugrunde zu legen:

Ein Hauptdesiderat der gegenwärtigen Psychotherapie ist es – komplementär zur analytischen Aufarbeitung der Vergangenheit –, Therapiemethoden zu entwickeln, die nicht nur »Freiheit *von* …«, sondern »Freiheit *für* …« vermitteln. Öffnung für die Zukunft ebenso wie die Frage nach der Zeitigung des Daseins in unterschiedlichen Lebenssituationen gehören zu den unabdingbaren Aufgaben einer anthropologisch orientierten Psychotherapie. (ebd., 244)

Ein Mehrkönnen in der realen Lebensgestaltung ist die positive Auslegung der Freiheitsorientierung der Psychotherapie im Sinne einer Freiheit-für. Blankenburg spricht dann von der Antizipation als Selbstheilungsquelle und fragt, wie diese zu provozieren sei:

Derart, dass ein Patient nicht nur den Therapeuten ›vorspringen‹ lässt, sondern selbst ›vorzuspringen‹ lernt, um aus diesem Vorspringen heraus sein Leben neu in die Hand zu bekommen. Dieses Problem muss in der Psychotherapie praktisch bewältigt werden: Ein Verständnis für die – der Vergangenheit-Zukunfts-Perspektive entgegengesetzte zeitliche Entfaltungsrichtung des Daseins gilt es zu provozieren. (ebd., 245)

Also ist nicht Determination der Zukunft durch das Vergangene der wesentliche Bezug des Psychotherapeuten, sondern einer, der in einer Futur-II-Perspektive das Gegenwärtige aus dem Blickwinkel der Zukunft zurück auf ein dann Vergangenes betrachtet. Letztlich bedeutet hier Dialektik im weitesten Sinne auch, die Perspektiven von Vergangenheit, Gegenwart und Zukunft geradezu durcheinanderzubringen. So kann Blankenburg abschließend formulieren:

Das Wichtigste (…) ist, dass die Biographie eines Menschen sich nicht hinreichend genetisch ableiten lässt, auch nicht aus einem »Daseinsentwurf«, der, auf einen nicht näher bestimmten »Anfang« verweisend, sich aus der Vergangenheit heraus entfalten – oder ausfalten – soll. Das menschliche Ich oder Selbst (…) kommt zu einem guten Teil – jedenfalls nicht weniger als aus der Vergangenheit – *aus der Zukunft* her auf sich zu. (…) Menschliche Freiheit wäre gar nicht möglich, wenn das relativ Determinierende aus der eigenen Vergangenheit (…) und das relative Determiniertwerden durch Ereignisse, die aus der nicht vorausberechenbaren Zukunft auf den Menschen zukommen, sich nicht wechselseitig, wo nicht *aufheben*, so doch in ihrer Penetranz wenigstens abschwächen würden. Damit ist ein Geschehen angesprochen, das jeden rein kausalgenetischen Ansatz in der Biographieforschung relativiert. (ebd., 245 f.)

Welche Konsequenzen lassen sich zusammenfassend aus Blankenburgs Dialektik-Konzept für eine jegliche Grundlegung von Psychopathologie ziehen? Vor allem wohl die, dass die Grundlegung einer psychotherapeutischen Praxis einen polymethodischen Zugang erfordert und damit die Bezugnahme auf verschiedene Analysekategorien, einschließlich der Frage, ob nicht auch das Gegenteil einer getroffenen Aussage erkenntnisaufschließend sein könnte. Erfordert ist also ein plurivokes Denken und die Überlegung, welcher Denkansatz für welches Problem der geeignete ist. Mit ihrer Kategorienvielfalt und Plurivozität ist nur eine dialektische Methode – durchaus auch im philosophischen Sinne – dafür adäquat. Statt eines eidetischen Feststellens in der psychiatrischen Anthropologie wird Bezug genommen auf ein kulturell und historisch vermitteltes Selbstverständnis von Menschen – *hic rhodus, hic salta*. Primär ist die Praxis der Lebensvollzüge. Die psychiatrische Anthropologie fragt nun eben nicht danach, was der Mensch ist, sondern was er aus sich machen kann.

Literatur

Binswanger, L. (1942). *Grundformen und Erkenntnis menschlichen Daseins.* Zürich: Niehans.

Blankenburg, W. (2007). *Psychopathologie des Unscheinbaren.* Ausgewählte Aufsätze hrsg. von M. Heinze. Berlin: Parodos.

Blankenburg, W. (1991). Perspektivität und Wahn. In: Ders. (Hrsg.), *Wahn und Perspektivität.* Stuttgart: Enke.

Blankenburg, W. (1986). Ansätze zu einer Psychopathologie der Freiheit. In: T. Held (Hrsg.), *Deutsch-Französische Psychiater Begegnung,* 11–33. Köln: Rheinland Verlag.

Blankenburg, W. (1985). Autonomie- und Heteronomie-Konzepte in ihrer Bedeutung für die psychiatrische Praxis. In: W. Janzarik (Hrsg.), *Psychopathologie und Praxis* 29–46. Stuttgart: Enke.

Blankenburg, W. (1978). Grundlagenprobleme der Psychopathologie. *Nervenarzt 42:* 140–146.

Blankenburg, W. (1971). *Der Verlust der natürlichen Selbstverständlichkeit.* Stuttgart: Enke. Neu erschienen 2012 in Berlin: Parodos.

Blankenburg, W. (1958). Daseinsanalytische Studie über einen Fall paranoider Schizophrenie. *Schweizer Archiv für Neurologie, Neurochirurgie und Psychiatrie 81,* 9–105.

Heinze, M. (2014). Wolfgang Blankenburgs Psychopathologie des Unscheinbaren. In: G. Dammann (Hrsg.), *Phänomenologie und psychotherapeutische Psychiatrie.* Stuttgart: Kohlhammer.

Jaspers, K. (1965). *Allgemeine Psychopathologie.* Berlin u. a.: Springer.

Kisker, K.-P. (1979). Antipsychiatrie. In: K.-P. Kisker, J. E. Meyer, E. Müller (Hrsg.), *Psychiatrie der Gegenwart*, Bd. I/1, 811–826. Berlin u. a.: Springer.
Kisker, K.-P. (1970). *Dialogik der Verrücktheit. Ein Versuch an den Grenzen der Anthropologie.* Den Haag: Nijhoff.
Pauleikhoff, B. (1986). *Endogene Psychosen als Zeitstörungen: Zur Grundlegung einer personalen Psychiatrie unter Berücksichtigung ihrer historischen Entwicklung.* Hürtgenwald: Armin Geus und Guido Pressler Verlag.
Prucha, M. (1983). Freie Assoziation oder höchstes Wesen? In: F. Reisinger, G. Rombold (Hrsg.), *Marxismus und Christentum*, 33–53. Linz: Oberösterreichischer Landesverlag.
Theunissen, M. (1991). Melancholisches Leiden unter der Herrschaft der Zeit, In: ders., *Negative Theologie der Zeit*, 218–281. Frankfurt a. M.: Suhrkamp.

Epoché und methodische Integration als Grundlagen für Blankenburgs Psychopathologie des *common sense*

Michela Summa

Wolfgang Blankenburg zählt zu den bedeutendsten Vertretern der phänomenologischen Psychiatrie. Sein wichtigster Beitrag besteht wahrscheinlich darin, den Begriff der »natürlichen Selbstverständlichkeit« zur Beschreibung der Schizophrenie (vor allem in den prä-psychotischen Phasen) fruchtbar gemacht zu haben. Der Verlust jener natürlichen Selbstverständlichkeit, die unsere Lebenswelterfahrung kennzeichnet, erweist sich nach Blankenburgs Beschreibungen als charakteristischer Zug der Erfahrung von hebephren-schizophrenen Patienten. Wie gelangt er zu diesem theoretischen Ergebnis? Bekanntlich stammt der Titel von Blankenburgs Habilitationsschrift *Der Verlust der natürlichen Selbstverständlichkeit* von einer Aussage der Patientin A., deren Fall er zur exemplarischen Darstellung der Psychopathologie des *common sense* beschreibt und diskutiert (Blankenburg 1971). Doch welcher erkenntnistheoretische Status kommt dieser exemplarischen Darstellung zu? Und welche Bedeutung hat dieses Verfahren für die Bestimmung des epistemologischen Status der Psychiatrie, z.B. hinsichtlich der Unterscheidung zwischen Tatsachen- und Wesenswissenschaften?

In diesem Aufsatz möchte ich auf die genannten Fragen anhand einer Diskussion der Methode von Blankenburgs Psychopathologie des *common sense* genauer eingehen. Dabei werde ich sowohl die Relevanz der philosophisch-phänomenologischen Methode innerhalb der Psychopathologie hervorheben als auch die philosophische und epistemologische Bedeutsamkeit von Blankenburgs eigenen Überlegungen. Schon dem Vorwort zur 1971 erschienenen Habilitationsschrift, in dem die zwei wesentlichen Zwecke des Werkes dargestellt werden, lässt sich die doppelte, theoretische und klinische Implikation der Begegnung von Phänomenologie und Psychopathologie entnehmen. Dort legt Blankenburg nämlich besonderen Wert auf den wechselseitigen Zusammenhang zwischen dem philosophischen und dem klinischen

Moment in der Bestimmung der Aufgaben der Psychiatrie. Ziel seiner Betrachtungen ist (1) die Beleuchtung der strukturellen Verankerung des Subjekts in der Lebenswelt und (2) die Betrachtung der Schizophrenie (besonders in den vor-psychotischen Phasen) als eine Störung, die verschiedene Momente jener Verankerung betrifft (Blankenburg 1971, V). Dabei wird deutlich, dass der erste Zweck überwiegend philosophisch und theoretisch ist, während der zweite sich als der klinischen Realität enger verbunden erweist.

Dieser doppelten Ausrichtung von Blankenburgs Vorhaben folgend, wird sich der Beitrag vor allem auf methodologische Aspekte konzentrieren und dabei versuchen, die philosophische und psychopathologische Bedeutsamkeit von Blankenburgs Überlegungen hervorzuheben. Die Untersuchung gliedert sich in zwei Hauptteile: Im ersten Teil werde ich die zentralen Themen der Psychopathologie des *common sense* erörtern. Insbesondere werde ich herausarbeiten, wie Blankenburgs Idee der Selbstverständlichkeit sich mit der phänomenologischen Analyse der Selbsterfahrung, Lebenswelt und Fremderfahrung verbindet und welche Bedeutung eine solche Hervorhebung auch in der heutigen Debatte zu den basalen Selbststörungen hat. Dabei wird uns der Begriff der »Bodengewissheit«, den Husserl in seinen späteren Schriften zur Beschreibung unserer Erfahrung der Lebenswelt einführt, ermöglichen, die Idee der Selbstverständlichkeit genauer darzustellen. Im zweiten Teil werde ich die zentralen Aspekte der Methode Blankenburgs diskutieren. In diesen methodologischen Erörterungen werde ich mich in erster Linie auf zwei Schwerpunkte konzentrieren: erstens auf eine kritische Betrachtung von Blankenburgs Anwendung und Interpretation der Husserlschen Epoché; und zweitens auf eine Thematisierung des Verhältnisses zwischen Individualität und Allgemeinheit in der Psychiatrie.

Diese Überlegungen werden uns einerseits ermöglichen, das Potential der phänomenologischen Methode innerhalb der Psychopathologie einzuschätzen. Andererseits soll der besondere epistemologische Status der Psychopathologie anhand dieser methodologischen Betrachtungen thematisiert werden. Anhand der Diskussion von Blankenburgs methodologischen Schriften werde ich nämlich argumentieren, dass die von Blankenburg erhoffte »Reform« des psychiatrischen Wissens eng mit seiner Neubestimmung der Psychopathologie zwischen Tatsachen- und Wesenswissenschaften verknüpft ist.

1. Die Psychopathologie des *common sense* und ihr phänomenologischer Hintergrund

In dem 1969 verfassten Aufsatz *Ansätze zu einer Psychopathologie des ›Common sense‹* stellt Blankenburg sein Konzept der Psychopathologie von basalen Selbststörungen in engem Zusammenhang mit den Thesen seiner Habilitationsschrift *Der Verlust der natürlichen Selbstverständlichkeit* dar (cf. Blankenburg 2007). Der Begriff »Psychopathologie des *common sense*« mag nach Blankenburgs eigenen Worten auf den ersten Blick »befremdend« klingen, denn *common sense*, wie wir später noch eingehend betrachten werden, deutet auf eine gewisse »Banalität« hin, nämlich auf die Banalität dessen, was wir in unserer alltäglichen Erfahrung als selbstverständlich immer schon voraussetzen. Was geschieht, wenn solche Selbstverständlichkeiten uns nicht mehr zur Verfügung stehen? Der Versuch, diese Frage zu beantworten, zeigt, dass die Banalität des *common sense* in keinem Fall als eine negative Bewertung desselben zu verstehen ist. Im Gegenteil: Sobald wir versuchen, uns zu vergegenwärtigen, was der Verlust des *common sense* bedeuten könnte, wird deutlich, dass ein solcher Verlust die Erschütterung der lebensweltlichen Erfahrung mit sich bringen würde. Das Hauptziel von Blankenburgs Erörterungen ist es, diesem Gedanken nachzugehen und den tragenden Charakter der nur scheinbar banalen Selbstverständlichkeiten hervorzuheben. Eine Psychopathologie der basalen Störungen soll sich gerade auf diejenigen Momente der Erfahrung konzentrieren, die meistens unbeachtet bleiben, weil sie eben immer schon als selbstverständlich gelten. Die Probleme des *common sense* werden nach Blankenburg insbesondere im Zusammenhang mit den folgenden vier Aspekten der Erfahrung sichtbar (Blankenburg 2007, 98):

(1) Bezüglich des Verhältnisses von Theorie und Praxis soll die Tragweite eines rein kognitiven Verhältnisses zur Welt kritisch hinterfragt werden zugunsten der Betonung einer in der Erfahrung immer schon mit Kognition verflochtenen Praxis.

(2) Die weltauslegende Funktion der Praxis, die zum allgemeinen Begriff der Selbstverständlichkeit gehört, kommt insbesondere zum Vorschein, wenn das Verhältnis von Mittelbarkeit und Unmittelbarkeit im Urteilsvermögen fragwürdig wird.

(3) Die Idee der unreflektierten Unmittelbarkeit verweist auf die unausgesprochenen Voraussetzungen, die unsere Vertrautheit mit

der Umwelt ausmachen. Das Phänomen des *common sense* kommt daher explizit zum Vorschein, wenn die Aufmerksamkeit auf die nur scheinbar banalen Selbstverständlichkeiten des alltäglichen Daseins gelenkt wird.

(4) Schließlich verbinden sich diese Selbstverständlichkeiten mit den sozialen und allgemeiner mit den intersubjektiven Grundlagen unserer lebensweltlichen Erkenntnis und Praxis.

Diese vier Aspekte (1. Das Verhältnis von Erkenntnis und Praxis; 2. das Verhältnis von Mittelbarkeit und Unmittelbarkeit; 3. die Fragwürdigkeit der Selbstverständlichkeit und 4. die intersubjektive Konstitution der Welt) sollen nach Blankenburg diskutiert werden, wenn es um das Phänomen des *common sense* und dessen Störungen geht. Diese Aspekte werden auch im 1971 erschienenen Buch *Der Verlust der natürlichen Selbstverständlichkeit* anhand der Analyse des Falls der schizophrenen Patientin A. thematisiert.

Das Leitmotiv in den Aussagen der Patientin ist die Erfahrung einer grundlegenden Ratlosigkeit bezüglich der verschiedenen Aspekte des alltäglichen Lebens. Das, was der Patientin fehlt, ist nach ihren eigenen Worten etwas »Kleines«, eben fast »banal«, das nichtsdestoweniger notwendig zum Leben ist, weil es das Leben in seinen verschiedenen Momenten trägt. Was ihr fehlt, ist nichts anderes als der Halt, der uns die Vertrautheit mit uns selbst und mit der intersubjektiven Lebenswelt gibt. Dieser Grundzug der Vertrautheit, die uns Halt gibt, macht die natürliche Selbstverständlichkeit aus.[1]

Aus den exemplarischen Beschreibungen der Patientin geht deutlich hervor, dass der Verlust jener natürlichen Selbstverständlichkeit mit einer hyperbolischen Ratlosigkeit bezüglich der Welt und den intersubjektiven Verhältnissen verbunden ist. Statt vertraut zu sein, wirkt die Welt fremd. Und diese Erfahrung von Fremdheit hindert den spontanen Vollzug von alltäglichen Tätigkeiten und Aufgaben. Dies, betont Blankenburg, resultiert aber nicht aus irgendwelchen somatischen Störungen. Vielmehr sind die Bedingungen für den optimalen Vollzug von zielgerichteten Tätigkeiten gestört, weil der Boden der Selbstverständlichkeit schwankt und somit der Halt für einen solchen

[1] »Was fehlt mir eigentlich? So etwas Kleines, so komisch, etwas Wichtiges, ohne das man aber nicht leben kann. […] Ich finde einfach, dass ich noch den Halt brauche. Bei den allereinfachsten alltäglichen Sachen brauche ich Halt. […] Das ist wohl die natürliche Selbstverständlichkeit, die mir fehlt.« (Blankenburg 1971, 42)

Vollzug fehlt. Der Verlust der Selbstverständlichkeit betrifft nämlich die basalen Strukturen der Erfahrung, wie z. B. die unreflektiert ausgeübte Fähigkeit, die eigenen Bewegungen zielgerichtet zu steuern und sich in der Welt zu orientieren. Schließlich betrifft ein solcher Verlust das vorthematische und grundlegende Bewusstsein des »Ich kann«. Solche Strukturen der Erfahrung bleiben meistens unreflektiert und bilden eine Art implizites Hintergrundbewusstsein. Aus diesem Grund können sie gerade als Bedingungen für den expliziten und thematischen Vollzug von theoretischen und praktischen Tätigkeiten angesehen werden. Wie bereits erwähnt, trägt die Selbstverständlichkeit daher einen doppelgesichtigen Charakter. Einerseits ist sie grundlegend und notwendig für die Gestaltung der Erfahrung, andererseits scheint sie – wie schon Kant mit Bezug auf den *sensus communis* bemerkte – auch durch eine Art Banalität gekennzeichnet.[2] Selbstverständlich ist das, was zunächst und zumeist unhinterfragt bleibt. Dazu gehören zweifellos auch die intersubjektiven Momente der Konstitution einer bedeutsamen Welt, die die Bezeichnung der Selbstverständlichkeit im Sinne des *common sense* rechtfertigen.

Der Gedanke der natürlichen Selbstverständlichkeit kann anhand dessen, was Straus die »Axiome des Alltags« nennt, verdeutlicht werden (Straus 1949). Solche Axiome sind die unbeweisbaren Grundwahrheiten, die Erfahrung in ihren verschiedenen Schichten ermöglichen.[3]

---

[2] Kant spricht von der »kränkenden Ehre« des *sensus communis* als gemeiner Menschenverstand. Dabei betont er die Zweideutigkeit des Wortes »gemein«: »Der gemeine Menschenverstand, den man, als bloß gesunden (noch nicht kultivierten) Verstand, für das Geringste ansieht, dessen man nur immer sich von dem, welcher auf den Namen eines Menschen Anspruch macht, gewärtigen kann, hat daher auch die kränkende Ehre, mit dem Namen des Gemeinsinnes *(sensus communis)* belegt zu werden. Und zwar so, dass man unter dem Worte gemein […] soviel als das vulgare, was man allenthalben antrifft, versteht, welches zu besitzen schlechterdings kein Verdienst oder Vorzug ist.« Das ist aber nur ein Aspekt dessen, was unter *sensus communis* verstanden wird. Denn die eigentliche Bedeutung des Ausdrucks verweist vielmehr auf die Idee eines Beurteilungsvermögens »welches in seiner Reflexion auf die Vorstellungsart jedes anderen in Gedanken *(apriori)* Rücksicht nimmt, um gleichsam an die gesamte Menschenvernunft sein Urteil zu halten und dadurch der Illusion zu entgehen, die aus subjektiven Privatgründen, welche leicht für objektiv gehalten werden können, auf das Urteil nachteiligen Einfluss haben würde« KU AA 05 (Kant 1913, B 156–157).

[3] Genauer gesagt betreffen nach Straus die Axiome des Alltags folgende Bereiche: (1) die Korrelation zwischen Subjektivität und ihrer Umwelt; (2) die Zusammengehörigkeit von Empfinden und Bewegen; (3) die Erfahrung der Welt als einheitliches Korrelat der intersensoriellen Erfahrung; (4) die verschiedenen intersubjektiven Verhält-

In einem gewissen Sinne kommen sowohl Blankenburgs Selbstverständlichkeit als auch Straus' Axiome des Alltags Husserls Auffassung der natürlichen Einstellung nah. Die natürliche Einstellung enthält nämlich meistens keine explizite Setzung der Existenz der Dinge und der Welt als Inbegriff von Dingen. Es handelt sich vielmehr um einen impliziten »Glauben« an das Sein dessen, was erscheint. Zutreffender ist daher die Analogie zwischen Blankenburgs Selbstverständlichkeit und dem, was Husserl in seinen späteren Texten zur Lebenswelt als *Bodengewissheit* bezeichnet (vgl. Husserl 2008, 47–52; 251–258; 542–555; 619–631; 651–666). Letztere ist gerade die vorreflexive Vertrautheit mit der Vorgegebenheit der intersubjektiven Welt als gesamtes Korrelat der Erfahrung, das sich primär in der Wahrnehmung erschließt. Wie Husserl in einem Text von 1937 schreibt:

> Über all dergleichen Selbstverständlichkeiten mache ich im Leben keine langen Reden, aber praktisch verfüge ich doch über sie und bringe Einzelnes davon, meist nur implizit andeutend, zum Ausdruck, wie wenn ich etwa, zweifelhaft werdend, sage: »Etwas stimmt da nicht – was spricht dagegen?« (Husserl 2008, S. 252)

In diesem Zusammenhang spricht Husserl auch von einem beständigen »Boden« von Selbstverständlichkeiten und »stillen Überzeugungen«, die unsere Welterfahrung ausmachen. Weit davon entfernt, einen setzenden Akt zu enthalten, lässt sich die Bodengewissheit, von der Husserl hier spricht, eher im Sinne von Merleau-Pontys *foi perceptive* verstehen (Merleau-Ponty 1964, 47 f.). Wie dieser »Glaube« bezeichnen Husserls Bodengewissheit und Blankenburgs Selbstverständlichkeit ein vor-theoretisches Vertrauen in die morphologischen Strukturen und Regelmäßigkeiten der Welterfahrung.

An der zitierten Stelle spricht Husserl von dem Auffällig-Werden einzelner Momente des Bodens von Selbstverständlichkeiten in der Erfahrung von Widerstand. Nur wenn etwas der Regelmäßigkeit unserer gewöhnlichen und vertrauten Erfahrung nicht entspricht, nur wenn etwas »nicht stimmt«, werden uns bestimmte Momente dieses immer schon vertrauten Bodens der Erfahrung bewusst. Gerade die Radikalisierung eines solchen Auffällig- und sogar Zweifelhaft-Werdens des Bodens von Selbstverständlichkeit zählt zu den zentralen Faktoren der

---

nisse, die unsere Welterfahrung prägen; (5) die Annahme von impliziten Regeln, die die Basis der sozialen Interaktion bestimmen (vgl. Straus 1949).

Vulnerabilität von schizophrenen Patienten (Stanghellini 2001). Diese Vulnerabilität lässt sich insbesondere bezüglich dreier miteinander verbundener Momente hervorheben: (1) das Selbstverhältnis des erfahrenden Subjekts; (2) sein Verhältnis zur Welt; (3) sein Verhältnis zu anderen Subjekten. In seiner Schrift thematisiert Blankenburg diese drei Dimensionen.

Bezüglich des Selbstverhältnisses betont Blankenburg, dass der Verlust der natürlichen Selbstverständlichkeit und die sogenannten Ichstörungen bei Schizophrenen nicht das reflektierte Bewusstsein oder einfach die spontane Initiative betreffen. Sie betreffen vielmehr den Grund *de jure* jeder Reflexion und Tätigkeit. Blankenburg (1971) schreibt:

> Wenn sie [A.] etwas von sich selbst aus getan hätte, fehlte dem nicht [...] der Realitätscharakter, sondern der Rechtsgrund. Das Woheraus des eigenen Handelns ist nicht legitimiert. Die infolgedessen sich einstellende Leere führt zu dem, was A. dann als »Enttäuschung« bezeichnet. Diese Enttäuschung betrifft nicht ein bestimmtes, von außen her vergeblich erwartetes Ereignis, sie betrifft auch nicht nur den tragenden Grund der natürlichen Selbstverständlichkeit, sondern das eigene Selbst als Begründungsinstanz. (101–102)

In den neueren phänomenologisch-psychopathologischen Studien wird die Schizophrenie bekanntlich als eine Störung der Selbstaffektion bezeichnet, die Hand in Hand mit einer hyperreflektiven Einstellung geht (vgl. z. B. Sass & Parnas 2003; Sass & Parnas 2007; Parnas & Sass 2011; Fuchs 2010b). Das kann als eine Weiterentwicklung dessen angesehen werden, was Blankenburg als Infragestellung des Selbst als Begründungsinstanz charakterisiert. Wenn dies zutrifft, und wenn Hyperreflexivität ein so zentrales Moment der Störung ist, dann kann die Schizophrenie nicht als ein Mangel an Selbstbewusstsein verstanden werden. Im Gegenteil ist die Störung durch ein fast exzessiv reflektierendes Selbstbewusstsein charakterisiert. Letzteres ist eine Art Versuch, einen Mangel zu »kompensieren«, der die vorreflexive Selbsterfahrung betrifft. Dieser seinerseits unthematische Versuch ist aber vergeblich. Das Ergebnis kann einen Teufelskreis zunehmender Selbstentfremdung generieren.

Korrelativ bezieht sich der Verlust der Selbstverständlichkeit auf das Weltverhältnis. Was beeinträchtigt wird, ist die Möglichkeit eines direkten und unmittelbaren Verhältnisses zu dem, was lebensweltlich erscheint, und zur Lebenswelt selbst als universalem Horizont von Erscheinendem und von allen praktischen Möglichkeiten (vgl. Blankenburg 1971, 78–88; Fuchs 2010a; Stanghellini 2001). Auch bezüglich der Welt konkretisiert sich der Verlust der Selbstverständlichkeit oft in einer Tendenz zur Hyperreflexivität und in einer gestörten affektiven Responsivität. Deshalb sollte die Betonung der Störung der Selbstaffektion nicht zu einseitig formuliert werden; sie geht Hand in Hand mit einer Störung der Heteroaffektion.

Schon durch die Wahl des *sensus comunis* als Bezeichnung seines Ansatzes zur Psychopathologie verweist Blankenburg, wie erwähnt, auf die intersubjektive Dimension der Erfahrung (Blankenburg 1971, 105–121). Der Verlust der Selbstverständlichkeit betrifft nicht nur und auch nicht primär ein isoliertes Subjekt in seinem Verhältnis zu den Dingen. Vielmehr betrifft er die intersubjektive Erfahrung und Konstitution einer gemeinsamen Lebenswelt. Der *sensus communis* bestimmt sich daher im Zusammenhang mit der impliziten Annahme der Spielregeln im intersubjektiven Kontext.[4]

Nachdem wir das Projekt der Psychopathologie des *common sense* umrissen haben, können wir uns nun auf die methodologischen Fragen konzentrieren, die wir in der Einleitung gestellt haben.

2. Die Methodenfrage

In einigen Schriften thematisiert Blankenburg die Bedeutsamkeit der phänomenologischen Methode für die Psychopathologie. In diesem Zusammenhang kritisiert er einige Punkte in Jaspers' Auffassung der Phänomenologie (Blankenburg 1984, 1991). Insbesondere betrifft diese Kritik die strikte Annahme der diltheyschen Unterscheidung von *Verstehen* und *Erklären* als methodologischen Grund der Psychiatrie. Dieser Unterscheidung gemäß seien nämlich bestimmte Pathologien oder

[4] Das wird in einer Passage aus den Selbstauslegungen der Patientin Blankenburgs besonders deutlich: »Jeder Mensch muss wissen, wie er sich verhält, – hat eine Bahn, eine Denkweise. Sein Handeln, seine Menschlichkeit, seine Gesellschaftlichkeit, alle diese Spielregeln, die er ausführt: ich konnte die bis jetzt noch nicht so klar erkennen. Mir haben die Grundlagen gefehlt, da ging es nicht, denn alles baut eins aufs andere auf.« Und nach einigen Zeilen: »Ich weiß nicht, wie ich das benennen soll. Ich nenne es einfach … Das ist einfach … Ich weiß nicht, kein Wissen, das ist so … Das weiß ja jedes Kind! Das kriegt man doch sonst so selbstverständlich mit […]« (Blankenburg 1971, 42–43).

bestimmte Aspekte in der Pathologie (z.B. der Wahn in der Schizophrenie), unverstehbar und könnten daher prinzipiell nur erklärt werden (Blankenburg 1984, 454; vgl. dazu Jaspers 1965, 17–33; 110–114). Dieser Ansatz ist laut Blankenburg darum besonders ungeeignet, weil er die Möglichkeitsbedingungen von Verstehen und Erklären nicht hinterfragt. Darüber hinaus distanziert sich Blankenburg von Jaspers' Einwänden gegen Husserls eidetische Phänomenologie. Die *pars construens* in Blankenburgs methodologischen Erörterungen kann als eine Entwicklung dieser kritischen Anmerkungen angesehen werden. Einerseits thematisiert Blankenburg nämlich die phänomenologische Epoché als die Bedingung der Unterscheidung von *Verstehen* und *Erklären*. Andererseits erarbeitet er eine Definition der Psychiatrie als einer Disziplin, in der die empirisch-klinischen Daten durch die eidetische Beschreibung (das heißt durch die deskriptive Hervorhebung von typologischen Invarianten) in der pathologischen Erfahrung erst Kontur gewinnen. Blankenburg versucht eine deskriptive Methode zu entwickeln, durch die das Pathologische nicht *ex ante* als etwas definiert wird, was sich dem möglichen Verstehen entzieht. Stattdessen plädiert er für eine phänomenologisch fundierte Psychopathologie, die in der Lage sein sollte, die kategorialen Möglichkeiten des Psychiaters durch die Begegnung mit der Fremdheit des Pathologischen zu erweitern und zu vertiefen:

> Bei einem phänomenologischen Vorgehen dürfen wir uns jedoch [...] schon aus wissenschaftstheoretischen Überlegungen heraus nicht mit einem Ausgrenzen begnügen. Es stellt sich vielmehr die Aufgabe, angesichts des Neu- oder Andersartigen, das uns bei Schizophrenen aufstößt, für eine Erweiterung unserer kategorialen Möglichkeiten Sorge zu tragen, um das Abnorme nicht ausgrenzen zu müssen, sondern in ein umfassenderes Wesensverständnis hineinnehmen zu können. (Blankenburg 1971, 63)

Wie wir dem Gesagten entnehmen können, beruft sich Blankenburg zur genaueren Erarbeitung der psychopathologischen Methode insbesondere auf die phänomenologische Epoché und auf die eidetische Beschreibung. Die Überlegungen zur Rolle der eidetischen Beschreibungen beziehen sich auf die umfassendere Frage der Beziehung zwischen Individualität und Allgemeinheit. Im Folgenden soll auf diese Momente der methodologischen Überlegungen Blankenburgs eingegangen werden. Das wird uns zunächst ermöglichen, sowohl die Tragweite als auch die Grenzen der Bezugnahme auf Husserls Phänomenologie sichtbar zu machen. Darüber hinaus werden wir die wissenschaftliche Relevanz der exemplarischen Schilderungen, die wir im ersten Teil betrachtet haben, genauer beleuchten. Schließlich werden uns diese methodologischen Überlegungen auch ermöglichen, den Status der Psychiatrie als Erfahrungswissenschaft zu thematisieren.

2.1. *Die phänomenologische Epoché als Möglichkeitsbedingung des Verstehens – aus welchem Grund?*

Die Epoché ist bekanntlich ein Wesensmoment der Husserlschen phänomenologischen Methode.[5] Sie stellt nämlich den ersten Schritt der phänomenologischen Reduktion dar, die die konstituierenden Leistungen der transzendentalen Subjektivität und die Wesensstrukturen der Korrelation von Subjektivität und Welt erschließt. Die Epoché bezeichnet bei Husserl die »Einklammerung« jeder positiven Existenzthese über die Welt und ihr Sosein. Diese These ist das, was die natürliche Einstellung und ihre Entwicklungen in den positiven Wissenschaften kennzeichnet. Durch die universale Einklammerung der Existenzthese will Husserl die Naivität der natürlichen Einstellung überwinden und die Wissenschaften aufgrund einer neuen Einstellung, der phänomenologischen Einstellung, neu begründen. Im Unterschied zur Skepsis beruht die phänomenologische Methode daher auf keinem ontologischen Zweifel. Die Urteilsenthaltung, die durch die Epoché vollzogen wird, zielt nämlich darauf ab, die Wissenschaft auf einem apodiktischen Grund auszubilden. Ein solches Verfahren soll uns auch ermöglichen, die natürliche Einstellung selbst adäquat zu verstehen.

Nach Blankenburg erweist sich der Vollzug der Epoché als der Archimedische Punkt, um die Frage nach der Selbstverständlichkeit und ihrem Verlust wissenschaftlich zu stellen (Blankenburg 1971, 63 f.). In Übereinstimmung mit dem phänomenologischen Ansatz wird

---

[5] Vgl. z. B. Husserl 1976a, 56 ff. Das griechische Wort »Epoché« bedeutet »Zurückhaltung«. In der antiken Skepsis bezeichnete die Epoché die notwendige Enthaltung im Urteil. Aufgrund der Möglichkeit der Täuschung, die in jeder Erscheinung enthalten ist, und konsequenterweise aufgrund der Ungewissheit alles Wissens kann der Wahrheitsanspruch in keinem Urteil gerechtfertigt erhoben werden. Über das Erbe dieses skeptischen Denkens in der phänomenologischen Methode aber auch über die Überwindung des Grundgedankens des Skeptizismus, die Husserls Phänomenologie beansprucht, vgl. Held 2013.

die Methode dabei nicht als eine abstrakte Prozedur verstanden, die in diesem oder jenem Bereich angewandt werden sollte. Stattdessen versteht Blankenburg die Methode der Epoché konkret im Zusammenhang mit dem, was durch die Epoché erschlossen wird.

Die Art und Weise, wie Blankenburg die Angemessenheit der phänomenologischen Methode der Epoché für die psychopathologischen Forschungen zu rechtfertigen versucht, lässt meines Erachtens jedoch einige Fragen offen. Genauer gesagt lässt sich seine Position wie folgt zusammenfassen: Angenommen, dass ein gemeinsamer Boden zwischen dem Subjekt und dem Objekt der Erkenntnis bestehen muss, ermögliche der Vollzug der Epoché dem Psychiater, einen solchen gemeinsamen Boden mit den Patienten zu finden. Dieser Boden bestehe nach Blankenburg in der Möglichkeit der Selbstentfremdung (Blankenburg 1979). In dieser Auffassung sind drei diskussionswürdige Thesen enthalten:

(1) Zwischen dem Subjekt und dem Objekt der Erkenntnis muss ein Gemeinsames oder eine ähnliche Erfahrungsstruktur bestehen;
(2) Im Fall der Psychopathologie besteht dieses Gemeinsame in der Möglichkeit der Selbstentfremdung;
(3) Der Vollzug der Epoché von Seiten des Psychiaters realisiert diese mögliche Selbstentfremdung und kann ihn dadurch der Erfahrung des Patienten näher bringen.

Die erste These soll als eine Aneignung »jenes alten griechischen Satzes« verstanden werden, »wonach Gleiches am ehesten durch relativ Gleiches – und sei es nur ein in wenigen Punkten Vergleichbares – erkannt wird« (Blankenburg 1979, 125). Die Theorie von Empedokles, nach der wir jedes Element eines Dinges durch dasselbe Element in uns erkennen können, setzt Blankenburg in seiner Theorie des Fremdverstehens in der Psychopathologie um. Um den Anderen verstehen zu können, müssen wir seine Erfahrung einigermaßen teilen können; nur dadurch lässt sich ein gemeinsamer Boden zur intersubjektiven Verständigung stiften.

Diese »Ähnlichkeit«, die das Begegnungsmoment mit der Erfahrung des Patienten begründen soll, besteht, wie erwähnt, in der potentiellen Selbstentfremdung, die der Psychiater durch den Vollzug der Epoché verwirklichen kann. Um diese letzte These zu belegen, vergleicht Blankenburg den Verlust der natürlichen Selbstverständlichkeit mit dem Vollzug der Epoché. Die Erfahrung von Schizophrenen sei als eine Art »unwillkürliche Epoché« der Strukturen des alltäglichen Lebens oder als eine unwillkürliche Änderung der natürlichen Einstellung zu verstehen:

Die hier vertretene Hypothese unterstellt, dass es sich bei dem »Verlust der natürlichen Selbstverständlichkeit« um so etwas wie eine unfreiwillige – den Bezug zur Lebenswelt nicht nur einklammernde, sondern unterminierende – »pathologische« Epoché handelt […]. (Blankenburg 1979, 129)

Um die Tragweite dieses Vergleichs und somit des Zusammenhanges der drei Thesen Blankenburgs abzuschätzen, müssen wir sowohl die Ähnlichkeiten als auch die Unterschiede zwischen Epoché und Verlust der natürlichen Selbstverständlichkeit genauer erörtern.

Das gemeinsame Moment zwischen Epoché und Verlust der Selbstverständlichkeit besteht nach Blankenburg gerade in der Distanznahme von all jenem, was im alltäglichen Leben als unhinterfragt gilt. Diese Distanznahme betrifft nicht nur die implizite und naive Setzung von Dingen in der Welt der natürlichen Einstellung, sondern auch alle »Spielregeln«, die die lebensweltliche Vertrautheit ausmachen. In beiden Fällen bringt eine solche Distanznahme eine Art Selbstentfremdung mit sich. Sicherlich vernachlässigt Blankenburg nicht die wichtigen Unterschiede zwischen der Epoché des Phänomenologen und dem Verlust der natürlichen Selbstverständlichkeit der Patienten. Diese Unterschiede lassen sich meines Erachtens sowohl an den Motivationen der Einstellungsänderung als auch an den »Widerständen« gegen eine solche Änderung festmachen.

Die phänomenologische Epoché wird von Husserl ausdrücklich als ein Akt der Freiheit bestimmt, der zugleich eine theoretische und eine ethische Bedeutung hat (vgl. Husserl 1959, 19, 98 f.; 1976a, 65–66; 1976b, 153). Durch die von der Epoché eröffnete phänomenologische Analyse der Erfahrung strebt Husserl nach einer anschaulichen Letztbegründung aller Wissenschaften. Dies ist für ihn mit dem ethischen Ideal einer »radikalen Änderung des gesamten Menschentums« eng verbunden (Husserl 1976b, 154). Die Freiheit des Vollzugs ist daher das erste Moment, das die Epoché von dem Verlust der Selbstverständlichkeit unterscheidet. Blankenburg selbst betont diesen Unterschied, indem er behauptet, dass die Freiheit des Vollzugs Husserls Epoché »von vornherein von jeder anderen, den Menschen unfreiwillig überkommenden, erzwungenen Einstellungsänderung oder Einstellungsverunsicherung, zumal einer pathologisch bedingten« unterscheidet

(Blankenburg 1979, 129). Weit davon entfernt, das Ergebnis einer freien Entscheidung zu sein, ist der Verlust der Selbstverständlichkeit etwas, das sich der Kontrolle des Patienten völlig entzieht und die Möglichkeit der Selbstbestimmung in Frage stellt.

Das zweite Moment, das die Epoché von dem Verlust der Selbstverständlichkeit unterscheidet, betrifft das, was ich die »Widerstände« zur Einstellungsänderung nennen möchte. Im Fall der Einstellungsänderung durch die phänomenologische Epoché sind es gerade diese »Widerstände«, die den eigentlichen und vollkommenen Verlust der Selbstverständlichkeit verhindern. Die universale Epoché besteht zwar in der Einklammerung aller theoretischen und praktischen Interessen der natürlichen Einstellung. Solche Interessen aber gehen nicht einfach verloren. Die Epoché, wie Husserl schreibt, setzt alle Interessen »außer Spiel«, aber sie gibt »ihre Seinsweise als die unsere (bzw. unsere Seinsweise als solche der »Interessenten«) nicht etwa auf [...], als ob wir sie preisgeben oder auch nur ihre weitere Aufrechterhaltung neu in Erwägung ziehen würden usw.« (Husserl 1976b, 154) Darüber hinaus lässt die Epoché das Bewusstsein der Welt als Korrelat der Erfahrung und als Boden aller Erfahrung unberührt, wie der so genannte Weg zur Reduktion über die Lebenswelt zeigt:

> Aber die Welt, genau so, wie sie früher für mich war und noch ist, als meine, unsere, menschheitliche, in den je subjektiven Weisen geltende, ist nicht verschwunden, nur dass sie während der konsequent durchgeführten Epoché im Blick steht rein als Korrelat der ihr Seinssinn gebenden Subjektivität, aus deren Gelten sie überhaupt »ist«. Das ist aber nun nicht eine »Auffassung«, eine »Interpretation«, die der Welt zuerteilt wird. Jede Auffassung von ..., jede Meinung über »die« Welt hat ihren Boden in der vorgegebenen Welt. Gerade dieses Bodens habe ich mich durch die Epoché enthoben, ich stehe über der Welt, die nun für mich in einem ganz eigenartigen Sinne zum Phänomen geworden ist. (Husserl 1976b, 155)

Diese »Widerstände«, die im Fall der phänomenologischen Epoché unser Vertrauen in der Welt als universales Korrelat unserer Erfahrung unberührt lassen, scheinen dagegen bei der Schizophrenie unwirksam zu sein. Das Hinterfragen verschiedener Momente lebensweltlicher Erfahrung wird dabei kaum »behindert«, denn die Vertrautheit mit der Lebenswelt ist nicht nur eingeklammert, sondern tatsächlich verloren gegangen.

Nach den Bemerkungen zu Ähnlichkeiten und Unterschieden zwischen der Epoché und dem Verlust der natürlichen Selbstverständlichkeit können wir auf Blankenburgs Thesen zurückkommen. Durch seine Äußerungen zur Epoché will Blankenburg die Frage nach den Bedingungen des Verstehens erörtern, das heißt diejenige Frage, die seiner Meinung nach bei Jaspers unbeantwortet bleibt. Anders als Jaspers appelliert Blankenburg nicht an die Vergegenwärtigung der Erlebnisse des Anderen im Akt des Verstehens (Jaspers 1965, 18), um die grundlegenden Aufgaben des Psychiaters zu verdeutlichen. Stattdessen behauptet er, dass eine gewisse »Selbstentfremdung des psychiatrischen Bewusstseins« als Bedingung des psychiatrischen Verstehens notwendig ist:

> Ein wirkliches Erfassen des Befremdenden erfordert notwendig einige Schritte der Selbstentfremdung des psychiatrischen Bewusstseins, eine gewisse Lösung aus seiner Verankerung im Boden der gesunden Gewöhnlichkeit des alltäglichen Bewusstseins. (Blankenburg 1971, 64)

Eine solche Selbstentfremdung basiert auf der Außer-Kraft-Setzung aller impliziten Voraussetzungen, die die Verankerung des Subjekts in der eigenen Umwelt ausmachen.

Anhand der oben diskutierten Analogien und Unterschiede zwischen Epoché und Verlust der Selbstverständlichkeit vertrete ich die Auffassung, dass Blankenburgs Thesen bezüglich der Epoché in der Psychiatrie sowohl Potentialitäten als auch Grenzen haben. Zwei Argumente scheinen dabei verflochten zu sein.

(1) Einerseits ermöglicht die Anwendung der Epoché dem Psychiater eine Art Haltung gegenüber dem Patienten und seiner Krankheit. Durch die Einklammerung der Voraussetzungen und Gewissheiten, die die eigene Verankerung in der Welt kennzeichnen, kann der Psychiater einen möglichen Raum für die Begegnung mit der Fremdheit des Pathologischen eröffnen. Nur in diesem Sinne sollte meines Erachtens Blankenburgs Wiederaufnahme des erwähnten Erkenntnisprinzips von Empedokles angenommen werden. Dadurch dass die Epoché eine gewisse »Selbstentfremdung« darstellt, kann sie die Fremdheit der Erfahrung des Anderen erschließen. Eine solche Fremdheit berührt zunächst affektiv. Und diese affektive Begegnung mit dem pathologisch Fremden ist die Bedingung für die Betrachtung der pathologischen Erfahrung als Erfahrung eines Mangels an Sinn, die gleichwohl in eigentümlicher Weise »sinnhaft« bleibt. Daher impliziert die »Logik des Entsprechens«, wie Blankenburg schreibt, die Verbindung

des Erkennens mit dem Anerkennen.[6] Und gerade in diesem Sinne soll der Vollzug der Epoché eben als die Bedingung des Verstehens angesehen werden.

(2) Andererseits aber ist die Annahme der Analogie zwischen Epoché und Verlust der natürlichen Selbstverständlichkeit als Basis zur Ausarbeitung der psychiatrischen Methode in verschiedener Hinsicht problematisch. Wenn wir erstens diese Analogie in Zusammenhang mit den oben erwähnten Thesen betrachten, dann wäre die Epoché konsequenterweise nur für die Untersuchung derjenigen psychiatrischen Störungen, die durch den Verlust der natürlichen Selbstverständlichkeit gekennzeichnet sind, eine geeignete Methode (nach Blankenburg eben die Schizophrenie). Dennoch scheint Blankenburgs Anspruch diesbezüglich umfassender zu sein. Indem er versucht, die Epoché als eine wichtige Methode für die Psychopathologie überhaupt darzustellen, scheint er die Allgemeingültigkeit dieser Methode zu vertreten. Nicht alle psychiatrischen Störungen sind aber durch den Verlust der natürlichen Selbstverständlichkeit charakterisiert, und deswegen scheint hier das Argument bezüglich der Logik auf wackligen Füßen zu stehen. Zweitens erweisen sich die besprochenen Unterschiede zwischen Epoché und Verlust der natürlichen Selbstverständlichkeit als so radikal, dass sie die Analogie selbst in Frage stellen. Der Einstellungswechsel durch die phänomenologische Epoché ist gleichsam ein willentliches und zielgerichtetes Verfahren, das in erster Linie zu erkenntnistheoretischen Zwecken eingesetzt wird. Dies ist etwas völlig anderes als der Verlust des Bodens des Selbstverständlichen und des Vertrauten, der die Erfahrung von Schizophrenen kennzeichnet.

Obwohl diese zwei Aspekte der Argumentation bei Blankenburg oft verflochten sind, bin ich der Meinung, dass sie unterschieden werden sollten. Der erste Punkt, das heißt die Auffassung der Epoché als die Basis für eine offene Haltung gegenüber der Fremdheit des Pathologischen, kann tatsächlich den Raum für eine mögliche Begegnung

---

[6] »Die Logik des Entsprechens ist eine andere als die Logik der Richtigkeit von Aussagen. Aus dem gegebenen ›Erfahrungsmaterial‹ wird Begegnendes bzw. der Begegnende. Um ihm entsprechen zu können, muss ich mich ihm als ganzer Mensch stellen und meine Erfahrungsfähigkeiten auf ein ihm adäquates Niveau heben. Mit dem Akt des Erkennens verbindet sich ein solcher des Anerkennens. Allein dadurch wird ein kognitives Partizipieren möglich, das im Gegensatz zu einer letztlich nur Beherrschbarmachung intendierenden Forschung erst den hier gemeinten Ansatz ermöglicht.« (Blankenburg 1978, 21)

aufschließen. Die Annahme der Analogie zwischen Epoché und dem Verlust der Selbstverständlichkeit scheint mir dagegen nicht nur logisch irreführend, sondern auch phänomenologisch unbegründet.

2.2. *Allgemeinheit und Individualität in der Psychiatrie: Die Notwendigkeit einer Integration von Methoden*

Das Problem der Bestimmung der geeigneten Methode für die psychopathologische und psychiatrische Forschung lässt sich anhand der Frage nach der Bedeutung von Allgemeinheit und Individualität weiterentwickeln. Diese Frage übernimmt Blankenburg in zweierlei Hinsicht. Einerseits bezüglich der neukantianischen Unterscheidung von nomothetischen und idiographischen Methoden und andererseits bezüglich der Unterscheidung von Tatsachen- und Wesenswissenschaften. Hinsichtlich letzterer nimmt Blankenburg wiederum explizit Bezug auf die Phänomenologie. In beiden Fällen betont er die Notwendigkeit einer »Integration« zwischen den Polen der jeweiligen Unterscheidung. Wie wir sehen werden, wirkt sich dies auf seine Auffassung des besonderen epistemologischen Status der Psychiatrie aus.

(1) Nomothetische und Idiographische Methoden in der Psychiatrie. Wie bekannt, geht die Unterscheidung von nomothetischen und idiographischen Wissenschaften auf Windelbands Rektoratsrede von 1894 zurück (Windelband 1919).[7] Nach Windelband eignen sich die idiographischen Methoden der Wissenschaften für Individuelles oder für unwiederholbare Ereignisse. Mit den nomothetischen Methoden hingegen erfassen Wissenschaften das Allgemeine. Prototypisch für die ersteren ist Geschichte, für die letzteren die Naturwissenschaft. Es ist wichtig zu bemerken, dass das Prinzip der Unterscheidung nicht der Gegenstand der jeweiligen Wissenschaft ist, sondern vielmehr die Zielsetzung der jeweiligen Methode. Das bedeutet erstens, dass die Unterscheidung von nomothetischen und idiographischen Methoden nicht notwendigerweise derjenigen von Natur- und Geisteswissenschaften entspricht, und zweitens, dass dieselben Gegenstände abhängig von den jeweiligen Interessen sowohl Thema von idiographischen als auch von nomothetischen Wissenschaften werden können. Meines Erach-

[7] Die Unterscheidung wurde von Rickert als Dichotomie von generalisierender und individualisierender Begriffsbildung weiterentwickelt.

tens besteht Blankenburg gerade auf diesen Aspekt und zieht daraus den Schluss, dass idiographische und nomothetische Methoden sich wechselseitig auch innerhalb derselben Wissenschaft ergänzen können, obwohl Ereignis und allgemeines Gesetz als zwei nicht weiter reduzierbare Faktoren in unserer Weltanschauung betrachtet werden müssen.

Die Notwendigkeit nomothetischer Forschung in der Psychiatrie bedarf nach Blankenburg keiner Begründung, denn jeder Einzelfall muss immer auch unter allgemeinen Gesetzen gefasst werden.[8] Das bedeutet aber nicht, dass Idiographik eine bloße Hilfsfunktion innerhalb der Psychiatrie einnimmt, wie z. B. die Funktion, das Material für die Formulierung von allgemeinen Gesetzen zu liefern, wobei das Individuelle als Stichprobe im Kollektiv verstanden wird. Im Gegenteil hat Idiographik insofern eine konstitutive Funktion, als sie ermöglicht, der Geschichte des jeweiligen Individuums gerecht zu werden. Geschichte und Struktur, idiographische und nomothetische Methoden sind daher innerhalb der Psychiatrie komplementär. Es handelt sich dabei nicht darum, sich für die eine oder die andere Methode zu entscheiden, sondern vielmehr beide Methoden in einer geeigneten Form zu integrieren.

Nach Blankenburg kann eine solche Integration in der Psychiatrie nur dann gelingen, wenn der Einzelfall bis zu einem gewissen Grad als »paradigmatisch« angesehen wird.[9] In diesem Sinne lässt sich anhand der Betrachtung von Singularitäten eine gestaltmäßige Ähnlichkeit hervorheben, die das Herausbilden von »Typologien« (im Sinne z. B. von Tellenbachs *typus melancholicus* aber auch von Blankenburgs eigenen Schilderungen der Psychopathologie des *common sense*) ermöglicht. Wie erwähnt, geschieht die Integration von nomothetischen und idiographischen Methoden vor allem durch die Miteinbeziehung des geschichtlichen Faktors innerhalb einer auf Allgemeinheiten gerichteten Disziplin. Die idiographische Methode setzt nämlich nicht nur die

---

[8] Für eine umfassendere Analyse der Rolle von nomothetischen und idiographischen Methoden in der Psychiatrie vgl. Schäfer 1999.

[9] In diesem Zusammenhang bezieht er sich auf Jaspers, für den das Allgemeine durch die Versenkung in den einzelnen Fall zum Vorschein kommen kann, und auf Straus, der »paradigmatische« Fälle anhand von zwei Kriterien bestimmt. Nach diesen Kriterien ist ein Einzelfall paradigmatisch, wenn (1) Symptome möglichst vollständig vorhanden und ausgeprägt sind und (2) wenn der Einzelfall durch seine besondere Gestaltung ermöglicht, aus den manifesten Phänomenen den tragenden Grund zu erschließen (vgl. Blankenburg 1981, 13 f.).

Eigenständigkeit ihres Gegenstandes voraus, sondern auch seine Geschichtlichkeit. Im Fall von Patienten bedeutet das, dass die Biographie eine wichtige Rolle für die psychopathologischen Forschungen spielen soll. Dabei ist natürlich nicht nur die Hervorhebung von Invarianten (z.B. des Charakters) relevant, sondern auch die Betonung der Bedeutsamkeit von bestimmten Ereignissen, die gleichsam neue Zusammenhänge und somit eine neue Geschichte stiften. Dadurch wird es möglich, neben einer auf intersubjektiven und lebensweltlichen Faktoren basierenden Norm auch eine »individuelle Norm« der Erfahrung hervorzuheben, das heißt eine Norm, die sich aus dem Erleben des Einzelnen ergibt. Wie Blankenburg betont, wäre die Bestimmung eines überindividuellen Normalzustands als absoluter und nicht-modifizierbarer Maßstab nämlich abstrakt und realitätswidrig (Blankenburg 1981, 15). Der »Normalzustand« soll sich vielmehr für jeden Patienten im Sinne eines Entwurfs für das weitere Leben im Verhältnis mit der faktischen Situation ergeben. Dieses »Sich-Entwerfen« bezieht sich natürlich auch auf die intersubjektive Verständigung und auf die gemeinsame Welt. Das bedeutet aber nicht, dass die Norm etwas dem Erleben des Einzelnen Äußerliches ist.

Die Bedeutsamkeit der Integration von nomothetischen und idiographischen Methoden zeigt sich nach Blankenburg insbesondere in Hinblick auf die Präzisierung der Ziele der Therapie und Rehabilitation, für die die generalisierende Methode nicht ausreichen kann. Zur Bestimmung der therapeutischen Ziele sollen die generalisierenden Beschreibungen durch eine »methodische Versenkung« in den Einzelfall vervollständigt werden, das heißt durch die Betrachtung der einzelnen Person selbst, ihrer Geschichte und ihrer lebensweltlichen Situation.

(2) Die eidetisch-deskriptive Methode und das empirische Moment in der Psychiatrie. Der zweite methodische Integrationsversuch, den Blankenburg in seinen theoretischen Schriften verteidigt, betrifft die eidetischen und empirischen Betrachtungen. Konsequenterweise stellt sich die Frage, wie sich die Psychiatrie innerhalb der Unterscheidung von Tatsachen- und Wesenswissenschaften lokalisiert. Seine Argumente sind in vieler Hinsicht denjenigen ähnlich, die er zur Verteidigung der Integration zwischen nomothetischen und idiographischen Methoden vorbringt, und das trotz der Tatsache, dass die beiden Unterscheidungen nicht als gleichbedeutend gelten. Husserl, für den der Unterschied von Tatsachen- und Wesenswissenschaften eine zentrale Be-

deutung hat, äußert sich in den Vorlesungen von 1927 zu *Natur und Geist* kritisch gegenüber der Annahme der Unterscheidung von idiographischen und nomothetischen Methoden für die Klassifikation der Wissenschaften und vor allem gegenüber Rickerts Systematisierung (Husserl 2000, 78 ff.). Er hält das erwähnte methodologische Kriterium für die sachhaltige Klassifikation der Wissenschaften nämlich für zu formalistisch. Es vernachlässigt ihm zufolge die konkrete Sinnesstruktur der vorwissenschaftlichen und dann der wissenschaftlichen Erfahrungswelt. Dagegen besteht Husserls konstruktiver Vorschlag in diesen Vorlesungen gerade darin, die philosophische Grundlegung der Wissenschaften aus der Analyse der wesentlichen Struktur der Erfahrung selbst zu erarbeiten. Ohne weiter in die Details der Husserlschen Erörterungen in dieser Vorlesung eingehen zu wollen, die sich vor allem auf das Verhältnis von Natur- und Geisteswissenschaften konzentrieren, möchte ich im Folgenden auf die Unterscheidung und auf das Verhältnis von Tatsachen- und Wesenswissenschaften eingehen, bzw. auf das Verhältnis von empirischen und eidetischen Analysen. Es gilt in diesem Zusammenhang vor allem zu bemerken, dass die Wesenswissenschaften nach Husserl den apriorischen Rahmen für alle Setzungen geben, die in den jeweiligen empirischen Wissenschaften gemacht werden. In diesem Sinne soll ihre Apriorität auch verstanden werden, das heißt als universelle Gültigkeit, die als solche die Gesetzmäßigkeit des Empirischen bestimmt. Die reine Phänomenologie zum Beispiel erfasst die allgemeingültigen Gesetze des Bewusstseinslebens, die sich dann in der empirischen Erfahrung wiederfinden und denen die empirischen Wissenschaften (z. B. eben die empirische Psychologie) auch gerecht werden müssen. Wir werden jetzt sehen, inwiefern Blankenburg sich diesen Gedanken aneignet.

Am Anfang des ebenfalls 1927 verfassten *Encyclopedia Britannica*-Artikels schildert Husserl seine Auffassung der Phänomenologie als apriorischer Wissenschaft des Bewusstseins, der eine eidetische deskriptive Methode zugrunde liegt. Als solche soll die Phänomenologie zunächst als das Organon der strengen Philosophie verstanden werden. Darüber hinaus betont Husserl aber auch, dass die eidetisch-deskriptive Methode der Phänomenologie als Basis für eine methodologische Reform aller Wissenschaften herangezogen werden sollte (Husserl 1968, 227).

Bekanntlich denkt Husserl in diesem Text insbesondere an eine von der Phänomenologie inspirierte Reform der Psychologie (Husserl

1968, 285–288). Diese methodologische Reform würde eine neue Begründung der Psychologie mit sich bringen, die sich eben auf die eidetisch-deskriptive Methode stützt. Diese neu begründete Psychologie wäre keine bloß empirische Wissenschaft des faktischen Bewusstseinslebens, sondern vielmehr selbst eine eidetische Wissenschaft, die sich auf die innere Struktur der Erfahrung und auf ihre intentionalen Zusammenhänge konzentriert. Diese deskriptive Wissenschaft des Bewusstseins nennt Husserl reine Psychologie. Eine solche rein-deskriptive Psychologie hätte ihrerseits eine doppelte Funktion: eine reformierende Funktion für die empirische Psychologie und eine propädeutische Funktion im Hinblick auf die transzendentale Phänomenologie (Husserl 1968, 285–288).

Kann die eidetisch-deskriptive Methode der Phänomenologie auch als Grundlage für eine »methodologische Reform« der Psychiatrie und Psychopathologie angesehen werden? Blankenburgs methodologische Überlegungen scheinen gerade diese Frage erörtern zu wollen und lassen sich als eine Weiterentwicklung von Husserls eigenen Überlegungen lesen. Ein erstes Moment der phänomenologischen Reform der Psychiatrie basiert, wie wir gesehen haben, auf der Epoché, die als die Möglichkeitsbedingung des Verstehens in der Beziehung zwischen Psychiater und Patienten gilt. Ein weiteres Moment besteht eben in der so genannten eidetischen Beschreibung, die Husserl für die Hervorhebung der Wesensgesetze der Erfahrung einführt. Die Frage nach der Möglichkeit der Anwendung der eidetischen Beschreibung innerhalb der Psychiatrie hat wichtige Implikationen für die Thematisierung des Status und des Geltungsanspruchs der psychopathologischen Analysen selbst. Haben letztere eine allgemeine Geltung oder beziehen sie sich nur auf den jeweiligen empirischen Fall? Anders ausgedrückt: Ist es möglich, einen Logos der Pathologie aufzuzeigen, oder sind Pathologien nur als faktische Abweichungen von dem Logos der Erfahrung zu betrachten, vielleicht sogar als strukturlose Fakten? Und wie verhalten sich Allgemeinheiten und Singularitäten innerhalb der Psychiatrie?

Blankenburgs Position bezüglich der Rolle von eidetischen Beschreibungen in der Psychiatrie kann wiederum als eine Antwort auf Jaspers angesehen werden. Diese Antwort bezieht sich vor allem auf das »statische Verstehen«,[10] das seinerseits auf Jaspers' eigener Auffas-

---

[10] Sowohl das statische als auch das genetische Verstehen beruhen nach Jaspers auf dem Sich-Hineinversetzen in das Seelenleben Anderer. Während aber das statische Verste-

sung der Phänomenologie basiert. Nach dieser Auffassung stützt sich das statische Verstehen auf eine deskriptive Erfassung dessen, was im Erleben des Anderen und insbesondere des Kranken passiert, jedoch ohne jeden Begründungsanspruch. Sowohl durch die introspektiven Selbstschilderungen des Patienten als auch durch die Interpretation von non-verbalen Ausdrücken erfolgt das Sich-Hineinversetzen in das Seelenleben des Anderen. Das Ergebnis dieses beobachtenden Verfahrens ermöglicht eine Rehabilitierung des menschlichen Innenlebens, dessen Strukturen anhand der Beschreibung hervorgehoben werden. Außer der Bemerkung, dass Jaspers das Verstehen zwischen Psychiater und Patient einseitig konzeptualisiert (das heißt vom »Verstehen-Wollenden« hin zum »Zu-Verstehenden«) und die Wechselseitigkeit dieses Prozesses nicht ausreichend thematisiert, betont Blankenburg, dass die deskriptive Phänomenologie Jaspers' in diesem Zusammenhang zu einer »eidetischen« Phänomenologie auszubauen wäre. Und das, obwohl Jaspers die eidetische und die transzendentale Phänomenologie ausdrücklich ablehnte (Blankenburg 1984). Der Grund für eine solche Ablehnung, die Jaspers mit anderen Lesern der Husserlschen Schriften teilt, liegt vor allem in der Abstandnahme vom transzendentalen Idealismus. Nach Blankenburg aber kann die eidetische Phänomenologie Husserls sich als fruchtbar für die Psychopathologie erweisen, indem sie in Zusammenhang mit den Analysen zur Lebenswelt betrachtet wird. Die Lebenswelt-Phänomenologie ermöglicht nämlich die Wiederentdeckung von »Gefügestrukturen eines vorgegenständlichen (und erst recht vortheoretischen) Umganges mit der Wirklichkeit« (Blankenburg 1984, 452). Diese Wiederentdeckung aber geschieht durch die Einbeziehung der Wesenskonfigurationen, die durch die eidetische Variation freigelegt werden.

Mit diesen Bemerkungen scheint Blankenburg anzudeuten, dass die Beschreibungen der Psychopathologie nicht als bloß empirische Beschreibungen betrachtet werden sollen. Die Auffassung der Schizophrenie als Verlust der natürlichen Selbstverständlichkeit zum Beispiel zeigt, dass es möglich ist, strukturelle und typologische Invarianten anhand der Betrachtung von exemplarischen Fällen zu verdeutlichen. Indem Jaspers selbst versucht, eine Ordnung der seelischen Phänome-

---

hen »einen Zustand Verstehen« bezeichnet, das heißt auf Einzelphänomene im seelischen Leben geht, ist das genetische Verstehen auf den Konnex seelischen Lebens in seinem Fortgang gerichtet.

ne anhand ihrer »phänomenologischen Verwandtschaft« aufzuzeigen, scheint er auch etwas mehr als die bloße Faktizität der Erfahrung zu betonen. Jedoch ist Jaspers' Thematisierung der Art und Weise, wie durch die Variation von »normalen« und »anomalen« Erfahrungen die wesentlichen und strukturellen Momente der Pathologie hervorgehoben werden können, nach Blankenburg unzureichend. Diese Wesensmomente oder regelmäßigen Strukturen sind nämlich *per se* keine Fakten mehr. Das heißt aber nicht, dass die empirische Realität keine Rolle mehr spielt. Im Gegenteil, da solche Strukturen nur anhand der Analyse von konkreten Fällen herausgearbeitet werden können, lässt sich behaupten, dass ein Integrationsverhältnis zwischen der eidetischen oder strukturellen Beschreibung und der konkreten Betrachtung der klinischen, das heißt empirischen, Realität besteht. Durch die eidetische Beschreibung werden Pathologien daher nicht nur als empirische Abweichungen von einer Norm aufgefasst, die ihrerseits aus einer empirischen Generalisierung stammen. Die Pathologie verweist vielmehr auf eine Unterbrechung der Strukturen der Erfahrung, die selbst ihre eigene Logik hat. Solche Strukturen sind aber nicht abstrakt, sondern lassen sich nur durch die Begegnung mit singulären und dennoch paradigmatischen Fällen aufzeigen.

Zwischen beiden Momenten, dem eidetischen und dem individuell-empirischem, besteht daher eine kreisläufige Beziehung der wechselseitigen Implikation. Das typologisch aufgefasste »Wesen« der Pathologie, z. B. der Schizophrenie, ergibt sich nur durch die Begegnung mit der Singularität der Einzelfälle. Andererseits wirkt eine zumindest typologische und vage Vorahnung bezüglich des »Wesens« oder der strukturellen Momente schon bei der Formulierung einer Diagnose. Diese kreisläufige Beziehung soll aber nicht als ein Teufelskreis angesehen werden. Sie verweist vielmehr auf die Dynamik des Verhältnisses von *eidos* und Faktum, und somit auf die Komplexität einer phänomenologisch begründeten Erfahrungswissenschaft (Blankenburg 1975). Als konstitutives Moment der psychiatrischen Forschung ist das, was Blankenburg »phänomenologische Erfahrung« nennt, daher an der Schwelle zwischen der Faktizität der Erfahrung und ihrer *apriorischen Struktur anzusiedeln*:

Wir möchten […] erst da von »phänomenologischer Erfahrung« sprechen, wo die phänomenologische Explikation verborgener Sinnimplikationen des intentionalen Lebens unmittelbar Einfluss nimmt auf die einzelwissenschaftliche Empirie und diese von Grund auf wandelt, d. h. wo positivistisch-gegenständliches und phänomenologisch-eidetisches Erfahren sich zu der *Einheit eines Regelkreises* zusammenschließen. (Blankenburg 1975, 16)

Was wir nun mit den Worten Husserls als Versuch einer methodologischen Reform der Psychopathologie bezeichnen können, ist nicht nur in kritischer Auseinandersetzung mit den empirischen und positivistischen Ansätzen gedacht. Vielmehr ist der Zweck einer solchen Reform die Neuauffassung des Status' der Psychopathologie zwischen Tatsachen- und Wesenswissenschaft. Als phänomenologisch begründete Erfahrungswissenschaft integriert die Psychopathologie die eidetisch-strukturellen und faktischen Momente der Erfahrung (Blankenburg 1971, V).

Schlusswort

Ziel dieses Artikels war es, Blankenburgs Psychopathologie des *common sense* vor allem in Hinblick auf ihren methodologischen Hintergrund zu betrachten. Dabei wurde deutlich, dass die Methode nicht als eine abstrakte und der Sache fremde Prozedur anzusehen ist, sondern sich vielmehr konkret auf den Forschungsbereich auswirkt. Im ersten Teil dieses Aufsatzes habe ich gezeigt, inwiefern die auf Einzelfälle gerichteten Betrachtungen einen exemplarischen und paradigmatischen Charakter haben. Das ließ sich vor allem durch Blankenburgs Auffassung der Schizophrenie als einer Pathologie, die von dem »Verlust der natürlichen Selbstverständlichkeit« gekennzeichnet ist, nachweisen. Zwar konzentrieren sich Blankenburgs Beschreibungen meistens auf Einzelfälle, dennoch erschließen sie auch eine Typologie, die über die der Singularität dieser Fälle hinausreicht. Diese Idee wurde im zweiten und methodologischen Teil des Aufsatzes weiter entwickelt. Dabei wurde gezeigt, inwiefern die phänomenologische Methode als Basis für eine wissenschaftliche Neubegründung der Psychiatrie dienen kann. Die Überlegungen haben sich auf zwei wesentliche und kontroverse Punkte konzentriert: zum einen auf die Rolle der phänomenologischen Epoché und zum anderen auf das Verhältnis zwischen Individualität und Allgemeinheit. Was den ersten Punkt anbelangt, habe ich durch die Rekonstruktion der Argumentation Blankenburgs sowohl die Potentialitäten als auch die Grenzen seiner Aneignung der Epoché thematisiert. Die Potentialitäten der Argumentation bestehen darin, dass sie sichtbar macht, inwiefern die Epoché die vorurteilslose Offenheit gegenüber dem Pathologischen ermöglicht. Ihre Grenzen sind meines Erachtens mit der problematischen These der Analogie zwischen der Epoché und dem Verlust der natürlichen Selbstverständlichkeit verbunden. Der zweite Aspekt, das Verhältnis von Individualität und Allgemeinheit in der Psychiatrie, ließ sich sowohl im Zusammenhang mit der neukantianischen Unterscheidung von idiographischen und nomothetischen Methoden als auch im Zusammenhang mit Husserls Betrachtungen zur Unterscheidung von Tatsachen- und Wesenswissenschaften erarbeiten. Obwohl beide Unterscheidungen nicht miteinander zu verwechseln sind, habe ich gezeigt, dass Blankenburgs Anliegen in beiden Fällen ein ähnliches ist, nämlich die notwendige Integration von Allgemeinheit und geschichtlicher Individualität, sowie von Wesensbeschreibungen und empirischen Betrachtungen zu betonen. Schließlich weist diese mehrfache Integration von Methoden auf den besonderen und gleichsam hybriden Status der Psychiatrie als Erfahrungswissenschaft hin.

Literatur

Blankenburg, W. (1971). *Der Verlust der natürlichen Selbstverständlichkeit.* Stuttgart: Enke.

Blankenburg, W. (1975). Was heißt Erfahren. In A. Métraux & C. F. Graumann (Hrsg.), *Versuche über Erfahrung* (9–20). Wien: Huber.

Blankenburg, W. (1978). Was heißt anthropologische Psychiatrie. In A. Kraus (Hrsg.), *Leib, Geist, Geschichte* (15–28). Heidelberg: Hüthig.

Blankenburg, W. (1979). Phänomenologische Epoché und Psychopathologie. In W. M. Sprondel & R. Grathoff (Hrsg.), *Alfred Schütz und die Idee des Alltags in den Sozialwissenschaften* (125–139). Stuttgart: Enke.

Blankenburg, W. (1981). Nomothetische und idiographische Methodik in der Psychiatrie. *Schweizer Archiv für Neurologie und Psychiatrie,* 128(1), 13–20.

Blankenburg, W. (1984). Unausgeschöpftes in der Psychopathologie von Karl Jaspers. *Nervenarzt* (55), 447–460.

Blankenburg, W. (1991). Phänomenologie als Grundlagendisziplin der Psychiatrie. *Fundamenta Psychiatrica,* 5, 92–101.

Blankenburg, W. (2007). Ansätze zu einer Psychopathologie des ›Common sense‹. In M. Heinze (Hrsg.), *Wolfgang Blankenburg. Psychopathologie des Unscheinbaren. Ausgewählte Aufsätze* (97–118). Berlin: Parodos.

Fuchs, T. (2010a). Phenomenology and Psychopathology. In S. Gallagher & D. Schmicking (Hrsg.), *Handbook of Phenomenology and Cognitive Sciences* (536–562). Dordrecht New York Heidelberg London: Springer.

Fuchs, T. (2010b). The Psychopathology of Hyperreflexivity. *The Journal of Speculative Philosophy, 24(3)*, 239–255.

Held, K. (2013). Von Pyrrhon zu Husserl. Zur Vorgeschichte der phänomenologischen Epoché. *Metodo. International Studies in Phenomenology and Philosophy, 1(2)*, 233–244.

Husserl, E. (1959). *Erste Philosophie. Zweiter Teil. Theorie der phänomenologischen Reduktion* (Vol. VIII, Husserliana). Den Haag: Martinus Nijhoff.

Husserl, E. (1968). *Phänomenologische Psychologie. Vorlesungen Sommersemester. 1925.* (Vol. IX, Husserliana). Den Haag: Martinus Nijhoff.

Husserl, E. (1976a). *Ideen zu einer reinen Phänomenologie und phänomenologischen Philosophie. Allgemeine Einführung in die reine Phänomenologie* (Vol. III/1, Husserliana). Den Haag: Martinus Nijhoff.

Husserl, E. (1976b). *Die Krisis der europäischen Wissenschaften und die transzendentale Phänomenologie* (Vol. VI, Husserliana). Den Haag: Martinus Nijhoff.

Husserl, E. (2000). *Natur und Geist. Vorlesungen Sommersemester 1927* (Vol. XXXII, Husserliana). Dordrecht: Kluwer.

Husserl, E. (2008). *Die Lebenswelt. Auslegungen der vorgegebenen Welt und ihrer Konstitution. Texte aus dem Nachlass (1916–1937)* (Vol. XXXVIII, Husserliana). Dordrecht: Springer.

Jaspers, K. (1965). *Allgemeine Psychopathologie* (VIII ed.). Berlin Heidelberg New York: Springer.

Kant, I. (1913). *Kritik der Urteilskraft* (Vol. V, Kants gesammelte Schriften/Akademie Ausgabe). Berlin: Reimer.

Merleau-Ponty, M. (1964). *Le visible et l'invisible*. Paris: Gallimard.

Parnas, J. & Sass, L. A. (2011). The Structure of Self-Consciousness in Schizophrenia. In S. Gallagher (Hrsg.), *The Oxford Handbook of the Self* (521–546). Oxford: Oxford University Press.

Sass, L. A. & Parnas, J. (2003). Self, Consciousness, and Schizophrenia. *Schizophrenia Bulletin*, 29(3), 427–444.

Sass, L. A. & Parnas, J. (2007). Explaining Schizophrenia: The Relevance of Phenomenology. In M. C. Chung, B. Fulford & G. Graham (Hrsg.), *Reconceiving Schizophrenia* (63–96). Oxford/New York: Oxford University Press.

Schäfer, M. (1999). Nomothetic and Idiographic Methodology in Psychiatry – A Historical-Philosophical Analysis. *Medicine, Health Care and Philosophy*, 2, 265–274.

Stanghellini, G. (2001). Psychopathology of Common Sense. *Philosophy, Psychiatry & Psychology, 8(2/3)*, 210–218.

Straus, E. (1949). Die Ästhesiologie und ihre Bedeutung für das Verständnis der Halluzinationen. *Archiv für Psychologie und Zeitschrift Neurologie* 182, 301–332.

Windelband, W. (1894/1919). Geschichte und Naturwissenschaft. In ders. (Hrsg.), *Präludien: Aufsätze und Reden zur Philosophie und ihrer Geschichte* (136–160). Tübingen: J. C. B. Mohr.

Wolfgang Blankenburg: Der Verlust der natürlichen Selbstverständlichkeit

Thomas Fuchs

Die 1971 erschienene Habilitationsarbeit Blankenburgs, der »Verlust der natürlichen Selbstverständlichkeit«, kann als seine wohl bedeutsamste Schrift gelten. Bereits der Titel, der einer Formulierung der darin ausführlich dargestellten Patientin selbst entstammt, ist zu einer geläufigen Beschreibung in den psychopathologischen Befunden vieler schizophrener Patienten geworden. Für die gegenwärtigen phänomenologisch orientierten Schizophrenie-Konzeptionen stellt die Schrift – neben Minkowskis »La Schizophrenie« (1927) – ein zentrales Grundlagenwerk dar. Die folgende Darstellung verfolgt Blankenburgs Kasuistik und Analyse in ihren Grundzügen.

Überblick

Wie Blankenburg zu Beginn feststellt, geht es in seiner Schrift um zwei Problemkreise: Zum einen um die allgemeine phänomenologische Analyse der Verankerung des Menschen in einer intersubjektiv konstituierten Lebenswelt; zum anderen um den Verlust dieser Verankerung in der Schizophrenie, der sich besonders in den basalen, symptomarmen Formen dieser Erkrankung zeigt (Blankenburg 1971[1], V). Als gemeinsamer Bezugspunkt stellt sich eine Pathologie des »common sense« heraus: Der Verlust der natürlichen Selbstverständlichkeit in der Schizophrenie bedeutet letztlich den Verlust der apriorischen Erschlossenheit der gemeinsamen Lebenswelt, oder mit anderen Worten, den Verlust dessen, was sich für uns alle von selbst versteht, was zumeist gar nicht zum Gegenstand des expliziten Fragens, Bezweifelns, Erklärens oder Begründens wird.

Blankenburg betont freilich, dass er keine geschlossene neue

[1] Die Seitenzahlen werden im Folgenden immer nach dieser Ausgabe zitiert.

Theorie der Schizophrenie vorlegen wolle, ebenso wenig die Absicht verfolge, die Grundstörung der Schizophrenie schlechthin zu beschreiben (4). Es gehe ihm um ein basales anthropologisches Strukturmoment der Erkrankung, das allerdings dem Blick des Psychiaters meist verdeckt bleibe, da dieser vor allem die produktiven, diagnostisch wegweisenden Symptome von Wahn, Halluzination und Ich-Störung im Auge habe. Der Verlust der natürlichen Selbstverständlichkeit wird eher in den prodromalen Stadien oder blanden Verläufen der Erkrankung lange vor der Erstmanifestation einer akuten Psychose sichtbar, wenngleich er dann mitunter schwer von neurotischen Entwicklungen zu differenzieren ist. Dass Blankenburgs Konzeption gleichwohl auch im Hinblick auf die produktiven Symptome der Schizophrenie relevant ist, belegen neuere Theorien des Wahns, die ihn auf einen Verlust basaler, intersubjektiver Gewissheiten zurückführen, auf eine radikale Form des Vertrauensverlustes und einen Zweifel, der dem Subjekt nicht mehr verfügbar ist, weil er noch vor dem üblichen »gesunden Misstrauen« oder Zweifeln liegt (Wittgenstein 1969, Rhodes & Gipps 2008).

Blankenburgs These ist nun, dass das grundlegende Vertrauen-Haben-Können oder *Urvertrauen* verknüpft ist mit einem ebenso grundlegenden *Vertraut-Sein* mit der gemeinsamen Lebenswelt. Das Misstrauen des Schizophrenen entspringt dann nicht einer psychologisch motivierten Neigung zu Vorsicht und Skepsis gegenüber anderen, sondern eher einem Verlust der tieferen Basis von Vertrautheit und Zugehörigkeit, die der Alternative von Vertrauen oder Misstrauen noch zugrunde liegt. Die Voraussetzung für die psychopathologische Analyse dieser grundlegenden Erfahrungsschicht ist allerdings, so Blankenburg, die Überschreitung der lediglich deskriptiven Phänomenologie von Karl Jaspers und die methodische Einbeziehung der Husserlschen Transzendentalphänomenologie (14 ff.). Nur auf dieser Grundlage lasse sich durch die Selbstschilderungen des Kranken hindurch seine präreflexive und unthematische Seinsweise als solche erfassen.

Ich gebe nun im Folgenden zunächst die Krankengeschichte der Patientin Anne Rau wieder, auf die sich Blankenburgs Darstellung im Wesentlichen stützt, um dann seine phänomenologischen Analysen im einzelnen nachzuverfolgen.

Krankengeschichte

Blankenburg schildert sehr ausführlich die Krankengeschichte der 20-jährigen kaufmännischen Angestellten Anne Rau, die 1964 nach einem schweren Suizidversuch in der Freiburger Universitätsklinik aufgenommen wurde.

Die Patientin hatte die Volksschule und später das Gymnasium bis zur mittleren Reife besucht, anschließend eine Handelsschule absolviert. Nach Aussagen der Mutter sei sie schon immer eher isoliert und eine Einzelgängerin gewesen. Sie habe sich anders als andere Mädchen gefühlt, gelegentlich auch einmal darüber geklagt, sich aber im Übrigen ganz unauffällig verhalten, »brav und ohne Komplikationen« (35). Anne selbst berichtete, schon auf der Handelsschule sei sie »menschlich nicht mehr mitgekommen« (37). Sie habe immer alle Kraft aufbringen müssen, um sich gegen die anderen zu behaupten. Sie blieb in dieser Zeit auch stark an die Familie gebunden, nahm zunächst eine Stelle in dem Ort an, in dem auch ihr Bruder sein Studium begann, und als dieser den Studienort wechseln musste, organisierte sie dort für die ganze Familie eine neue Wohnung. Sie fand auch wieder eine Stelle in einem größeren Betrieb, sei dort aber nie glücklich gewesen; »menschlich fiel es so schwer«, die anderen hätten sie oft so eigenartig angeschaut und wohl gemerkt, dass etwas mit ihr nicht stimme. Auch beim Nachhausekommen sprach sie ständig davon, dass sie es »menschlich nicht schaffe«, sie könne alle diese Probleme nicht bewältigen, die ständig auf sie zukämen. Es fehle ihr ein »Standpunkt« (35).

Schließlich kündigte sie und begann ein Praktikum im Krankenhaus, konnte sich aber auch in diese Tätigkeit nicht hineinfinden. Es sei vielmehr der gleiche Zustand wie zuvor gewesen: ein »ständiges Denken-Müssen«. Sie habe so viel Gedanken auf einmal gehabt, so unnatürlich, ganz komisch. Die »Selbstverständlichkeit« sei ihr verloren gegangen. Sie hätte auch nicht mehr fühlen können, wie »die anderen Menschen auch so sind« (38). Die Frage, wie man überhaupt erwachsen wird, habe sie nicht mehr losgelassen. Sie habe an allem gezweifelt, keine Beziehung, keinen Standpunkt mehr gehabt, kein Vertrauen. Seit dem letzten Sommer habe sie dann immer wieder daran gedacht, sich das Leben zu nehmen. Zu dem Suizidversuch mit Schlafmitteln habe sie sich schließlich kurz vor der Tat entschlossen (38).

Blankenburg beschreibt den Eindruck, den die Patientin auf ihn machte, als ein für die Schizophrenie charakteristisches Zugleich von autistischer Selbstbezogenheit und Selbstverschlossenheit einerseits und schutzlosem Offensein, Preisgegebensein an die Umwelt andererseits. Affektiv erschien sie äußerst labil und unausgeglichen, dabei zeitweilig kindlich retardiert. Mit ermüdender Langatmigkeit und Monotonie brachte sie über Monate hin immer wieder die gleichen Klagen und Fragen vor, die um den »Verlust der natürlichen Selbstverständlichkeit« kreisten, wie sie es selber nannte. Zwischendurch überraschte sie immer wieder durch ein helles, nicht enden wollendes Gelächter, mit dem sie alles ins Lächerliche zu ziehen schien, und bei dem man sich wegen einer nicht ganz fehlenden affektiven Wärme noch fragen konnte, ob man es schon als hebephren ansehen sollte. Diese Wärme hielt sich jedoch nicht durch, sie wurde immer häufiger durchbrochen von dem Eindruck abrupt einbrechender Kälte und zugleich Leere. Eindeutig psychotische Erlebnisqualitäten schienen zunächst nicht greifbar zu sein, doch fühlte sich die Patientin bei näherer Befragung häufig zu einer Art innerlicher Nachahmung von Gesten oder Reaktionsweisen anderer Menschen gezwungen, was zumindest als eine transitivistische Erfahrung oder eine schon beginnende Ich-Störung eingeschätzt werden konnte (40).

Blankenburg explorierte nun ausführlich die von der Patientin beklagte Überforderung gerade durch das Alltäglichste. Im Folgenden seien einige längere Passagen wörtlich wiedergegeben:

Was fehlt mir eigentlich? So etwas Kleines, so komisch, etwas Wichtiges, ohne dass man aber nicht leben kann. Ich finde einfach, dass ich noch den Halt brauche. Das ist wohl die natürliche Selbstverständlichkeit, die mir fehlt.« (Gelegentlich sprach sie auch von der »gefühlsmäßigen Selbstverständlichkeit«.) – »Jeder Mensch muss wissen, wie er sich verhält, hat eine Bahn, eine Denkweise. Sein Handeln, seine Menschlichkeit, seine Gesellschaftlichkeit, alle diese Spielregeln, die er ausführt: Ich konnte sie bis jetzt noch nicht so klar erkennen. Mir haben die Grundlagen gefehlt.« – »Mir fehlt eben, dass, was ich weiß, dass ich das auch im Verkehr mit anderen Menschen – so selbstverständlich und so – weiß. Das kann ich dann eben nicht. Da ist mir vieles fremd. Wenn die anderen so handeln, und jeder ist eigentlich so irgendwie groß geworden: Danach denkt man, danach ist das Handeln ausgerichtet, danach verhält man sich. (…) Und auch ebenso die Denkarten, so das Einfache, das Einfachste. Jeder Mensch ist doch etwas. Jeder bewegt sich doch in einer Bahn. Das ist eben bei mir nicht der Fall. Einfach um das Leben geht es, um ein richtiges Leben-Führen, dass man nicht so außerhalb – so außerhalb der Gesellschaft, so ausgestoßen ist und so. (42 f.)

Ich kann niemals so richtig dabei sein und mitmachen. Ich weiß nicht, es ist eigentlich immer dasselbe ... Das ist einfach ... ich weiß nicht, kein Wissen, das ist so ... das weiß jedes Kind! Das kriegt man doch sonst so selbstverständlich mit. Das kann ich gar nicht richtig benennen. Genauso war es im Geschäft. Wie die Leute sich so gegeben haben, und wie sie richtig gelebt haben! Es ist kein Wissen. Man kann es nicht einfach sehen und verstehen. Das sind die einfachen Sachen, die ein Mensch einfach braucht, um leben zu können ... (43)

Zum Beispiel Abwaschen: Die Schwierigkeit dabei, wie soll ich sagen, ich mache es nicht mit einer Selbstverständlichkeit: Ich muss mich dazu zwingen. Innerlich gehe ich dabei kaputt. Das strengt mich so an. Deshalb wasche ich nicht mehr ab. Das ist bei jeder Arbeit so« (44) – »Ganz persönlich finde ich keine Ruhe, so als hätte ich keinen Standpunkt. Ich kann mich auf mich selbst nicht verlassen, habe keinen festen Stand gegenüber der Sache. Das Gegengewicht, das die anderen haben, weil sie auch persönlich dabei sind und daran wachsen, so in sich eine Ruhe haben, sich behaupten und durchsetzen können – das habe ich nicht. Ich bin den Sachen gar nicht gewachsen. (45)

Soweit einige Ausschnitte aus den sehr eingehend dokumentierten Explorationen. Die Patientin beanspruchte, wie Blankenburg berichtet, ein hohes Maß an Zuwendung, verbrauchte diese aber gleichsam ohne Nachwirkung bzw. ohne sich in einen Prozess echter Auseinandersetzung verwickeln zu lassen. Über Monate blieb sie hoch suizidal. Ihre Klagen über den Verlust der natürlichen Selbstverständlichkeit standen ganz im Vordergrund. Psychopharmaka verschiedenster Art ließen keinen Einfluss auf den Verlauf erkennen. Nach einer Elektroschock-Serie verschwand die Suizidalität für mehrere Wochen, und machte einem nun typisch hebephren wirkenden, läppischen Gebaren Platz, das auch später immer wieder zum Durchbruch kam.

Im weiteren Verlauf wurden die Klagen und Beschwerden weniger drängend, die Suizidgefahr trat allmählich in den Hintergrund, ohne dass sich jedoch eine grundlegende Veränderung der Symptome ergab. Über drei Jahre hinweg war eine allmähliche leichte Besserung zu verzeichnen, allerdings immer wieder durchbrochen von anhaltenden Rückschlägen. Ende 1967 kam es wieder zu einer deutlichen Verschlechterung, und zeitlich zusammenfallend mit einer situationsbedingten Ablösung des Therapeuten nahmen auch die Suizidtendenzen wieder überhand. Anfang 1968 machte die Patientin in einem unbewachten Augenblick ihrem Leben ein Ende. – Man muss den Beginn der Behandlung mit einem schweren Suizidversuch und den fatalen Ausgang mit dem Suizid mitbedenken, um sich deutlich zu machen, dass es sich bei dem Verlust, den die Patientin beklagte, nicht um einen sonderbaren Spleen handelte, sondern um etwas existenziell, ja man könnte sagen, ontologisch Lebensbedeutsames und Lebenswichtiges.

Psychopathologisch ordnet Blankenburg die Symptomatik der Kategorie der Schizophrenia simplex zu, einer blanden Sonderform der Schizophrenie, die geprägt ist durch eine aus den Umständen nicht weiter erklärbare Insuffizienz der Lebensführung, einen Leistungsknick, Orientierungsverlust und insgesamt eine Entwurzelung aus den tragenden Selbstverständlichkeiten des Alltags. Insbesondere die aus der Adoleszenz und frühen Erwachsenenphase resultierende veränderte Stellung zur Welt mit all ihren Anforderungen vermögen die Patienten nicht zu bewältigen. Symptomatisch ist diese Form der Schizophrenie durch eher unspezifische Denk- und Affektstörungen im Sinne einer Affektverarmung oder -verflachung gekennzeichnet, ferner durch Antriebsverlust und autistischen Rückzug. Die Eigentümlichkeit des Zustandes jedoch erschließt sich erst auf einer tieferen Ebene der Untersuchung.

Zur phänomenologischen Interpretation

Gehen wir nun über zu Blankenburgs phänomenologischer Analyse. Der Verlust der natürlichen Selbstverständlichkeit wäre als ein Symptom im Sinne der klinischen Diagnostik nahezu wertlos, da ihm die Spezifität fehlt. Dem Phänomenologen geht es jedoch nicht um die Krankheitssymptome und die klinische Diagnose, sondern um die Daseinsweise des Kranken, und auf dieser Ebene zeigt die schizophrene Entfremdung einen durchaus spezifischeren Charakter als die meisten anderen schizophrenen Symptome, auch die Schneiderschen Symptome ersten Ranges wie Halluzinationen oder Ich-Störungen. Ganz Ähnliches ließe sich von den Begriffen »Verstiegenheit«, »Verschrobenheit« und »Manieriertheit« sagen, die Ludwig Binswanger (1992) zur Charakterisierung des schizophrenen In-der-Welt-Seins herangezogen hat. Bei all diesen Beschreibungen geht es um den Verlust einer bestimmten Verhältnismäßigkeit, nämlich der »anthropologischen Proportion« (Binswanger 1955). Sie charakterisiert die menschliche Existenz als eine immer neu auszugleichende Polarität von Vertrautheit und Unvertrautheit, von Natürlichkeit und Selbststilisierung, Verlangsamung und Beschleunigung, usw. Zweifellos, so betont Blankenburg, sind ja auch die Unselbstverständlichkeit, die Infragestellung des Gewohnten oder der Zweifel nicht weniger konstitutiv für eine gesunde Persönlichkeitsentwicklung als Selbstverständlichkeit und Vertrauen. In den schizophrenen und affektiven Psychosen jedoch hält sich das Dasein nicht mehr zwischen diesen Polen, sondern verliert die Polarität selbst und entgleitet in eines der Extreme.[2] »Verlust der natürlichen Selbstverständlichkeit« meint dann nichts anderes als ein Auseinanderbrechen der Polarität oder Dialektik von Selbstverständlichem und Unselbstverständlichem im Dasein, so dass die tragende Grundlage an Vertrautheit und Gewissheit dauerhaft verloren geht.

Was die Patientin Anne nun mit dem »Kleinen, Wichtigen, Grundsätzlichen« anspricht, trägt einen basalen Charakter, einmal insofern es sich von dem Boden des alltäglichen Bewusstseins nicht abhebt und deshalb leicht zu übersehen ist, zum anderen weil es die Alltäglichkeit des menschlichen In-der-Welt-Seins selbst trägt. Ihm eignet also ein Hintergrund- und zugleich Grundlagen-Charakter. Es handelt sich um jenen Bereich, dem sich Husserl in seinem Spätwerk unter dem Begriff der Lebenswelt zuwandte. Die selbstverständliche Einbettung in die gemeinsame Lebenswelt, ihre Gewohnheiten, Bedeutungen und Relevanzen, ist nun eng mit der Leiblichkeit verbunden (vgl. Fuchs 2008). Denn es geht dabei letztlich um das Problem der vorprädikativen Erfahrung, der passiven Genesis oder um das, was Merleau-Ponty (1966) später »operative Intentionalität« genannt hat – die präreflexive Intentionalität des Leibes, der sich von selbst in den Situationen einrichtet und auf sie reagiert. Diese unthematische Grundlage des leiblichen »Zur-Welt-Seins« (Merleau-Ponty) fehlt der Patientin. Anne weiß wohl, was sie jeweils zu tun hat, aber sie »weiß es nicht zu tun«, sie versteht sich nicht darauf, weil sich die Sache nicht mehr von selbst versteht. Wir müssen also, so Blankenburg, zwischen einem Vorstellungs-Wissen und einem Tat-Wissen unterscheiden, zwischen einem »Wissen-wie« und einem »Wissen-dass« (69). Ricoeur formulierte dies einmal in folgendem Satz: »Je ne sais comment je fais ce que je sais faire.«[3]

[2] In den affektiven Psychosen handelt es sich vor allem um die Polarität von Beschleunigung und Verlangsamung, Verausgabung und Erholung oder Expansion und Restriktion; vgl. Fuchs 2013.

[3] P. Ricoeur, Philosophie de la Volonté, Paris 1950; zitiert nach Blankenburg 1971, 70.

Nach dieser allgemeinen Charakterisierung erläutert Blankenburg nun den Verlust der natürlichen Selbstverständlichkeit unter folgenden Gesichtspunkten:

1. Abwandlung des Weltverhältnisses
2. Abwandlung der Zeitigung
3. Abwandlung der Ich-Konstitution
4. Abwandlung der intersubjektiven Konstitution.

1. *Weltverhältnis*

Was Anne unter der natürlichen Selbstverständlichkeit versteht, bringt sie selbst deutlich zum Ausdruck: »Jeder Mensch muss wissen, wie er sich verhält, hat eine Bahn, eine Denkweise. Sein Handeln, seine Menschlichkeit, seine Gesellschaftlichkeit, alle diese Spielregeln, die er ausführt: Ich konnte sie nicht klar erkennen. Mir haben die Grundlagen gefehlt« (78).

Es geht hier also zunächst um die vorgezeichneten Bahnen und »Spielregeln« des Lebens; oder in Heideggers Terminologie um die Bewandtnis- und Verweisungszusammenhänge, innerhalb deren sich das Dasein bewegt. Es sind die geschichtlich gewachsenen und biographisch erworbenen Bedeutsamkeiten, in denen das In-der-Welt-Sein verankert ist. Diese Zusammenhänge entgleiten schizophrenen Patienten oft schon lange vor einer manifesten Erkrankung. Es sind häufig scheinbar harmlose Taktlosigkeiten, kleine Verstöße gegen das, was »sich gehört«, was allgemein als selbstverständlich gilt, die von den Angehörigen als erste Vorboten einer beginnenden Psychose berichtet werden. Die Bewandtniszusammenhänge verlieren ihre Verbindlichkeit (80). Allerdings äußert Anne selbst immer wieder, dass es hier nicht etwa um eine Art kognitives oder Regelwissen geht, sondern um eine affektive Vertrautheit, ein »Feingefühl« (81): »Die Zusammenhänge, die Gefühle, das man so ein gleiches Gefühl mit anderen – so ein Weltgefühl hat – das fehlt« (87). Dieses Weltgefühl könnte man als die affektive, oder noch präziser, die *interaffektive* Basis der Lebenswelt bezeichnen.

Blankenburg gibt ein konkretes Beispiel:

Wenn A. sich mit der Frage herumquält, welcher Kleiderstoff für welches Kleid zu welcher Gelegenheit sich schickt, so versucht sie sich rational aufs genaueste klarzumachen, warum sich diese Stoffqualität und jene Farbe zu diesem Anlass schickt oder warum nicht. Es ist verständlich, dass sie damit nie an ein Ende kommt. Die verschiedenen Anmutungsqualitäten, die für uns einem Kleiderstoff für uns eignen, sind immer schon durchgegangen durch sehr komplexe intersubjektiv mitgeprägte Urteilsprozesse, die wir nie ganz durchschauen und in ihre einzelnen Faktoren (…) restlos auflösen können. (…) Gerade solche Dinge werden A. zum Problem, die sich nicht rational eindeutig bestimmen lassen, die Sache des »Feingefühls« sind. (82)

Man kann hier auch von einer Pathologie des Gemeinsinns, *sensus communis* oder *common sense* sprechen, der sich im Verlauf vor allem der frühkindlichen Entwicklung in der Wahrnehmung und im leiblichen Umgang mit den Dingen gebildet hat (Blankenburg 1969, Fuchs 2001). In aller Weltbegegnung, so könnte man sagen, fehlt der Patientin die leibliche Vermittlung, die Einbettung in einen selbstverständlichen Sinnzusammenhang und der flüssige, durch die operative Intentionalität des Leibes vermittelte Lebensvollzug. »Ich habe kein Vertrauen zur Situation, weil ich sie nicht fühle. Die Notwendigkeit fühl ich nicht so. ›Man nimmt es so hin‹: dafür habe ich kein Gefühl. Das muss ich so mit Gedanken ausgleichen …« (84). Die selbstverständlichen Leistungen jedoch, die beim Gesunden in den Bereich der vorbewussten »passiven Genesis« fallen, stattdessen willentlich und mit bewusster Aufmerksamkeit vollbringen zu müssen, bedeutet einen ständigen und ungeheuren Kraftaufwand. Die alltäglichsten Anforderungen – und gerade sie – überfordern die Patientin. Wo sie sie nicht durch rationales Planen leisten kann, gerät sie aus der Bahn, überfällt sie psychotische Unruhe, ja schließlich elementarer Suiziddrang.

2. *Zeitigung*

Anne klagte auch darüber, jeden Morgen komme ihr »… immer alles wieder ganz anders vor« (88). Nicht die einzelnen Dinge seien verändert, auch könne sie sich an alle Einzelheiten vom vorhergehenden Tag gut erinnern, aber »… der *Rahmen*, in dem alles stehe, sei je ein anderer« (89). Sie litt offenbar, so Blankenburg, unter einem Mangel an »Kontinuität nach rückwärts«, unter einem Verlust des Bezugs zu so etwas wie Vergangenheit überhaupt, zur Herkunft und zum eigenen Gewesensein. Dem Existieren fehlte gleichsam das »Woheraus« (89). Ähnlich die Aussage eines anderen jungen Hebephrenen, die Blankenburg zitiert: »Ich leide unter Gedächtnisschwund oder so etwas Ähnlichem: Viele Begriffe kommen mir plötzlich so fremd vor. Ich muss mich erst neu daran gewöhnen. Die kommen mir neu vor, obwohl ich sie eigentlich nicht richtig vergesse. Nur so ungewohnt sind sie dann« (89).

In gleicher Weise benötigt Anne für jede Handlung, jede Erfahrung einen gesonderten Anlauf – einen Anlauf, den wir immer schon genommen haben, und der daher für uns nie zur Aufgabe wird. Das Vertrauen, dass das Leben grundsätzlich seinen gewohnten Gang nimmt und trotz aller äußeren Diskontinuität beibehält, ist erschüttert. Diese basale Kontinuität des Lebensvollzugs lässt sich unterschiedlich fassen. Husserl spricht von der Grundannahme »Und-so-weiter«, das heißt, dass wir im Lebensvollzug immer von der impliziten Voraussetzung einer Konstanz der Weltstrukturen und der Gültigkeit unserer Vorerfahrungen ausgehen (Husserl 1985, 51). In Heideggers Terminologie kann man auch vom »Apriorischen Perfekt« sprechen, das die Seinsart des Daseins charakterisiert, nämlich ein Immer-schon-Erschlossen-Sein der Dinge und Situationen, und damit eine Beziehung zur Welt, die man schon hat, ohne sie erst jeweils herstellen zu müssen (Heidegger 1927, 85). Auch wenn Heidegger nicht nach der Herkunft dieser Erschlossenheit fragt, so könnte man doch weitergehen und im apriorischen Perfekt letztlich die Sedimentierung der lebensgeschichtlichen Genese des einzelnen menschlichen Daseins sehen, also die Bildung seiner Erfahrungen, Fähigkeiten und Dispositionen von frühester Kindheit an. Da diese Sedimentierung sich vorwiegend im Medium des Leiblichen vollzieht, kann man auch von einem *Leibgedächtnis* sprechen, auf dem die natürliche Selbstverständlichkeit letztlich beruht (Fuchs 2008). Leiblichkeit und Lebenswelt hängen somit unauflöslich zusammen.

Was in diesem Sinn einen tragenden, vorgegebenen, ja apriorischen Charakter tragen sollte, wird nun aber für die Kranken selbst thematisch, ja es wird zum Lebensthema und erhält dadurch in gewisser Hinsicht aposteriorischen Charakter. Der Lebensvollzug hat keine Quelle des Von-selbst, aus dem er sich speist, sondern muss gleichsam von den Patienten selbst erzeugt, gemacht werden. Das betrifft aber auch die basale zeitliche Kontinuität des Selbstseins, die ein wesentliches Moment der personalen Identität darstellt. Dieser Ich-Konstitution wenden wir uns nun mit Blankenburg zu.

3. *Ich-Konstitution*

Der Verlust der natürlichen Selbstverständlichkeit bezieht sich nicht nur auf das In-der-Welt-Sein, sondern auch auf das eigene Selbst. Anne formuliert den Zusammenhang, um den es hier geht, selbst an einer Stelle: »Je mehr die Selbstverständlichkeit wächst, desto selbständiger wird man« (97). Gerade diese Verknüpfung von Selbstverständlichkeit und Selbständigkeit vermisst sie schmerzlich. Beides ist dialektisch aufeinander bezogen: »Von-selbst-Sein und Selbst-Sein stehen in einem komplementären Verhältnis zueinander« (98).

Die Selbstbestimmung eines selbständigen Menschen ragt heraus aus dem anonymen Meer alles dessen, was »von selbst« geschieht und sich »von selbst« versteht, und bleibt doch zugleich darauf bezogen. Das dialektische Moment liegt nach Blankenburg darin, dass einerseits ohne einen Bruch in der natürlichen Selbstverständlichkeit kein Raum frei würde für die Selbständigkeit eines Ich, andererseits, wo diese Brüchigkeit zu groß ist, die Selbständigkeit keinen Mutterboden findet, auf dem sie sich entwickeln kann. Es geht hier nicht um das alltägliche Selbstvertrauen oder Selbstwertgefühl, also nicht um das empirische, sondern um das transzendentale Selbst. Anne erwidert auf die Frage, wie es mit ihrem Selbstvertrauen stehe, davon hätte sie ja sowieso nicht so viel. »Aber das ist nicht das. Ich wirke auf andere wohl etwas gehemmt. Aber dann ist da noch eine Störung, die die natürliche Hemmung noch viel mehr unterstreicht« (99). Es geht, in Heideggers Terminologie, nicht um eine ontische, sondern um eine ontologische Selbstunsicherheit, die auch Ronald Laing als charakteristisch für die Schizophrenie ansah *(»ontological insecurity«*, Laing 1990, 39).

Diesem komplexen Verhältnis zwischen empirischem und transzendentalem Selbst widmet Blankenburg eine eingehende Analyse (100 ff.), mit dem Ergebnis: Der basale Selbstverlust führt dazu, dass schizophrene Patienten gewissermaßen ihr eigenes Selbst-Sein noch herstellen müssen. »Ich muss mich aus mir selbst produzieren. Und das kann ich nicht aushalten«, schreibt Anne einmal (104). Darin sieht Blankenburg auch die Wurzel des schizophrenen Autismus: Er trete überall dort in Erscheinung, wo das empirische Ich die Aufgabe des transzendentalen Ichs zu übernehmen versucht, ein *»autós«*, ein Selbst zu gewährleisten. Das Sich-selber-Sein muss Anne mit einem enormen Kraftaufwand eigens bewerkstelligen; gerade deshalb aber gelangt sie nicht über sich selbst hinaus. »Man kann doch nicht all die Jahre *still-*

stehen, gar nichts mehr machen ... Wo man nicht *sich selber* sein kann, ist das Leben eine Qual« (104). Hier liegt ein grundlegender Unterschied zwischen der Selbstbezogenheit eines narzisstischen Neurotikers und dem schizophrenen Autismus: Es geht nicht um eine psychodynamische, sondern um eine transzendentale Ich-Schwäche; sie wird auch nicht durch Selbstaufblähung und Geltungsbedürfnis zu kompensieren versucht, sondern durch Rückzug in eine abgeschlossene Eigenwelt.

4. *Intersubjektive Konstitution der natürlichen Selbstverständlichkeit*

Der Verlust der grundlegenden Vertrautheit mit der Welt betrifft schließlich auch das Verhältnis zu den anderen; ja wie Blankenburg zeigt, ist dieser Verlust selbst letztlich gleichbedeutend mit einer Störung der intersubjektiven Konstitution der gemeinsamen Lebenswelt. Betrachten wir zunächst wieder einige Selbstschilderungen von Anne:

> Wenn ich mit anderen zusammentraf, wurde ich immer gefühlsmäßig so aufgewühlt, verunsichert und verkniffen. Nach außen hin musste ich mich dann immer so zwingen, ein Gesicht zu wahren. (108) – »Ich habe nie die Blicke der anderen aushalten können. (...) Das war eine Tortur. (108 f.) – Irgendwie heben mich die anderen immer aus dem Sattel ... (107)

Zunächst geht es also um die bereits erwähnte Selbstbehauptung in der Gegenwart der anderen. Freilich ist der andere für Anne nicht der typische Verfolger, Kontrolleur, Hypnotiseur oder Vergewaltiger – um nur einige der geläufigen Wahninhalte zu nennen. Was sie in der Begegnung mit den anderen aus der Fassung bringt, ist weder deren Person, noch eine besondere Rolle, die sie spielen, sondern gerade ihre Natürlichkeit: »Es ist schon zum Verzweifeln, wenn ich Menschen treffe, die so sind, wie sie von Natur aus sind« (110). Nur insofern jeder Mensch mehr oder weniger einen Quellpunkt natürlicher Selbstverständlichkeit darstellt, d.h. eine weltbildende Kraft ausstrahlt, spielt er für Anne eine beängstigende Rolle und fühlt sie sich von seinem Blick gepeinigt. Dass er etwas gegen sie im Schilde führen könne, kommt ihr nicht in den Sinn. Sie bleibt sich gewissermaßen des transzendentalen oder ontologischen Charakters der Veränderung in ihrem Weltverhältnis bewusst und projiziert diese Veränderung nicht auf die ontische Ebene innerweltlicher Machenschaften, die von anderen gegen sie ersonnen und ausgeführt werden.

Doch auf der tieferen, ontologischen Ebene spielen die anderen noch einmal eine zentrale Rolle, nämlich insofern sie das vorprädikative Wissen um die »Spielregeln«, den »common sense« repräsentieren. Weil Anne die selbstverständliche Teilnahme an diesem gemeinsamen impliziten Wissen und damit die grundlegende Verbindung mit den anderen fehlt, bleibt ihr nur die äußerliche Orientierung an ihnen: »Ich muss mich immer vergleichen mit anderen. Ich muss mich immer messen. Ich habe keinen inneren Maßstab, an dem ich sehe, ob ich etwas schon mitfühlen kann« (113). Man sieht, wie eng die Selbstverständlichkeit des Selbstverständlichen mit der Verbindung zu den anderen zusammenhängt; das heißt, dass sie keine Sache ist, die ein Subjekt solipsistisch mit sich allein abmachen könnte, sondern dass sie intersubstitutiv konstituiert ist (114). Bereits in Kants »*Kritik der Urteilskraft*« erscheint der *sensus communis* als »… die Idee eines gemeinschaftlichen Sinnes, d. i. eines Beurteilungsvermögens …, welches in seiner Reflexion auf die Vorstellungsart jedes anderen in Gedanken (a priori) Rücksicht nimmt … Dies geschieht nun dadurch, dass man … sich in die Stelle jedes anderen versetzt« (Kant 1974, B 157). Während beim Gesunden dieses hier gemeinte Sich-Versetzen apriorischen Charakter trägt, d. h. mehr oder weniger immer schon geschehen ist, muss es von Patienten wie Anne täglich unter größten Anstrengungen neu geleistet werden.

Blankenburg weist darauf hin, dass die Genese dieser transzendentalen Intersubjektivität – es ist zugleich die Genese des menschlichen In-der-Welt-Seins – noch weitgehend unerforscht sei. Heidegger habe das Problem des »Auf-die-Welt-Kommens« des Daseins ebenso wie das damit verbundene Problem der Leiblichkeit zugegebenermaßen nicht bewältigt. Anzunehmen ist jedenfalls, dass die hier in Frage stehenden Selbstverständlichkeiten sich in frühester Kindheit herausbilden, und zwar in erster Linie in der ständigen Interaktion mit anderen und in der gemeinsamen Bezugnahme auf die Bewandtniszusammenhänge der Lebenswelt. Entwicklungspsychologisch liegt es daher in Fällen wie dem von Anne nahe anzunehmen, dass wir es mit einer in den ersten Lebensjahren veranlagten, sicher auch erbbiologisch begründeten Unterminierung des Urvertrauens und der Einbettung in die Lebenswelt zu tun haben. Aktuelle Konzeptionen des *disembodiment* (»Entkörperung«) in der Schizophrenie gehen von einer beeinträchtigten Verankerung des Selbst in der Leiblichkeit aus, wie sie sich in den phänomenologischen Analysen basaler prodromaler Stadien der Schizophrenie zeigen (Fuchs 2005, 2010). Legt man dies zugrunde, so muss sich die Störung der Leiblichkeit auch in subtilen Beeinträchtigungen der frühen zwischenleiblichen Interaktionen äußern, in deren Verlauf sich die habituellen Strukturen der Lebenswelt sedimentieren.

Diese Unterminierung der leiblichen Einbettung in der Lebenswelt wächst gewissermaßen verborgen mit und führt erst im Zuge der Verselbständigungs- und Reifungsanforderungen zwischen Pubertät und Mündigkeit zur Dekompensation. Zuvor ist insbesondere bei den symptomarm verlaufenden Schizophrenien in der Vorgeschichte auffallend häufig eine von den Angehörigen beschriebene Überangepasstheit und »auffällige Unauffälligkeit« zu beobachten. So sprach Annes Mutter z. B. von einer »Schlafhaltung« oder auch »Schlafigkeit«, mit der Anne als Kleinkind alles über sich habe ergehen lassen. Wie hier biologisch-neuronale Reifungsstörungen mit konstitutionsphänomenologischen Fragestellungen verknüpft sind, ist bis heute freilich noch völlig ungeklärt. Manches, so Blankenburg, spreche dafür, »… dass die *Ursprungsstelle von transzendentaler Geborgenheit und Ungeborgenheit* zugleich diejenige Stelle ist, *an der Kausalität und Intentionalität, Natur und Geschichte im menschlichen Dasein zusammenhängen«* (121).

Zusammenfassung und Ausblick

Damit sind wir Blankenburgs Analyse in den wichtigsten Punkten gefolgt. Ich fasse abschließend die Ergebnisse noch einmal zusammen:

1. Für Blankenburgs Patientin Anne verwandeln sich die natürlichen Selbstverständlichkeiten des Alltags in grundsätzliche Fragwürdigkeiten. Die leiblich verankerten Gewohnheiten, die Bewandtnis- und Verweisungszusammenhänge, die Spielregeln der gemeinsamen Lebenswelt verlieren ihre Verbindlichkeit und verschwimmen. Dieser Verlust macht sich im Umgang mit dem alltäglich Begegnenden, in den unzähligen kleinen Verrichtungen des Alltags bemerkbar, ergreift darüber hinaus aber die gesamte Lebensorientierung.
2. Zur Kompensation müssen Anne und andere schizophrene Patienten ihr Leben mit einer fortwährenden, hyperreflexiven Be-

wusstheit führen, ihre Handlungen aus Einzelelementen mit hohem Aufwand selbst zusammensetzen und durch ständige Kontrolle die Zahl ihrer Fehlleistungen zu verringern suchen (Fuchs 2011). Darin erinnern sie an Zwangskranke, was die Differenzialdiagnose häufig schwierig gestaltet. Die Kranken erleben dies als eine grundlegende Entfremdung, als ein Anderssein und Getrenntsein von den selbstverständlichen Lebensvollzügen der anderen. Die natürliche Selbstverständlichkeit erweist sich damit als zentrales Merkmal des *common sense* als eines praktischen, im Leib verankerten, impliziten Wissens, das wir, wie man sagen könnte, »mit der Muttermilch aufgesogen haben«, und das dem alltäglichen Leben seine vertrauten Bahnen vorzeichnet.

3. Die Umstrukturierung der transzendentalen Organisation, die der Entfremdung zugrunde liegt, manifestiert sich zugleich in einer veränderten Zeitigung: Die Rollen von *a priori* und *a posteriori* verschieben sich, sie werden bis zu einem gewissen Grade vertauscht. Das apriorische Perfekt, das »Immer-schon-verstanden-Haben« löst sich auf, und es entsteht eine Diskontinuität zur eigenen Vergangenheit. Die Basis, von der aus der Mensch in die Zukunft hinein leben und reifen kann, geht verloren. Die resultierende Fragmentierung des Selbstseins bringt auch einer unserer schizophrenen Patienten zum Ausdruck:
   »Ich muss mich die ganze Zeit fragen, wer ich eigentlich bin … Ich denke so viel darüber nach, dass ich zu nichts komme. Es ist nicht leicht, wenn man sich von Tag zu Tag ändert. Als wäre man plötzlich eine ganz andere Person …« (de Haan u. Fuchs 2010).
4. Dem Mangel an natürlicher Selbstverständlichkeit entspricht zudem ein Mangel an Selbständigkeit, eine letztlich transzendentale Ich-Schwäche, die sich in den angedeuteten oder drohenden Grenzauflösungen zwischen Selbst und anderen manifestiert. Hier wird also die phänomenologische Unterscheidung zwischen natürlichem und transzendentalem Ich bedeutsam: Es geht nicht um eine bloß psychologisch motivierte Selbstunsicherheit, sondern um einen grundlegenderen Standverlust des Selbst. Der schizophrene Autismus ist als ein kompensatorischer Versuch des natürlichen Ich zu verstehen, die transzendentale Ich-Schwäche durch Rückzug in eine Eigenwelt abzuschirmen.
5. Die für schizophrene Patienten charakteristischen Störungen der zwischenmenschlichen Beziehungen sind nicht einfach dem Ver-

lust der natürlichen Selbstverständlichkeit unterzuordnen. Vielmehr erweist sich diese Selbstverständlichkeit als wesentlich intersubjektiv konstituiert. Die schizophrene Selbstentfremdung ist mitbegründet in einer Störung der intersubjektiven Konstitution der gemeinsamen Lebenswelt.

Blankenburgs Konzeption scheint auf den ersten Blick nur einer Sonderform der Schizophrenie zu gelten, der Schizophrenia simplex, deren diagnostische Validität zudem heute stark bezweifelt wird. Doch haben die Untersuchungen der Basisstörungen durch die Gruppe um Huber, Süllwold und Klosterkötter (Huber et al. 1979, Gross et al. 1987, Klosterkotter 1988) ebenso wie durch phänomenologische Autoren wie Parnas, Sass (Parnas & Sass 2001, Sass & Parnas 2003), Stanghellini (2004) und andere immer deutlicher gezeigt, dass sich der Verlust der natürlichen Selbstverständlichkeit keineswegs auf eine Randgruppe der Patienten beschränkt, sondern das Gros der prodromalen Stadien mit häufig jahrelangem Vorlauf bis zur akuten Psychose charakterisiert. Die wegweisende Bedeutung von Blankenburgs Analysen wird daher heute auch international zunehmend anerkannt.[4] Im Sinne weiterer Forschungsperspektiven bietet sich an,

(a) die Zusammenhänge zwischen der basalen oder transzendentalen Ebene der Psychopathologie und den produktiven Symptomen wie Wahn, Halluzinationen oder Ich-Störungen weiter zu untersuchen (vgl. dazu Fuchs 2013);
(b) der frühen Genese der geschwächten Verankerung des Selbst in Leib und Lebenswelt durch kombinierte entwicklungspsychopathologische, genetische und neurobiologische Untersuchungen nachzugehen, und nicht zuletzt
(c) therapeutische Behandlungsmöglichkeiten für die grundlegende Störung des leiblichen Zur-Welt-Seins zu entwickeln, wobei in erster Linie an kreative, bewegungs- und körpertherapeutische Verfahren zu denken ist (vgl. z. B. Röhricht & Priebe 2006).

[4] Vgl. etwa das von L. Sass herausgebene Sonderheft von »Philosophy, Psychiatry & Psychology« (8/2001) zum Thema: »The Phenomenology of Schizophrenia: Three Classic Approaches«; darin insbesondere W. Blankenburg: First Steps Toward a Psychopathology of »Common Sense« (303–315).

Gelingt es uns, diese Forschungsperspektiven nach und nach zu realisieren, so werden wir Blankenburgs lebenslangem Fragen, Forschen und Handeln zum Wohl seiner Patienten wohl am besten gerecht.

Literatur

Binswanger, L. (1955). Vom anthropologischen Sinn der Verstiegenheit. In: ders., *Ausgewählte Vorträge und Aufsätze,* Bd. 2. Bern: Francke.

Binswanger, L. (1992). Drei Formen missglückten Daseins – Verstiegenheit, Verschrobenheit, Manieriertheit. In: M. Herzog (Hrsg.), *Ausgewählte Werke,* Bd. 1, 233–418. Heidelberg: Asanger.

Blankenburg, W. (1958). Daseinsanalytische Studie über einen Fall paranoider Schizophrenie. *Schweizer Archiv für Neurologie und Psychiatrie 81,* 9–105.

Blankenburg, W. (1969). Ansätze zu einer Psychopathologie des »common sense«. *Confinia Psychiatrica 12,* 144–163.

Blankenburg, W. (1971). *Der Verlust der natürlichen Selbstverständlichkeit. Ein Beitrag zur Psychopathologie symptomarmer Schizophrenien.* Stuttgart: Enke. – Neu hrsg. von M. Heinze (2012). Berlin: Parados.

de Haan, S., Fuchs, T. (2010). The ghost in the machine: Disembodiment in schizophrenia. Two case studies. *Psychopathology 43,* 327–333.

Fuchs, T. (2001). The tacit dimension. Commentary to W. Blankenburg's »Steps towards a psychopathology of common sense«. *Philosophy, Psychiatry & Psychology 8,* 323–326.

Fuchs, T. (2005). Corporealized and disembodied minds. A phenomenological view of the body in melancholia and schizophrenia. *Philosophy, Psychiatry & Psychology 12,* 95–107.

Fuchs, T. (2008). *Leib und Lebenswelt. Neue philosophisch-psychiatrische Essays.* Kusterdingen: Die Graue Edition.

Fuchs, T. (2010). Phenomenology and Psychopathology. In: S. Gallagher, D. Schmicking (Hrsg.), *Handbook of phenomenology and the cognitive sciences,* 547–573. Dordrecht: Springer.

Fuchs, T. (2011). Psychopathologie der Hyperreflexivität. *Deutsche Zeitschrift für Philosophie 59,* 565–576.

Fuchs, T. (2013). Depression und Manie als Zeitkrankheiten. In: T. Fuchs, M. Berger (Hrsg.), *Affektive Störungen. Klinik – Therapie – Perspektiven,* 171–186. Stuttgart: Schattauer.

Gross, G., Huber, G., Klosterkötter, J., Linz, M. (1987). *Bonner Skala für die Beurteilung von Basissymptomen (BSABS).* Berlin Heidelberg New York: Springer.

Heidegger, M. (1927/1986). *Sein und Zeit.* Tübingen: Niemeyer.

Huber, G., Gross, G., Schüttler, R. (1979). *Schizophrenie. Eine verlaufs- und sozialpsychiatrische Langzeitstudie.* Berlin Heidelberg New York: Springer.

Husserl, E. (1985). *Erfahrung und Urteil.* Hrsg. von L. Landgrebe. Hamburg: Meiner.

Kant, I. (1974). *Kritik der Urteilskraft*. Hrsg. von K. Vorländer. Hamburg: Meiner.
Klosterkötter, J. (1988). *Basissymptome und Endphänomene der Schizophrenie.*, Berlin Heidelberg New York: Springer.
Laing, R. D. (1959/1990). *The divided self*. London: Penguin Books.
Merleau-Ponty, M. (1966). *Phänomenologie der Wahrnehmung*. Berlin: De Gruyter.
Minkowski, E. (1927). *La schizophénie*. Paris: Payot.
Parnas, J., Sass, L. A. (2001). Solipsism, self, and schizophrenic delusions. *Philosophy, Psychiatry & Psychology 8*, 101–120.
Rhodes, J., Gipps, R. G. T. (2008). Delusions, certainty, and the background. *Philosophy, Psychiatry & Psychology 15*, 295–310.
Röhricht, F., Priebe, F. (2006). Effect of body-oriented psychological therapy on negative symptoms in schizophrenia: a randomized controlled trial. *Psychological Medicine 36*, 669–678.
Sass, L. A., Parnas, J. (2003). Schizophrenia, consciousness, and the self. *Schizophrenia Bulletin 29*, 427–444.
Stanghellini, G. (2004). *Disembodied spirits and deanimatied bodies: The psychopathology of common sense*. Oxford: Oxford University Press.
Wittgenstein, L. (1969). *On certainty*. Oxford Basil: Blackwell.

Selbst und Welt in der Schizophrenie: Drei klassische Ansätze[1]

Louis Arnorsson Sass

Je donne une oeuvre subjective ici, oeuvre cependant qui tend de toutes ses forces vers l'objectivité.
Eugene Minkowski

Es ist eine Ironie der Geistesgeschichte, dass die phänomenologische Psychiatrie mit einer Erklärung begann, in der ihr brillantester Vertreter ihre völlige Unanwendbarkeit auf jene Krankheit verkündete, die sich später als ihr primärer Gegenstand und ihre Inspirationsquelle herausstellen würde: die Schizophrenie. In seiner *Allgemeinen Psychopathologie,* einem Werk, das 1913 veröffentlicht wurde und das die phänomenologische Bewegung in der Psychiatrie auslöste, unterscheidet Karl Jaspers (1973) zwischen »verstehbaren« psychischen Störungen und solchen, die dem psychologischen Verstehen verschlossen seien. Nur die ersteren kämen als Kandidaten für die phänomenologische Forschung in Frage.

Während die Phasen manisch-depressiver Krankheit nachvollziehbare (quantitative) Steigerungen normaler Stimmungszustände und damit einhergehender psychischer Prozesse beinhalten, ist die Schizophrenie durch erhebliche qualitative Verzerrungen der grundlegenden Merkmale menschlicher Subjektivität charakterisiert. Jaspers' Auffassung zufolge sind diese Verzerrungen so tiefgreifend, dass sie sich der Möglichkeit empathischen Verstehens entziehen; die einzig

---

[1] Der Übersetzer dankt Prof. Dr. Dr. Thomas Fuchs und Dr. Marieluise Melichar nachdrücklich für ihre tatkräftige und unabdingbare Hilfe, insbesondere bei der Übersetzung von psychiatrischen Fachausdrücken. Vielen Dank auch an Anita Bendel und Teresa Schneider für ihre Hilfe, insbesondere bei den Literaturangaben. Die Übersetzung orientiert sich zu Gunsten der Lesbarkeit in der Regel mehr am Sinn als an der exakten Übersetzung einzelner Wörter. Wenn Sass jedoch selbst Ausdrücke aus dem Deutschen (meist über das Französische) übersetzt hat, so wurde fast immer der deutsche Originalausdruck verwendet, auch wenn er heute eher unüblich ist.

verbleibende Möglichkeit sei der Versuch der *Erklärung* ihrer zugrunde liegenden physiologischen Ursachen im Gehirn und im Nervensystem (483–7). Jaspers betont insbesondere die Abwandlungen der Selbsterfahrung, die Descartes' berühmtem Argument über das *Cogito* widersprechen – die Idee ist, dass schon die Faktizität der Erfahrung notwendigerweise ein Selbst impliziert, das diese Erfahrung macht. Jaspers erwähnt ferner andere, typisch schizophrene Erfahrungen, die psychologisch unzugänglich zu sein scheinen – einschließlich bestimmter »abnormer Körper- oder Organempfindungen« sowie eigentümlicher Einstellungen zur sozialen Realität und der Welt des *common sense* (486, 373).

Dieser besonderen Problemstellung, welche die Disziplinen der Philosophie, Psychologie und Psychiatrie verbindet, widmen sich die folgenden drei Autoren: Eugène Minkowski (1885–1972), Wolfgang Blankenburg (geb. 1928) und Kimura Bin (geb. 1931) sind jeweils Hauptvertreter der phänomenologischen Tradition in Frankreich, Deutschland und Japan. Als *phänomenologische*[2] Psychiater sind alle drei Jaspers' Konzept der »Einzeltatbestände des bewussten Seelenlebens« als dem eigentlichen und primären Gegenstandsbereich der Psychopathologie verpflichtet.

Jeder dieser drei phänomenologischen Psychiater bezieht sich auf die Formen von typischen schizophrenen Veränderungen, die Jaspers für unverständlich hielt. Im Gegensatz zu Jaspers sind jedoch weder Minkowski, Blankenburg noch Kimura der Auffassung, dass die essenzielle Fremdheit der Schizophrenie sie außerhalb des Bereichs phänomenologischen Verstehens rücke. Vielmehr ist für jeden von ihnen die Schizophrenie nicht nur ein zentrales Thema phänomenologischer Psychiatrie, sondern auch eines, das wegen der mit ihr verbundenen grundlegenden Verzerrungen auch in besonderer Weise dazu geeignet ist, die Schlüsselaspekte normaler menschlicher Subjektivität zu beleuchten (Tatossian 1997, 11; Blankenburg 1971, 62). Jeder der drei Autoren hat einen eigenen Zugang zu den Charakteristika der grundlegenden seelischen Störungen bzw. der Symptome der Schizophrenie.

[2] Der Begriff »Phänomenologie« wird hier im gebräuchlichen, kontinentalphilosophischen Sinn benutzt, also bezogen auf das Studium »lebendiger Erfahrung« im Kontext subjektiven Erlebens bei psychischer Erkrankung. Diese Art des phänomenologischen Zuganges ist abzugrenzen von dem der angloamerikanischen Psychiatrie, in welcher sich die »Phänomenologie« lediglich auf einfach zugängliche und beobachtbare Anzeichen und Symptome bezieht.

Doch vor dem Hintergrund der dominierenden psychiatrischen Ansätze des letzten Jahrhunderts werden schnell weitreichende Übereinstimmungen zwischen ihren Ideen offensichtlich.

Die Auffassungen über die Schizophrenie, welche in den letzten 100 Jahren am meisten Zuspruch bekommen haben, verorten die Symptome dieser Erkrankung im Rahmen verschiedenartiger Defekte oder Mängel mehrerer höherer kognitiver Funktionen und Fähigkeiten, wie Rationalität, Volition, Abstraktionsvermögen oder Selbstbewusstsein, die weithin als spezifisch menschlich angesehen werden. Zweifelsohne leiden Patienten mit Schizophrenie häufig an erheblichen Defiziten der kognitiven Leistungsfähigkeit sowie Störungen perzeptiver Funktionen. Innerhalb des psychiatrischen Mainstreams (zumindest in Nordamerika) stand die Betonung des quantitativen Abbaus jedoch oft so stark im Vordergrund, dass weder die Anerkennung der qualitativen Einzigartigkeit des schizophrenen Bewusstseins noch die Relevanz bestimmter *gesteigerter* Vermögen Berücksichtigung fanden.

Die Vorstellung einer grundsätzlichen Störung höherer kognitiver Funktionen zog oft eine pessimistische Haltung in Bezug auf Sinnhaftigkeit und Verstehbarkeit der Äußerungen schizophrener Patienten nach sich; sie entbehrten angeblich der Rationalität, die die Voraussetzung für sinnvolle Sprache und Dialog sei. Psychoanalytiker waren zwar optimistischer hinsichtlich der Möglichkeit, ein psychologisches Verständnis für Schizophrene und ihre Weltsicht zu erlangen. Jedoch haben auch die prominenten psychoanalytischen Modelle die Schizophrenie als eine Regression auf kindliche Formen der Erfahrung und als Dominanz des Triebes über den Intellekt und sublimierter Gefühlslagen interpretiert (Sass 1992a, Kap. 1).

Von diesen Entwicklungsrichtungen ausgenommen sind vor allem Psychiater und Psychologen der phänomenologischen Tradition. Der Unterschied zum üblichen Ansatz wird besonders im Fall von Minkowski deutlich. Ihm zufolge ist die Schizophrenie nicht durch einen grundsätzlichen Abbau oder Bruch der höheren geistigen Fähigkeiten charakterisiert, sondern durch eine basale oder primäre Empfindung von Vitalität oder lebendiger Verbundenheit mit der Welt, häufig verknüpft mit einer Steigerung bestimmter intellektueller Fähigkeiten. So beschreibt auch Kimuara Bin eine charakteristische schizophrene Spaltung des Selbst in objektive und subjektive (empirische und transzendentale) Anteile – eine Spaltung, die nach seiner Auffassung letztlich ein normales Charakteristikum *aller* menschlichen Erfahrung ist, sich aber in der schizophrenen Entfremdung deutlicher zu erkennen gibt. Das Werk Blankenburgs enthält ähnliche Implikationen. Keineswegs miteinander inkompatibel (wie Jaspers nahe legte), haben Phänomenologie und Schizophrenie Blankenburg zufolge eine besondere Affinität. Er befürwortet Husserls Beschreibung der phänomenologischen Einstellung und *Epoché* (die berühmte »Einklammerung« des Glaubens an die objektive Wirklichkeit) nicht als eine intellektuelle Übung, sondern als »eine vollständige Metamorphose der Person« (Blankenburg 1971, 65), da sie ein Heraustreten aus dem üblichen Modus des Lebens und eine Ersetzung der naiv-natürlichen durch eine eher reflektierende Einstellung beinhalte. Wie die Phänomenologie impliziere nun auch die Schizophrenie einen Rückzug aus der üblichen Immersion in Verbindung mit begleitenden Formen der Reflexion oder des Selbsterlebens, welche sonst unbemerkte Aspekte der Erfahrung aufdecken. In diesem Sinn kann die Schizophrenie – ein Zustand der Entfremdung sowohl vom Selbst als auch vom Selbstverständlichen – als »erhellendes Gegenstück« zu Husserls phänomenologischer Reduktion der »natürlichen Einstellung« verstanden werden (Spiegelberg 1972, 110). Blankenburg fasst die Anfälligkeit für einen Zusammenbruch des *common sense* – verkörpert durch die Schizophrenie – als einen Teil der grundlegenden Struktur des Menschseins auf, da dies bedeute, der Entfremdung und des Zweifels fähig zu sein.

Im Folgenden erlaube ich mir, die Sichtweisen Minkowskis, Blankenburgs und Kimuras an verschiedenen Punkten mit der eng verwandten phänomenologischen Konzeption zu vergleichen, wie sie in meinen Büchern (Sass 1992; 1994) und mehreren Aufsätzen (Sass 2000; 2003; 2004: Parnas und Sass, 2001; Sass und Parnas, 2003) vorgeschlagen wird. Aus meiner Sicht ist die Schizophrenie am ehesten als eine besondere Art der Selbst- oder Ipseitätsstörung zu verstehen (*ipse* = *lat.* »selbst« oder »sich selbst«), die von zwei komplementären Störungen des Bewusstseinsaktes charakterisiert ist, den Merleau-Ponty den »intentionalen Bogen« (Merleau-Ponty 1962, 135, 157) genannt hat. Die erste Störung ist die Hyperreflexivität, womit bestimmte Formen übersteigerten Selbstbewusstseins gemeint sind; die zweite ist eine verringerte Selbstaffektion oder *Ipseität*, womit der Verlust des Empfindens eines selbstgesteuerten Bewusstseins- oder Aktivitätssubjekts gemeint ist. Dieses Konzept einer zweifachen Störung des intentionalen Bogens ist noch kein hochspezifisches oder operationalisiertes theoretisches Modell; es bietet jedoch einen breiten interpretativen

Rahmen, der sowohl helfen kann, unser Verständnis der Schizophrenie zu ordnen, als auch die Sichtweisen von Minkowski, Blankenburg und Kimura zu integrieren.

Eugène Minkowski

Eugène Minkowski (1885–1972) ist neben Ludwig Binswanger einer der beiden Begründer der phänomenologischen Psychiatrie. Obwohl er vor Anhängerschaft gewarnt und niemals eine »Schule« begründet hat, gilt Minkowski allgemein als der brillanteste französische Denker dieser Tradition und, zusammen mit Jacques Lacan und Henri Ey, als einer der bedeutendsten Psychiater französischer Sprache im 20. Jahrhundert. Minkowski war 1929 Mitbegründer des Journals *Évolution Psychiatrique*. Er hatte einen wichtigen Einfluss auf spätere Autoren aus mehreren Ländern, einschließlich Blankenburg und Kimura, Tellenbach und Tatossian, Lacan, Rollo May und R. D. Laing, sowie vieler junger Psychiater und Psychologen. 1949 beschrieb der Philosoph Maurice Merleau-Ponty Minkowski als den ersten »Zeugen unter uns« – als denjenigen, der die Phänomenologie und die existenzielle Analyse in Frankreich eingeführt hat (Spiegelberg 1972, 233).

Auf den ersten Blick mag Minkowskis zentraler Platz in der Phänomenologie und phänomenologischen Psychiatrie überraschend anmuten. Anders als viele Psychiater und Psychologen dieser Tradition (z. B. Binswanger, dessen Loyalität sich von Husserl zu Heidegger und wieder zurück bewegte) ist Minkowski kein Schüler irgendeines bedeutenden phänomenologischen Philosophen und bezieht sich noch nicht einmal häufig auf solche. Auch sein literarischer Stil und seine allgemeine intellektuelle Orientierung sind ungewöhnlich. Viele phänomenologisch-philosophische und psychiatrische Schriften sind in einer hochtechnischen oder abstrakten Prosa geschrieben, die den unvertrauten Leser abschrecken kann. Im Gegensatz dazu war Minkowski ein Anhänger der natürlichen Sprache (siehe Minkowski 1997, 193), der sich für seine Inspiration mehr auf die eigene Erfahrung und die Begegnungen mit Patienten als auf psychologische oder philosophische Theorie verließ. Minkowski (1999a) selbst charakterisierte seine Herangehensweise an die Psychopathologie als weniger von dem Bestreben motiviert, den Gegenstandsbereich der Medizin auszuweiten, als von dem Bemühen, der Verrücktheit ihren humanen Charakter zurückzugeben (14). R. D. Laing (1963) beschrieb Minkowski als den Ersten in der Geschichte der Psychiatrie, der ernsthaft versuchte, die gelebte Erfahrung des Anderen zu rekonstruieren (207).

Minkowskis beinahe »viszerales« Misstrauen gegenüber der übermäßigen Wertschätzung intellektueller Theoretisierung sollte nicht einem Mangel an Raffinesse zugeschrieben werden – er korrespondierte mit Bergson und Husserl, war ein Freund Ludwig Binswangers und partizipierte an einem Kreis Pariser Intellektueller, der Alexandre Koyré und Louis Lavelle einschloss. Minkowski war sich der Notwendigkeit der Theorie mentaler Störungen wohl bewusst (Minkowski 1999a, 35), aber er wollte seine Leser an das erinnern, was sie als Ergebnis einer starren Hingabe an eine besondere intellektuelle Perspektive oder sogar einer Konzeptualisierung *per se* zu verlieren riskierten. Der Philosoph, der einen großen Einfluss auf Minkowski hatte, war Henri Bergson – ein Denker, der üblicherweise nicht als Teil der phänomenologischen Tradition angesehen wird und dessen Schlüsselideen auf einer Kritik von Abstraktion und Analyse beruhen.

Bergsons Einfluss auf Minkowski ist gut belegt. Ich erinnere hier nur an Bergsons fundamentalen Gegensatz zwischen Intellekt und Intuition – ersterer assoziiert mit Analyse, abstrakter Rationalität und geometrischen oder räumlichen Erlebnismodi, letztere begründet in grundlegendem Einklang mit der Vitalität und der zeitlichen Dynamik von Erlebnissen in der Weise, wie sie tatsächlich erlebt werden – zumindest von normalen Individuen. Bergsons Sichtweise hatte einen offensichtlichen Einfluss auf Minkowskis Konzeption von Schizophrenie und manisch-depressiver Krankheit. Aber diese Bergsonsche Sichtweise war auch wichtig für Minkowskis Kritik der Psychopathologie als einer intellektuellen Disziplin – für seine Konzeption der Natur und des Zwecks psychiatrischen Verstehens selbst.

Wie Bergson, den er so bewunderte, ist Minkowski ein Erbe der europäischen Romantik, der ähnliche Kritikpunkte äußerte, wie sie romantische Dichter und Philosophen gegen die Wissenschaften der Aufklärung richteten. Wie Wordsworth (»Wir töten um zu sezieren«) meint Minkowski, dass analytische und atomistische Denkweisen die Anerkennung der Dynamik organischen Lebens verhindern. Aus Minkowskis Sicht sollte man z. B. Affekt, Wille und Intellekt am besten nicht als getrennte Fähigkeiten verstehen, die nur oberflächlich miteinander interagieren, sondern als Aspekte eines größeren Ganzen, einer »originären Einheit«, welche die Dynamik menschlicher Subjektivität selbst ausmacht (Minkowski 1999b, 57 ff.). In diesem Sinne betonte er, dass »Wahnsinn für uns nicht in einer Beeinträchtigung des Urteils, der Wahrnehmung oder des Willens besteht, sondern in einer Störung der innersten Struktur des Selbst [du moi]« (Minkowski 1997, 114).

Wie viele Romantiker weist Minkowski zudem Denkweisen zurück, die alle Realität dem Kausalitätsprinzip unterordnen – ein Prinzip, das Ursache und Wirkung auf genau dieselbe Ebene stellt und damit »den Reichtum des Lebens durch ein graues und glanzloses Schema ersetzt« (Minkowski 1999b, 48). Minkowski akzeptierte Bergsons Betonung des Prinzips des *Ausdrucks*, einer nichtkausalen Form der Beziehung, welche die unterschiedliche Stellung von Innen und Außen anerkennt; also dessen, was ausgedrückt wird, und dessen, was ausdrückt (Minkowski 1997b, 214; Minkowski 1999b, 121; auch Taylor 1985). Minkowski insistiert darauf, dass psychische Symptome und psychologische Zustände nicht als isolierte Fragmente behandelt werden dürfen. Vielmehr seien sie *Ausdrücke* des Selbst – »weil jeder psychische Zustand, dadurch, dass er zu einer Person gehört, die ganze Persönlichkeit widerspiegelt und zum Ausdruck bringt.« Entscheidend sei die Notwendigkeit »durch die isolierten Symptome [und über sie hinaus] die lebende Person zu durchdringen, in einer einzigen Wissensanstrengung ihre ganze Seinsweise zu erfassen« (Minkowski 1997, 94 f.). Manchmal beschreibt Minkowski den Verstehensakt fast als einen Sprung, mit dem man sich selbst transzendiert, um in die Seele des Anderen einzutreten (ebd., 99).

In der Einführung zu seinem *Traité de Psychopathologie* (Minkowski 1999a, 33) erinnert Minkowski uns daran, dass wir dazu tendieren, uns selbst in Substantiven zu denken und auszudrücken; diese haben den Effekt der Verdinglichung des Beschriebenen ebenso wie der Isolierung des Forschungsobjekts von seinem Kontext und Grund. Minkowski stellt fest, dass die meisten Handbücher der Psychiatrie mit einer Beschreibung der verschiedenen Arten von Symptomen beginnen, die mentale Störungen charakterisieren: zum Beispiel Störungen der Erinnerung, der Orientierung oder der Wahrnehmung; in die verschiedenen Sinnesmodalitäten eingeteilte Illusionen und Halluzinationen; Störungen des Denkens und Urteilens einschließlich Ideenflucht, Inkohärenz, Zwangsgedanken, fixe Ideen, Wahnideen, usw. (ebd., 42). Solche Aufstellungen isolierter Symptome sind für die alltägliche Arbeitspraxis der klinischen Psychiatrie brauchbar. Sie können jedoch grundsätzlich in die Irre führen, wenn sie zu implizieren scheinen, dass tatsächliche klinische Phänomene, die unter eine spezifische Rubrik fallen, aber aus verschiedenen Patientengruppen stammen, einander notwendigerweise sehr ähnlich seien (ebd., 52).

In »Psychopathologie und Philosophie«, einem Aufsatz von 1952, beschreibt Minkowski beispielsweise, wie verschieden die Größenideen sein können, die in progressiver Paralyse, manischer Agitiertheit und Schizophrenie auftreten. Während die erstere eine enthemmte Regellosigkeit (»déreglement déchaîné«) des Denkens mit sich bringt, rührt die zweite von einer verspielten Ideenflucht her, und die dritte schließt eine Entfremdung und Disharmonie ein, die durch doppelte Buchführung charakterisiert ist (z. B. der Patient, der verkündet, der Papst zu sein und gleichwohl klaglos den Flur wischt). Minkowski erwähnt auch die Sorge um das Ende der Welt, die in der Schizophrenie hochrational und gefühllos ausgedrückt werden kann, während ähnliche Ideen intensiv und tiefgreifend in Dämmerstadien der Epilepsie erlebt werden. An anderer Stelle diskutiert er die ganz unterschiedlichen psychologischen Grundlagen von hypochondrischen Sorgen im Rahmen von Angststörungen einerseits und in der Schizophrenie andererseits (Minkowski 1997, 96), sowie die verschiedenartige Natur von Wahnvorstellungen und akustisch-verbalen Halluzinationen, die in manisch-depressiver Krankheit, Schizophrenie oder in mystischen Zuständen auftreten können (ebd., 48). Der Zweck Minkowskis empfohlener phänomenologischen und strukturellen Herangehensweise ist daher, nicht nur subjektive Symptome zu beschreiben, sondern auch zu versuchen, die zugrundeliegende Einheit oder die Grundstörungen *(trouble genérateur)* zu erfassen, die für besondere Typen abnormer gelebter Welten charakteristisch sind (ebd., 55). Er spricht von einer »organisierten und lebendigen Einheit« und von Symptomen als dem »Ausdruck einer tiefen und charakteristischen Modifikation der ganzen menschlichen Persönlichkeit« (Minkowski 1927 [1997], 12).

In seiner Darstellung der Schizophrenie unterscheidet Minkowski zwei Aspekte, die den beiden Seiten von Bergsons Dualismus entsprechen. Obwohl der eine Aspekt eine Abnahme und der andere eine Übersteigerung beinhaltet, kann keiner ganz in quantitativen Begriffen gefasst werden. Auf der einen Seite neigen solche Individuen dazu, den vitalen Kontakt [*contact vital*] zur Realität zu verlieren und in ihrem subjektiven Leben abzustumpfen. Diese Transformation ist weder ein allgemeiner Verfall des geistigen Niveaus noch eine Trübung des Geistes (wie in der Demenz oder im Delirium). Vielmehr handelt es sich um eine Verringerung des Lebens- oder Existenzgefühls selbst, die sich einer einfachen Beschreibung entzieht. Der Begriff der Anhedonie erfasst das Phänomen nicht, da nicht nur die Lust, sondern *alle* Erfahrung betroffen ist (Minkowski 1999a, 304). In seinem *Traité* spricht Minkowski von zwei Lagen oder Schichten des Selbst: einer eher peripheren, die der Registrierung externer Stimuli sowie der Antwort auf sie dient, und einer tieferen und zentraleren – dem Sitz und der Quelle des Empfindens und des Erlebens (»*du senti et du vécu*«; ebd., 309). Eine charakteristisch schizophrene Form der Spaltung oder Fragmentierung trennt diese beiden Schichten auf Kosten des Erlebten. Das betrifft den Realitäts- und Lebendigkeitssinn des Patienten und ist deutlich mit dem verwandt, was später der Verlust oder die Verringerung der Selbstaffektion genannt wurde (Parnas and Sass 2001; Zahavi 1999); es betrifft aber auch das Erleben der Welt, die nun farblos, neutral oder stumpf erscheint (Minkowski 1999a, 318).

Solchen Personen können die objektiven Aspekte der Wirklichkeit gänzlich bewusst sein; doch obwohl sie »registrieren und wissen«, was sie erfahren, »fühlen« sie die Wirklichkeit ihrer Erfahrungen nicht (1999a, 305). Sie spüren, dass sie in ihren Handlungen und Erfahrungen nicht voll *präsent* sind: Obwohl sie sich ganz so wie andere Menschen verhalten, haben sie das Gefühl, dass nichts real ist; dass sie beispielsweise nur vorgeben, jemanden zu lieben, oder sich glücklich oder traurig zu fühlen (ebd., 303 f.). In extremen Fällen scheint eine »namenlose Katastrophe« die menschliche Person geradezu vernichtet zu haben; eine solche Patientin zündete ihre Kleidung an, um etwas zu fühlen (ebd., 308, 301).

Aber Schizophrenie ist nicht nur gekennzeichnet durch Verlust, Trübung oder Devitalisierung. Mit der Abnahme der intuitiven und lebendigen Aspekte der Existenz geht häufig eine Steigerung der intellektuellen, räumlichen und schematischen Denk- und Ausdrucksweisen einher. Eine Manifestation des hypertrophen Intellektualismus ist die »interrogative Einstellung«, die Minkowski und Targowla beschreiben (2001, 271–278). Eine andere ist die Neigung zu einer Art geometrischer oder quasi-mathematischer Abstraktion, die ein Patient von Minkowskis Frau lebhaft beschreibt:

Was mich sehr beunruhigt ist, dass ich dazu tendiere, nur das Skelett der Dinge zu sehen; es kann passieren, dass ich Menschen in dieser Weise sehe. Es ist wie Geographie, wo Flüsse und Städte Linien und

Punkte sind. … Ich schematisiere alles, ich sehe Menschen als Punkte oder Kreise. Wenn ich an ein Treffen denke, an dem ich teilnehme, sehe ich den Raum, ich repräsentiere die anwesenden Menschen mit Punkten. (Minkowski 1999a, 326 f.)

Minkowski beschreibt diese Ausdrucksweise als ein Aufgeben der »Repräsentation« zugunsten eines schematischen Modus. Genau das tat einer meiner Patienten, als ich ihn bat, ein Bild seiner Familie zu zeichnen. Anstatt irgendeiner üblichen Form realistischer Repräsentation zeichnete er einen großen Kreis, der von vier oder fünf kleineren umgeben war. Dann erklärte er, dass dies seine Familie sei, die um den von oben gesehenen Küchentisch saß. Auch im Selbstbezug kann sich bei Schizophrenen eine extreme Objektivität manifestieren, so dass die eigenen Erfahrungen aus der Sicht der dritten Person beschrieben und erlebt werden (ebd., 354).

Minkowski sieht den morbiden Geometrismus und morbiden Rationalismus als sekundäre Folge der Einschränkungen bzw. des Verlustes der »vertrauten Dynamik des Lebensvollzuges« und des lebendigen Kontaktes zur Wirklichkeit und bezeichnet letztere verschiedentlich als essentielle, fundamentale, anfängliche und allgemeine Störung (»*trouble initial, trouble genérateur*«; Minkowski 1927 [1997], 5, 77 f., 83). »Verlust oder Abreißen des Vitalkontakts« sei die Essenz des schizophrenen Autismus; idiosynkratische Sorge und der Rückzug in eine Privat- oder Wahnwelt seien sekundäre Merkmale. Er beschreibt beispielsweise die hinterfragende Einstellung von Patient Paul als einen »Kompensationsmechanismus«, durch den Paul versucht, die Leere aufzufüllen, die er durch den Verlust des wirklichen, lebendigen Interesses an der Welt empfindet (Minkowski und Targowla 2002). Aber es ist wichtig, zu verstehen, dass diese defensiven oder kompensatorischen Mechanismen *selbst* von genau dem Zustand geprägt sind, auf welchen sie antworten (Minkowski 1999a, 618–22). Schizophrener Rationalismus sei nicht nur ein *übersteigerter* Rationalismus, sondern auch einer, der sowohl der Lebendigkeit als auch der Flexibilität oder *souplesse* entbehrt, die ein Charakteristikum menschlicher Rationalität in ihren normaleren Formen ist.

Ich würde Minkowskis *La Schizophrénie* zu den bedeutendsten und meisten rezipierten Büchern des letzten Jahrhunderts über Schizophrenie zählen. Wie viele andere Autoren, die über Schizophrenie schreiben, bin auch ich von seiner klaren und überzeugenden Darstellung maßgeblich beeinflusst. Minkowskis andere Bücher – *Traité de*

Psychopathologie und *Le Temps Vécu* sowie seine Ausgaben gesammelter Aufsätze – sind ebenfalls sehr bemerkenswert. Minkowskis klinische Beschreibungen bleiben unübertroffen. Seine Interpretationen von Autismus als Verlust des Vitalkontakts und seine Darstellung des morbiden Geometrismus und morbiden Rationalismus waren zur Zeit des Schreibens hoch originell; sie konzentrieren sich auf Schlüsselaspekte der Schizophrenie, welche sogar heute (und vielleicht gerade heute) oft vernachlässigt oder sogar verleugnet werden. Es gibt jedoch auch verschiedene Schwächen oder Lücken, die erwähnt werden sollten. In Anbetracht der Tatsache, dass Minkowskis Arbeit vor 75 Jahren veröffentlicht wurde, scheinen einige der folgenden Kommentare eine anachronistische Qualität zu haben. Aber Minkowskis Sichtweise ist von mehr als nur historischem Interesse; wenn er – so wie er es verdient – in die gegenwärtige Diskussionen eingebracht werden soll, dann lohnt es sich, verschiedene Punkte zu bedenken.

Mein erster Kritikpunkt bezieht sich auf die Vagheit und Unsicherheit in der Darstellung der *trouble genérateur:* In welchem Sinn kann behauptet werden, dass der in Frage kommende *trouble* verschiedene Aspekte der Krankheit hervorbringt? Phänomenologische Psychiater und Philosophen haben die spezifische, explanatorische Bedeutung ihrer phänomenologischen Darstellungen nicht immer klar herausgestellt. Minkowski ist beispielsweise zweideutig in Bezug auf die Frage, ob der *trouble genérateur* den anderen Veränderungen als eine Art primärer Ursache vorausgeht, oder ob er besser als ein zentrales *Thema* oder das »Wesen« der Krankheit verstanden werden soll. (In *La Schizophrénie* beschreibt er den Verlust des Vitalkontaktes »nicht [als]eine Konsequenz von anderen psychischen Störungen, sondern einen Wesenskern[oder Zustand], von dem aus alle Kardinalsymptome entspringen oder in einer einheitlichen Weise gedacht werden können« [Minkowski 1927 [1997], 87].) Man wünscht sich zudem eine ausführlichere Analyse einiger der von ihm beschriebenen Phänomene. Was soll beispielsweise die Bezeichnung des Wahnsinns als einer »Störung der intimen Struktur des Selbst« (Minkowski 1997, 114) genau bedeuten? Minkowskis Schlüsselbegriff des »Vitalkontaktes«, der aus der Bergsonschen Philosophie stammt, bewahrt eine gewisse metaphysische Aura und es ist schwierig, den Prozess von Bewusstsein und Erkenntnis zu spezifizieren, den er impliziert.

Mein zweiter Kritikpunkt betrifft Minkowskis Neigung, sich auf eine beschränkte Bandbreite von schizophrenen Symptomen zu konzentrieren und andere Hauptsymptome oder –syndrome zu vernachlässigen. Er hebt insbesondere das hervor, was heutzutage als »Negativsymptomatik« bezeichnet wird, in der besonders Antriebsverlust, Affektarmut, reduzierte affektive Modulationsfähigkeit, Verlust von Vitalkraft und Responsivität, Insuffizienzgefühle sowie weitgehend kompensatorische Formen von Hyperrationalismus und Verräumlichung des Denkens zum Ausdruck kommen. Wenig Erwähnung finden die Hauptmerkmale der Symptomkonstellationen, die wir heutzutage zur »Desorganisation« oder »Positivsymptomatik« rechnen würden (Liddle 1987) – also entweder desorganisierte Subtypen mit vorrangig formalen Denkstörungen und Störungen von Sprache und Kognition, oder aber »bizarre« Erstrang-Symptome mit Fremd-Beeinflussungserleben. Minkowskis exemplarische Patienten beklagten sich über ihre Leblosigkeit und Nichtexistenz, und sie zeigten rigide Denkmuster; sie äußerten selten das Gefühl der leiblichen oder geistigen Verwirrung oder der »Fremdbeeinflussung«, die bei vielen schizophrenen Patienten vorherrschen. Minkowski (Minkowski 1997, 108 f.) bezieht in einem Aufsatz Stellung zu seinen Schwierigkeiten, Bleulers »Sekundärsymptomen« gerecht zu werden, die Halluzinationen und Wahnvorstellungen beinhalten. Er schlägt weiterhin vor, dass »ergänzende Mechanismen« relevant sein könnten, die am ehesten mit Clérambaults »mentalen Automatismen« zu vergleichen sind und wenig mit Schizophrenie *per se* zu tun haben.

Minkowskis Betonung der gesteigerten Rationalität und der Affinität zum statischen und räumlichen Denken stimmt mit Bergsons Unterscheidung zwischen Intuition und Rationalität überein. Meine dritte und abschließende Beobachtung ist, dass Minkowski den *Hyperrationalismus* überschätzt, während er den verstörenden und sich selbst unterlaufenden Formen eines überaktiven Selbstbewusstseins, das ich »Hyperreflexivität« genannt habe, zu wenig Aufmerksamkeit schenkt (Sass 1992a). Diesen letzten Punkt werde ich nachfolgend weiter behandeln. Ich werde versuchen zu zeigen, dass die Hyperreflexivität (im Gegensatz zum morbiden Rationalismus) besser geeignet ist, um die Brüche in der hierarchischen Organisation zu erklären, die charakteristisch für schizophrenes Denken und Sprache sowie für die radikalen Formen der Selbstentfremdung und des Beeinflussungserlebens sind, die sich unter den Erstrangsymptomen finden.

Louis Arnorsson Sass

Wolfgang Blankenburg

Die ergiebigste Quelle für die phänomenologische Psychopathologie ist die deutschsprachige Psychiatrie – zu nennen sind hier nicht nur die Arbeiten der berühmten Heidelberger Schule (einschließlich Jaspers, Mayer-Gross und Kurt Schneider; von Baeyer, Grühle, Kisker, Tellenbach und Häfner; in aktueller Fortführung durch Alfred Kraus und Thomas Fuchs), sondern auch verschiedener anderer Autoren aus Deutschland und der Schweiz (einschließlich Binswanger, Boss, von Gebsattel und Erwin Straus; siehe Spiegelberg 1972; Tatossian 1997). Hier hat die Schizophrenie mehr Beachtung gefunden als irgendeine andere psychische Störung. Der vielleicht prominenteste Vertreter dieser Tradition ist Wolfgang Blankenburg, der über viele Jahre hinweg Professor und Direktor der Klinik für Psychiatrie an der Universität Marburg war. Blankenburg widmete sich in seinen Schriften zahlreichen Aspekten der Psychopathologie, Psychotherapie und psychiatrischen Methodologie. Ich werde mich hier auf seine bekannteste Arbeit beziehen, *Der Verlust der Natürlichen Selbstverständlichkeit: Ein Beitrag zur Psychopathologie symptomarmer Schizophrenien* (Blankenburg 1971) – eine Arbeit, die ich zu den wichtigsten Büchern des letzten Jahrhunderts über Schizophrenie zähle. Blankenburgs Aufsatz »Ansätze zu einer Psychopathologie des ›common sense‹« erschien 1969; er dient als Einführung in das Werk *Der Verlust der Natürlichen Selbstverständlichkeit* und liefert einen Überblick dazu.

In seinem Buch von 1971 legt Blankenburg dar, dass der zentrale Mangel oder die zentrale Anomalie der Schizophrenie am besten als ein »Verlust der natürlichen Selbstverständlichkeit« beschrieben werden kann. Diese Formulierung entstammt dem zentralen Fallbeispiel der Patientin »Anne«. Der Verlust natürlicher Selbstverständlichkeit ist weitgehender und subtiler als die meisten symptomatischen Begriffe (Blankenburg 1971, 55 f.); er bezieht sich auf den Verlust des normalen Alltagsverständnisses *(common sense)*, also des unhinterfragten Vertrautheitsgefühls und der nicht problematisierten, unmittelbaren Eigenschaften und Grundvoraussetzungen, die es normalerweise einer Person ermöglichen, viele Elemente und Dimensionen der sozialen und praktischen Welt als selbstverständlich zu erachten. Was passiert, kann als eine Unterbrechung des normalen oder des »essentiellen Verhältnisses zwischen dem Sinn des Offensichtlichen und seiner Abwesenheit im Wunder und Zweifel« (Spiegelberg 1972, 110) beschrieben werden. Blankenburgs Ansatz stimmt mit empirischen Studien darin überein, dass Schizophrene oft erstaunlich gut in vielen intellektuellen Aufgaben abschneiden, die abstraktes oder logisches Denken erfordern, aber Schwierigkeiten mit alltagspraktischen Problemen haben, sowie mit solchen, die den *common sense* betreffen (Cutting und Murphy 1988, 1990).

Blankenburgs Perspektive ist deskriptiv, holistisch und eher statisch. Er bemüht sich, den allgemeinen Tenor, die vorherrschende thematische Ausrichtung oder die Existenzformen sowie die grundlegenden Bedingungen der Möglichkeit der schizophrenen Lebenswelt zu verstehen. Blankenburg ist sich der unvermeidbaren Vereinfachung und der potentiellen Willkürlichkeit bewusst, die mit jedem Versuch, *das* Wesen der Schizophrenie zu verstehen (Blankenburg 1971, 27–28), einhergeht. Nichtsdestotrotz schlägt er vor, dass diese bezeichnende, wenn auch sublime Störung des Alltagsverständnisses *(common sense)*, die er eine Form von »Alienation« nennt, einen Schlüsselbegriff der »Bedingung der Möglichkeit« für das darstellt, was er »primären Autismus« der schizophrenen Lebensform nennt (Blankenburg 1986; Blankenburg 1971, 139; Parnas und Bovet 1991). Blankenburg beschäftigt sich jedoch nicht mit Kausalerklärungen oder damit, bestimmte Entwicklungswege zu verfolgen. Mit Nachdruck stellt er fest, dass den »Verlust der natürlichen Selbstverständlichkeit« als eine »Grundstörung« zu beschreiben nicht den Versuch einer Ätiologie darstellt, sondern das Bemühen, das »Wesen« der Transformation zu erfassen[3] (1971, 4).

Blankenburgs und Minkowskis *Arten*, phänomenologische Psychiatrie zu betreiben, sind sicher unterschiedlich. Während Minkowski selten philosophische Autoren zitiert, stattdessen die Alltagssprache vorzieht und sich auf die klinischen Realitäten konzentriert, ist Blankenburgs Buch voll von philosophischen Referenzen und faszinierenden Anwendungen der Ideen Husserls, Merleau-Pontys, Sartres und insbesondere Heideggers. Dennoch haben die Sichtweisen der beiden phänomenologischen Psychiater auf die Schizophrenie auch viel gemeinsam. Beide betonen eine Störung oder Beeinträchtigung des spontanen Umgangs mit der Welt, die mit einem übermäßigen Vertrauen in die Möglichkeit der intellektuellen Bewältigung verbunden ist. Obwohl der »Verlust der natürlichen Selbstverständlichkeit« eine eher kognitive und der »Verlust des Vitalkontaktes« eine eher dynamische

[3] Das mag es von Minkowskis »*trouble genérateur*« unterscheiden; siehe oben.

oder affektive Tönung hat, ist dieser Unterschied bei näherer Betrachtung gar nicht so groß. Sowohl Minkowski als auch Blankenburg erkennen an, dass etwas zu wissen und sich diesem Wissen entsprechend zu verhalten untrennbar miteinander verbunden sind; das heißt, dass unser Erkennen normalerweise von Motivationen und Affekten durchtränkt ist, die uns in der Welt verankern und orientieren. Blankenburg schreibt dementsprechend, dass »in der Urteilsfähigkeit das Gefühl ein Organ der Erkenntnis ist« (Blankenburg 2001).

Nach Blankenburg zeigt sich die grundlegende Veränderung schizophrener Subjektivität am klarsten und einfachsten bei »symptomarmen« Patienten, die kein florides klinisches Bild aufweisen. Zusammen mit Minkowskis *La Schizophrénie* bietet sein Buch die vielleicht reichhaltigste Darstellung der oft vernachlässigten subjektiven Seite der »Negativ-« bzw. »Defizitsymptome« der Schizophrenie (siehe auch Sass 2000). Blankenburg glaubt jedoch, dass der Verlust der Selbstverständlichkeit oft auch der Positivsymptomatik und der Desorganisation zu Grunde liegt: Er nennt sie die »unspezifische Spezifizität« (Blankenburg 1971, 6, 55), die das Wesen der schizophrenen Erkrankung definiert und viele ihrer charakteristischen Merkmale auf einen gemeinsamen Nenner zu bringen hilft.

Ein wesentliches Merkmal des Verlusts der natürlichen Selbstverständlichkeit besteht in der Schwierigkeit, sie zu beschreiben: Patienten beklagen, dass sie das, was sie so tiefgreifend beeinträchtigt, nicht in Worte fassen können. Da die natürliche Selbstverständlichkeit nicht ein Gegenstand oder eine Erscheinung ist, sondern eine bestimmte *Art* von Erfahrung außerhalb des gewohnten selbstreflexiv zugänglichen Horizonts, findet sie sich überall und nirgends – sie ist so vertraut, dass sie sich vor dem Hintergrund unseres Bewusstseins verbirgt.[4] Wie Blankenburg bemerkt (ebd., 49), ist Sprache nicht gut geeignet, Dimensionen der Existenz zu beschreiben, auf die sich die Sprache selbst gründet und die sie voraussetzt.

Blankenburgs Patientin Anne sagt, ihr fehle, »so etwas Kleines … so etwas Wichtiges, ohne das man aber nicht leben kann« (ebd., 60). Normale Menschen, sagt sie, haben alle »eine Bahn, eine Denkweise« (ebd., 79); das sei »der ›Rahmen‹ in dem sich alles abspiele« (ebd., 90). Von dieser Bahn oder Denkweise sagt sie: »[D]anach denkt man, da-

---

[4] Blankenburg vergleicht den Verlust der Selbstverständlichkeit mit Heideggers Diskussion, wie »Sein« sich eben dadurch verkündet, dass es sich zurückzieht.

nach ist das Handeln ausgerichtet, danach verhält man sich« (ebd., 79). Aber während andere ein »natürliches Verhältnis« zu dieser Weise oder Bahn haben, sagt Anne von sich selbst: »Alles, überhaupt alles ist so fragwürdig. Ich begreife irgendwie alles gar nicht« (ebd., 75). Sie beklagt sich, nicht in der Lage zu sein, auf einem kontinuierlichen Weg zu bleiben und sich ständig in einer anderen Welt wieder zu finden und neu anfangen zu müssen (ebd., 88–90). Was daraus entsteht, ist weniger theoretische Verwirrung oder intellektuelles Unverständnis als eine Art praktischer Inkompetenz und Perplexität, die den Fluss normaler Erfahrung und alltagspraktischer Aktivität unterbricht und das unabhängige Funktionieren im Alltag behindert. Diese Personen haben besonders in solchen Bereichen Schwierigkeiten, die subtile Interpretation und praktisches Urteil erfordern; möglicherweise bevorzugen sie logischere und klarer abgegrenzte Felder wie Physik oder Mathematik. »Dann bleibt mir nichts«, sagt Anne, »als mich auf Vernunftgründe zu verlassen« (ebd., 47).

Obwohl Patienten selbst oft davon sprechen, ein Defizit oder einen »Defekt« zu haben (ebd., 51), ist es falsch, diesen Verlust in rein quantitativen oder in negativen Ausdrücken zu beschreiben – als einfachen Mangel von etwas, das normalerweise vorhanden ist (nämlich *common sense*). Denn, wie Blankenburg anmerkt, beinhaltet das, was er den Verlust natürlicher Selbstverständlichkeit nennt, eine qualitative Veränderung der konstitutiven Fundamente der Erfahrung in einer Art von dialektischer Negation (ebd., 58).

Der Verlust natürlicher Selbstverständlichkeit bei Patienten mit Negativsymptomen ist in der Tat oft von übersteigerten Formen der Selbstbeobachtung (Hyperreflexivität) begleitet, in welchen Patienten sich auf Aspekte oder Prozesse der Handlung und Erfahrung konzentrieren, die bei normaler Erfahrung schlichtweg unbemerkt bleiben würden (ebd., 63–75). Blankenburg spricht von einer charakteristisch »schizophrenen Alienation« (ebd., 139) – dem Eindruck, außerhalb der üblichen Gewohnheiten und Belange der gemeinsamen sozialen Welt zu stehen, losgelöst von den sonst als selbstverständlich erachteten Annahmen und Praktiken und abgeschnitten vom üblichen Empfinden, im eigenen Sein verwurzelt zu sein: »Ich bin mir irgendwie fremd – bin nicht ich selbst« (ebd., 54). »Es ist, als ob ich das ganze Weltgetriebe so von außen anschaue« (ebd., 68). Anne spricht davon, an selbstverständlichen Problemen und Fragen »hängen« zu bleiben (ebd., 44), die gesunde Menschen einfach als gegeben hinnähmen (ebd., 44) – Fragen, die sie selbst oft sinnlos finde (ebd., 52, 89). Es sei »[u]nmöglich, daß ich mir verbiete, darüber nachzudenken« (ebd., 46). Blankenburg schreibt, dass solche Patienten eine Verarmung aller lebendigen Beziehungen empfinden, »mit Ausnahme des reflektierenden Selbstbezugs« (ebd., 41).

Blankenburg zufolge (ebd., 54) ist es der Verlust natürlicher Selbstverständlichkeit, welcher der typisch schizophrenen »Ratlosigkeit« zugrunde liegt, die in der klassischen deutschen Psychopathologie beschrieben wird (Störring 1939 [1987]). Um diese Ratlosigkeit zu verstehen, reicht es nicht aus, den Patienten aufzufordern, seiner verminderten Vitalität und Aktivität gewahr zu werden, oder auf die Tatsache hinzuweisen, dass mit dem Gewahrsein des normalerweise Impliziten das Bewusstsein mit Input gefüllt wird, bis ein Zustand kognitiver Überflutung eintritt. Bedeutender, würde ich einwenden, ist die radikale *qualitative* Verschiebung nämlich dadurch, dass implizite Dimensionen explizit werden und diese Dimensionen nun nicht mehr die Fundierungs-, Orientierungs- oder *konstituierende* Funktion erfüllen, die nur das, was im Hintergrund bleibt, ausüben kann.

Normalerweise, sagt Anne, entwickele sich die »Denkweise« spontan und weitgehend unbemerkt über die Zeit, so wie der Charakter selbst. Anne hingegen fühlt sich davon weit entfernt: »Bei mir ist das alles nur angedacht« (Blankenburg 1971, 79). Ein anderer Patient spricht von einem Prozess der Umstülpung des Innersten nach außen: »Die Schizophrenie ist genau so, wie wenn ich einen Karton nach außen stülpe« (ebd., 85). Eine Konsequenz des Verlusts natürlicher Selbstverständlichkeit, des normalen Empfindens, in einen vertrauten Kontext eingebunden zu sein, ist, dass der Patient Energie bzw. Eigeninitiative aufbringen muss, um die Prozesse zu kontrollieren, die normalerweise automatisch vonstatten gehen. Die Konstitution des Selbst und der Welt – normalerweise eine »transzendentale Leistung« (ebd., 84), die durch eine vorbewusste passive Synthese entsteht – erscheint nun fragil und erfordert fast eine physische Anstrengung, welche die zur Verfügung stehenden Ressourcen aufbraucht. Diese Notwendigkeit, sich anzustrengen – die Teil der Wurzel des schizophrenen Autismus ist (ebd., 104) –, mag zumindest teilweise für den Mangel an Energie und das allgemeine Gefühl der Erschöpfung verantwortlich sein, die in der Schizophrenie so weit verbreitet sind.[5]

---

[5] Was Blankenburg schizophrene »Asthenie« nennt (Blankenburg 1971, 56, 84 f., 101, 103 f.).

Blankenburg vergleicht das schizophrene Gefühl des Erstaunens über das, was *am selbstverständlichsten* erscheint, mit dem Staunen des phänomenologischen Philosophen, der das betreibt, was Husserl die Einklammerung oder *epoché* nannte, – welcher die gewohnten Annahmen der »natürlichen Einstellung« suspendiert, um sie zu Tage zu bringen (ebd., 67). Dieses losgelöste Bewusstsein und das Hinterfragen des normalerweise unbemerkten Rahmens oder der sozialen Konventionen erklären die hyperabstrakte und quasi-phänomenologische Qualität im Denken und in der Sprache so vieler schizophrener Patienten. Aber Blankenburg diskutiert auch einige wichtige Unterschiede zwischen Schizophrenie und Phänomenologie, welche sowohl für die Natur der Schizophrenie als auch die der Normalität erhellend sind.

Wie Blankenburg feststellt, ist die Außerkraftsetzung der natürlichen Selbstverständlichkeit zum Großteil das Ergebnis eines *theoretischen* Standpunktes. Persönliche Faktoren und solche des Temperaments sind bei der Schizophrenie von untergeordneter Bedeutung, während endogene Faktoren eine Schlüsselrolle zu spielen scheinen.[6] Blankenburg betont zudem die Bedeutung von Anomalitäten bei der Schizophrenie in Bezug auf das, was er als fundamentale, vorprädikative Aspekte der Erfahrung bezeichnet. Also die automatischen, auf Assoziation oder Gestalt basierenden Prozesse, die Husserl »passive Genesis« genannt hat und auf die sich Merleau-Ponty (1962, xviii) als Ebene der »fungierenden« Intentionalität bezog (im Unterschied zu den aktiveren, willentlichen oder »reflektierten« Formen). Während die phänomenologische *epoché* theoretisch motiviert und zum Großteil willentlicher Natur ist, ist der schizophrene Verlust der Selbstverständlichkeit ein eher schleichender Prozess, der seinen Grund in den endogenen Anomalitäten des kognitiv-affektiven Apparates hat. Und während der Philosoph wahrscheinlich gegen die natürliche Einstellung ankämpfen muss, die der Phänomenologe Eugen Fink als das »natürliche Lebensgefälle« charakterisierte (Blankenburg 1971, 71), kämpft der Schizophrene eher darum, ihren Wegfall zu verhindern. In der Tat ist es für viele schizophrene Patienten möglicherweise irreführend, von einer *Einklammerung* der Selbstverständlichkeit zu sprechen – die Horizonte normaler Selbstverständlichkeit waren von vornherein nicht sehr sicher (ebd., 70).

[6] Für diesen Punkt relevant ist die Bedeutung schizoider Merkmale bei vielen wichtigen Philosophen. Siehe z. B. Sass (2001) bezüglich Wittgenstein.

Blankenburgs *Verlust der Natürlichen Selbstverständlichkeit* bietet die elaborierteste theoretische Darstellung der subjektiven Dimension der sogenannten »negativen Symptome«, die viele gegenwärtige Experten als den Kern von Schizophrenie sehen. Niemand, der die subjektive Dimension der Psychose verstehen möchte, kann es sich leisten, diese Arbeit zu vernachlässigen. Im Folgenden werde ich drei Aspekte aus Blankenburgs bedeutendem Buch darlegen und kommentieren. Der erste Punkt betrifft seinen Fokus auf das, was als Auswirkungen aufgefasst werden könnte, sowie seine relative Vernachlässigung von generativen oder konstitutiven Prozessen.

Blankenburgs Schlüsselbegriff »Verlust der natürlichen Selbstverständlichkeit« konzentriert sich darauf, wie die schizophrene Person die *Welt* sieht, oder darauf, welches Bewusstsein sie von ihrem Erleben hat. In dieser Hinsicht scheint Blankenburg Heidegger nahe zu stehen, der die menschliche Existenz als eine Bedingung des Daseins konzipierte und die Konzeption des Geistes seines Mentors Husserls hinterfragte, der zufolge der Geist für die Erfahrungswelt *konstituierend* ist, und die Heideggers Ansicht nach zu subjektivistisch und cartesianisch ist. Obgleich Husserl durchaus erkannte, dass es keine *Noesis* (Bewusstseinsakt) ohne ein korrelatives *Noema* (Bewusstseinsobjekt) gibt, schrieb er doch den noetischen Akten einen besonderen Status zu, die er als »beseelende Auffassungen« bezeichnet, die für die transzendentale Konstitution von Gegenständen und Bewusstseinsfeldern verantwortlich sind (Husserl 1983, 226, 238, 277). Man kann sicher über die Verdienste von Heideggers Methode im Vergleich zu der Husserls debattieren (Tatossian 1997, 12). Es ist jedoch anzumerken, dass Husserls Interesse an der Konstitution mentaler Prozesse und der Genese der Erfahrungswelten wohl eher mit den Bestrebungen gegenwärtiger Psychologie und kognitiver Wissenschaft in Einklang steht, welche die mentalen Prozesse zu identifizieren suchen, die den erlebten Abnormalitäten zugrunde liegen und sie in diesem Sinne erklären.

Mein zweiter Kommentar zu Blankenburg ist, dass er trotz seiner Behauptung, der Verlust natürlicher Selbstverständlichkeit liege als wesentliche Veränderung allen Formen der Schizophrenie zugrunde (Blankenburg 1971, v, 183), nicht wirklich erklärt, wie die Positiv-Symptomatik entstehen kann. Meine abschließende Kritik ist, dass Blankenburg die reflexive Aufmerksamkeit in der Schizophrenie zu eingeschränkt sieht und daher dazu tendiert, ihre zentrale Rolle in der Krankheit zu unterschätzen. Ich möchte anmerken, dass eine erweiterte Sicht auf die Hyperreflexivität das Potential hat, Blankenburgs entscheidende Einsichten in eine umfassendere Darstellung der Schizophrenie zu integrieren.

Blankenburg hält Reflexivität durchaus für wichtig und betrachtet sie in vielerlei Hinsicht als ein markantes Charakteristikum der Schizophrenie.[7] Wenn Blankenburg von »Reflexivität« spricht, muss man jedoch festhalten, dass er sich primär auf das bezieht, was (in Anlehnung an Merleau-Ponty) als *reflektierter* Typ der Reflexivität bezeichnet werden kann.[8] Dies ist ein Typus, der zumindest eine halbwillentliche Qualität hat, und der typischerweise Prozesse des Verstehens oder der Introspektion von einer intellektuellen oder sogar hyperrationalen Art in Gang setzt.[9] Zudem beschreibt Blankenburg schizophrene Reflexivität im Allgemeinen als einen »sekundären« Prozess, der fundamentalere Mängel kompensiert (einschließlich des Verlusts der spontanen Einstimmung auf die Realität des *common sense*), und der seine Wurzel in den Anomalitäten der »passiven Synthese« auf der vorreflexiven und vorprädikativen Ebene hat (ebd., 30, 54, 62, 68, 113 f.). Für Blankenburg scheint Reflexivität also vor allem eine Antwort oder ein Affekt zu sein, also nicht ein Merkmal der fundamentalen Anomalität und nicht etwas, das selbst zum Verlust natürlicher Selbstverständlichkeit entscheidend beiträgt (siehe ebd., 53).

Wie ich jedoch an anderer Stelle begründet habe (Sass 1992, Kap. 7; 2000), hat das reflexive Grübeln, mit dem der basale Verlust kompensiert werden soll, wahrscheinlich oft den kontraproduktiven Effekt, den Patienten *noch weiter* von einem Gefühl der Natürlichkeit oder der Befähigung zum spontanen Handeln abzuhalten, und damit die Ratlosigkeit und Verwirrung zu *steigern*, und es schwieriger zu machen, aus der sich leicht verselbständigenden Spirale auszubrechen. Wenn jemand beispielsweise versucht, über Introspektion die Kontrolle zurückzugewinnen und ein Bewusstsein seiner selbst wieder herzustellen, vergrößert er womöglich seine Selbstentfremdung und Fragmentierung. »Einsicht war mein Untergang« erklärte ein junger

---

[7] Er erklärt z. B., wie der grundsätzliche, bewusste Zweifel und die Verwirrung des Schizophrenen sich von denen des Zwangsneurotikers unterscheiden (Blankenburg 1971, 52).

[8] Blankenburg benutzt unter anderem die Begriffe Reflexivität, Reflexionskrampf, Reflexion, Reflektiertheit und reflektierte Alienation (ebd., 53, 54, 59, 121).

[9] Es handele sich um einen »Schwund«, »[n]icht in ihrem mit Hilfe des Verstandes reflektierten, wohl aber in ihrem unmittelbaren Selbstverhältnis« (ebd., 102).

Mann mit Schizophrenie. »Zu viel Einsicht kann sehr gefährlich sein, weil man den Geist zerreißen kann.« »Nun, schau Dir das Wort ›Analyse‹ an«, sagte er bei einer anderen Gelegenheit. »Das meint Auseinanderbrechen. Wenn man sie nach innen auf sich selbst anwendet, zerreißt sich der Geist selbst.« »Als ich damit anfing, [den Geist] zu zerstören, konnte ich nicht aufhören« (zitiert in Sass 1992a, 337 f.). Studien, die sich mit der Introspektion bei normalen Individuen beschäftigen, zeigen, dass eine Form von Hyperreflexion – in diesem Fall in einer rein willentlichen Weise produziert – Veränderungen sowohl im Selbst als auch der Welt mit sich bringen kann, die den Vorgängen in der Schizophrenie erstaunlich ähneln (Hunt 1985, 1994, Sass 1994, 90). Obwohl Blankenburgs Sichtweisen mit diesem Punkt übereinstimmen, behandelt er ihn in seinen Ausführungen nicht näher.

Ich möchte noch weiter gehen und bin der Ansicht, dass Formen dessen, was »Hyperreflexivität« genannt werden könnte, ebenfalls eine fundamentalere Rolle bei der Störung spielen – dass sie sogar ein Aspekt dessen sein könnten, was als die Grundstörung selbst bezeichnet werden kann.

Es ist durchaus möglich, dass die intellektuelleren Formen der Hyperreflexivität, auf die sich Blankenburg konzentriert, nicht grundlegend genug sind, um eine zentrale Rolle bei der Erklärung der Ätiologie der Krankheit zu spielen. Hyperreflexivität beinhaltet jedoch nicht nur aktiv gerichtete oder *reflexive* Formen des Selbstbewusstseins, sondern auch eine Reihe anderer, passiverer, automatischer, oder »präreflexiver« Arten, in denen ein Handelnder oder ein Subjekt sich auf sich selbst oder Merkmale der eigenen Funktionsweisen konzentriert (Sass 2000). Man kann (in Anlehnung an Merleau-Ponty) von »operativen« Formen der Hyperreflexivität sprechen. Sie beinhalten Erfahrungen, in denen das normalerweise transparente Erlebnisfeld zunehmend von ungewöhnlichen Empfindungen, Gefühlen oder Gedanken unterbrochen wird, die in einer automatischen, passiv erfahrenen Weise auftauchen und eine gegenstandsartige Qualität annehmen. Patientenberichte legen nahe, dass dies in den frühen prämorbiden Stadien der Schizophrenie zunächst als weitgehend passiver Prozess und eher wie ein Erleiden erfahren wird, das typischerweise Zönästhesien, einen Verlust des Automatismus der Bewegung und bestimmte kognitive und perzeptive Störungen beinhaltet. Also Phänomene, die in der deutschen Forschung zu den sogenannten »Basissymptomen« der Schizophrenie mit dem treffenden Begriff »Basisstörung« bezeichnet werden (Klosterkötter, Schultze-Lutter, Gross, Huber et al. 1997). Diese Erfahrungen scheinen ein hyperreflexives Bewusstsein von Empfindungen und anderen Phänomenen zu beinhalten, denen man normalerweise nicht viel Aufmerksamkeit schenken würde (Frith 1979; Sass 1992a). Obwohl Erfahrungen, die den Basissymptomen ähnlich sind, sehr selten bei gesunden Personen oder bei neurotischen und Persönlichkeitsstörungen auftreten (Huber 1986, 1137), ähneln sie *de facto* erstaunlich den Erfahrungen normaler Personen, die eine abnorme, losgelöste und introspektive Haltung zu ihrer eigenen Körpererfahrung einnehmen (siehe Angyal 1976; Hunt 1985, 248; 1995, 201; Sass 1994, 90–97, 159–61). Man könnte sagen, dass es sich hierbei um ganz *normale* Empfindungen handelt, die mit den fortlaufenden Erfahrungen verbunden sind, aber jetzt im *abnormen* Zustand der Hyperreflexivität und mit veränderter Selbstaffektion erfahren werden.

Die Arbeit des Philosophen Michael Polanyi (1964, 1967) erhellt das maßgebliche Verhältnis zwischen dem, was in der selbsttätigen Konstitution jedes Bewusstseinsaktes implizit ist, und dem, was im Fokus steht. Impliziertheit ist das Medium oder der Index normaler Selbstaffektion, weil uns das, was wir implizit wissen, »innewohnt«. Jede Störung dieser Struktur von Implizitem und Explizitem, oder der Ipseität und des Fokusses, den sie beinhaltet, wird subtile, aber weitgehend nachhaltende Wirkungen zeitigen, die das Gleichgewicht von Selbst und der Welt stören und ihre Fundamente erschüttern. Ich würde daher vorschlagen, dass die operative Hyperreflexivität, welche die für die passive Synthesis erforderliche Impliziertheit stört, ein Schlüsselelement dessen ist, was Blankenburg die strukturellen Grundveränderungen schizophrenen Daseins nennt – ein Element, das Bestandteil einer Vielzahl schizophrener Symptome ist.[10]

Es ist unschwer zu sehen, wie eine solche operative Hyperreflexivität, zusammen mit eher kompensatorischen und reflektierten Formen, die sie anregen kann, zu einem Verlust natürlicher Selbstverständlichkeit beizutragen vermag und auch zur Unterbrechung und Verlangsamung der Aktivität und des Denkens, wie sie bei der Schizophrenie auftreten. »Ich habe kürzlich bemerkt, dass ich darüber nach-

[10] Diese Annahme stimmt auch mit einer Reihe gegenwärtiger neurokognitiver Hypothesen überein, die Aufmerksamkeitsdefizite bei der Verarbeitung neuer Stimuli vor dem Hintergrund vergangener Erfahrungen betonen.

denke, wie ich Dinge tue, bevor ich sie tue«, sagte ein Patient mit Schizophrenie.

> Wenn ich mich zum Beispiel hinsetzen möchte, dann muss ich zunächst an mich selbst denken und mich beinahe hinsetzen sehen, bevor ich es tue. Mit den anderen Dingen wie Waschen, Essen und sogar Anziehen ist es dasselbe – Dinge, die ich früher gemacht habe, ohne mich um sie zu bemühen oder an sie zu denken. … All das macht mich jetzt viel langsamer. (McGhie und Chapman 1961, 107)

Das Verfallen in Schweigen, Passivität oder Ausdruckslosigkeit, wie es charakteristisch für die Negativ-Symptomatik ist, kann nicht nur als direkte Konsequenz einer zunehmenden Verzerrung normaler Selbsterfahrung verstanden werden, sondern auch als eine defensive Reaktion *auf* diese beunruhigenden Veränderungen. Wenn ich »vollständig still und bewegungslos« werde, berichtete ein Patient, »erleichtert das, die Dinge zu bewältigen« (McGhie und Chapman 1961, 106).

Hyperreflexivität und ihre Folgen können aber auch helfen, die Entwicklung der Erstrangsymptome zu erklären, die in der Positiv-Symptomatik vorherrschen. Längsschnittstudien zu prämorbiden und prodromalen Symptomen der Schizophrenie (Klosterkötter 1988) belegen klar einen progressiven Übergang von der »Basisstörung« zu floriden Erstrangsymptomen dadurch, dass normalerweise implizite Phänomene sich zunehmend objektivieren und externalisieren. Sie zeigen, dass besonderen Erstrangsymptomen generell subtile, subjektive Erfahrungen der Alienation vorausgehen, die im gleichen Erfahrungsbereich stattfinden. Diese Erstrangsymptome basieren also auf Basisstörungen, die im gleichen Bezugsrahmen liegen wie Körperempfindungen, Denken oder Affekte und die schließlich in Form von Erstrangsymptomen im gleichen Bezugsrahmen externalisiert und thematisiert werden (Klosterkötter 1992, 3, 37). Die Aufmerksamkeit auf das zu richten, was normalerweise implizit ist, heißt, das Phänomen zu objektivieren oder zu entfremden – seine Erfahrung von dem zu entfernen, was Husserl den »Nullpunkt« (Husserl 1989, §41) der Orientierung des Subjektleibes nennt. Im Extremfall verliert der Patient – wie bei den Erstrangsymptomen – das Gefühl, dass seine Handlungen, Gedanken oder Wahrnehmungen zu ihm gehören und fühlt sich unter der Kontrolle eines fremden Wesens oder einer fremden Gewalt.

Kimura Bin

Der wichtigste Repräsentant phänomenologischer Psychopathologie im heutigen Japan ist Kimura Bin,[11] der viele Jahre lang Professor der Psychiatrie in Nagoya und in Kyoto war. Während seiner psychiatrischen Ausbildung verbrachte Kimura zwei Jahre am Universitätsklinikum München (1961–1963); später war er Gastprofessor in Heidelberg (1969–1970). Kimura ist wohlvertraut mit der europäischen und insbesondere deutschen Phänomenologie und hat zusätzlich zu seinen eigenen Beiträgen Werke von Heidegger, von Weizsäcker, Binswanger, Tellenbach, Ellenberger und Blankenburg ins Japanische übersetzt. Einige von Kimuras Beiträgen über psychiatrische Phänomenologie sind in französischer Übersetzung als *Écrits de Psychopathologie Phénoménologique* (1992) erschienen. Ich werde mich hier auf das konzentrieren, was für mich Kimuras faszinierendster Beitrag ist: seine Diskussion der Störungen von Selbsterfahrung und der übermäßigen Selbstreflexion in der Schizophrenie.

Kimura beginnt seinen knappen aber sehr eindrucksvollen Aufsatz »*Reflexion et soi chez le schizophrène*« (Kimura 1992, 117–27) mit Ideen von Nagai Mari, einem japanischen Psychiater, dessen Karriere durch seinen frühen Tod vorzeitig beendet wurde. Nagai unterschied zwei Arten exzessiver Reflexion in der Schizophrenie. Die erste – von Nagai »nachträgliche Reflexion« genannt – kann man auch in vielen anderen Zuständen antreffen, etwa in der Melancholie und der normalen Adoleszenz. Es ist eine rein quantitative Übersteigerung der normalen menschlichen Fähigkeit, eine kritische Selbstbeobachtung vorzunehmen und bedeutet, sich selbst als *Objekt* zu betrachten – vergleichbar mit der Vorstellung, in den Augen eines anderen zu erscheinen. Mit Husserls Terminologie beschreibt Kimura die »nachträgliche Reflexion« als einen Zustand, in dem »ein noetisch reflektierendes Selbst und ein noematisch reflektiertes Selbst … sich klar voneinander trennen« (ebd., 118).[12]

Der zweite Typus, die »gleichzeitige Reflexion«, ist Nagai und Kimura zufolge ein viel charakteristischeres Merkmal der Schizophrenie;

---

[11] Nach japanischem Brauch werden Familiennamen zuerst genannt, daher Kimura Bin.

[12] *Noesis* ist bekanntlich Husserls Begriff für den Akt des Bewusstseins, *Noema* für dessen intentionales Korrelat, d. h. für das Objekt und die Welt, deren wir gewahr sind (Sokolowski 2000, 59–61).

sie tritt selten bei normalen Individuen auf. Der Beobachtende und das Beobachtete sind hier viel schwieriger voneinander zu unterscheiden, da in diesem Fall das Selbst, das beobachtet *wird*, nicht den Status eines Husserlschen Noema haben muss, oder dessen, was Sartre das »*en soi*« nennen würde, sondern stattdessen den Status eines Subjekts oder Agenten (der Noesis oder des »*pour soi*«) behält. Kimura schreibt: »Ein einziges noetisches Selbst trennt sich in zwei simultane ›Momente‹, die wechselseitig den Ort des Beobachters und des Beobachteten einnehmen und die daher unvermindert subjektiv-noetisch bleiben« (Kimura 1992, 118). Simultane Reflexion scheint eine bestimmte Art des Bewusstseins seiner selbst *als* ein Bewusstsein zu implizieren.

Kimura hebt die zumindest für normale Individuen bestehende Schwierigkeit hervor, eine simultane Aufteilung des subjektiven Selbst aufrecht zu erhalten. Das Problem kann mit den Augen verglichen werden, die sich nicht selbst sehen können, zumindest nicht in einer direkten, unmittelbaren Weise (ebd., 120), oder mit dem Licht, das so allgegenwärtig ist, dass es selbst unsichtbar bleibt. Subjektivität ist letzten Endes kein Objekt oder Ding, sondern vielmehr ein dynamischer Vektor des Verhältnisses zur Welt; eine konstante, wenn auch schwer fassbare Bedingung der Möglichkeit des Erscheinens von etwas – wie es in Heideggers Begriff des *Daseins* und in Sartres Begriff des Nichts des *pour soi* zum Ausdruck kommt. Um die eigenartige Flüchtigkeit zu erfassen, die dem Selbstbewusstsein eigen ist, zitiert Kimura Kierkegaards Definition des menschlichen Selbst als »ein Verhältnis, das sich zu sich selbst verhält« und fügt ergänzend die Beschreibung von *jikaku* (Selbstwahrnehmung) durch den japanischen Philosophen Nishida Kataro hinzu, nämlich als den Akt, »sich selbst in sich selbst zu reflektieren, ohne dass irgendetwas das Reflektierte ist« (ebd., 122). Tiere und Kinder scheinen nicht in der Lage zu komplexeren Formen des Selbstbewusstseins zu sein und sicher nicht zu einem Bewusstsein des Selbst *als* Bewusstsein, was wahrscheinlich eine entwickelte Sprache erfordert. Dies, so deutet Kimura an, mag der Grund dafür sein, dass schizophrene Psychosen spezifisch menschlich zu sein scheinen (ebd., 120). Simultane Reflexion in der Schizophrenie hat etwas Einzigartiges an sich; die *Möglichkeit* dieser Art von Selbstbewusstsein scheint jedoch ein konstitutives Paradox zu sein, das mit dem Wesen der menschlichen Natur verbunden ist.

Wie Blankenburg bemerkt und Kimura (ebd., 108) bestätigt, hat das gesteigerte Selbstbewusstsein oder die Hyperreflexivität in der

Schizophrenie etwas mit der Art von Reflexion gemein, die sowohl das Ziel als auch die Methode der Phänomenologie ist. So wie Nagais »simultane Reflexion« schließt das Selbstbewusstsein des Phänomenologen ein explizites Bewusstsein des Selbst als Bewusstsein ein, das normale, aber ungeübte Personen nur schwer erreichen können; daher Husserls Bestehen auf der Notwendigkeit einer speziellen Ausbildung zur Überwindung der »natürlichen Einstellung«. In der Schizophrenie kommt es jedoch eher spontan zu einer analogen Art des Selbstbewusstseins – etwas, das die Person mitunter so angreift, dass es ihre Stabilität unterminieren und die Strukturen der Außenwelt auflösen kann. Eine bemerkenswerte Illustration dieser eigenartigen Möglichkeit liefert eine Textstelle, in der der Schriftsteller Antonin Artaud (der unter Schizophrenie litt) das Bild der »Keimlinge an den Rändern meines geistigen Auges« gebraucht, um zu beschreiben, was das sich ausbreitende Bewusstsein seines eigenen Geistes in seiner weltkonstituierenden Rolle zu sein scheint, und worin dieses befremdliche Selbstbewusstsein eine schwankende und vom Verschwinden bedrohte Welt erahnen lässt (Artaud 1976, 60; Sass 1994, 96).

In »*Réflexion et soi chez le schizophrene*« merkt Kimura an, dass in der für die Schizophrenie charakteristischen simultanen Reflexion das eine oder das andere der zwei noetischen Selbste sich »anders« anfühlt. Wenn diese Entfremdung oder »Ver-anderung« das *reflektierende* Selbst betrifft, mündet sie in Wahnvorstellungen, von anderen Menschen beobachtet zu werden, wie sie so häufig in der paranoiden Schizophrenie auftreten. Wenn es jedoch das *beobachtete* Subjekt ist, das als fremd erlebt wird, während es gleichwohl seine Stellung als ein Willenssubjekt behält, dann, so Kimura, wird der Patient eine fremde Subjektivität erleben, die sich im innersten Kern seines Seins befindet (Kimura 1992, 119). Und diese Erfahrung einer reduzierten Ipseität wird sich im Erleben bzw. in Wahnvorstellungen der Fremdbeeinflussung und Fremdbesessenheit zeigen – etwa wenn der Schizophrene fühlt, dass seine Handlungen oder Gedanken von einer anderen Person oder Kraft kontrolliert werden, oder wenn er fühlt, dass jemand anderes tatsächlich *seine* Empfindungen *hat* oder den Blick aus seinen eigenen Augen einnimmt.

In einem eng verwandten Aufsatz, »Topologie de l'autre dans de délire«, kontrastiert Kimura die Schizophrenie mit nicht-schizophrenen Formen der paranoiden Psychose: Während in der nicht-schizophrenen Paranoia der andere in einer bedrohlichen Präsenz erscheint, die an einem Ort in der realen, externen Welt situiert ist, ist das, was in wahnhafter Schizophrenie als der Andere erlebt wird, tatsächlich ein »virtuelles Bild des Selbst«, dessen Existenz als eine Art *interner* Feind empfunden wird. »Auf der noetischen Ebene des *pour soi*«, so Kimura, »›verfremdet‹ sich das Selbst, transformiert sich in ein Nicht-Selbst und ist nur sekundär in den transzendentalen externen Raum projiziert« (Kimura 1992, 192). Viele Patienten mit wahnhafter Schizophrenie *werden* einen spezifischen Anderen erfahren, beispielsweise eine Art von Verfolger, noch wichtiger aber ist eine Art von *transzendentaler* Andersheit, die der scheinbar paranoiden Struktur zugrunde liegt (ebd., 138): eine reine und absolute Andersheit, oder Andersheit *im Allgemeinen*, die sich in die Subjektivität des Patienten einschleicht und ihn so der normalerweise gegebenen Ipseität oder Selbstaffektion beraubt.

Kimuras Überlegungen zu Selbsterfahrungen in der Schizophrenie sind reichhaltig und anregend, mit faszinierenden Implikationen für sowohl die theoretische als auch die praktische Ebene. Er versucht auf beeindruckende Weise, die schizophrene Selbststörung von analogen Phänomene in anderen Störungen zu unterscheiden, unter anderem bei der Borderline-Persönlichkeit, der Melancholie oder bei unspezifischen Depersonalisationssyndromen (Kimura 1992, 124 ff.). Die von Kimura beschriebenen abnormalen Erlebnisse würden sicherlich jedermanns Beschreibungs- und Vorstellungskraft herausfordern; ich bewundere seine Bemühungen, die schiere Andersartigkeit schizophrener Erfahrung zu fassen zu bekommen, ohne zu versuchen, diese Andersartigkeit durch die Angleichung an Bekannteres zu reduzieren. Es bleibt allerdings die Frage, ob sich Bewusstsein oder Kognition spezifischer und in einer klaren Weise beschreiben ließe, die empirischen Studien oder vielleicht interdisziplinärer Zusammenarbeit mit den kognitiven Neurowissenschaften zugänglicher wäre. Was bedeutet es beispielsweise, von einem »virtuellen Bild des Selbst« innerhalb des Selbst zu sprechen, oder von einer Art von »›transzendentaler Alterität‹ im Allgemeinen« (ebd., 192, 138)? Es wäre interessant, den Versuch zu unternehmen, diese Ausdrücke in Begriffe der gegenwärtigen Philosophie und kognitiven Wissenschaft zu übersetzen (siehe Gallagher 1997; Gallagher und Shear 1999). Auch sagt Kimura (zumindest in diesem Buch) wenig über das Verhältnis *zwischen* den verschiedenen Formen der schizophrenen Anomalität, die er beschreibt, weshalb die Struktur seines begrifflichen Modells eher im Dunkeln bleibt.

Kimura erwähnt beide Aspekte der Selbststörung, die ich für entscheidend halte: gesteigerte Reflexivität *und* die damit eng verbundene Schwächung der normalen Ipseität (z. B. Kimura 1992, 117, 191). Aber er sagt – zumindest in jener Aufsatzsammlung – wenig darüber, wie man sich das Verhältnis *zwischen* diesen Phänomenen vorstellen kann. Sollten Hyperreflexivität und reduzierte Selbstaffektion als eng miteinander verknüpft, obgleich als verschiedene Prozesse verstanden werden, die interagieren oder sich gegenseitig hervorrufen, oder aber als Aspekte eines einzigen Ganzen, das aus verschiedenen Blickwinkeln beschrieben wird? Kimura geht auf diese Frage nicht direkt ein. Ich würde davon ausgehen, dass es mit dem Holismus der phänomenologischen Perspektive – und insbesondere mit Kimuras Herangehensweise – besser in Einklang zu bringen ist, Hyperreflexivität und reduzierte Selbstaffektion als zwei komplementäre (oder gleichursprüngliche) Facetten einer grundlegenden Transformation der Erfahrung des Bewusstseinsaktes vorzustellen. Polanyis Begriff der impliziten Dimension könnte helfen, diese Komplementarität zu erhellen: Während der Begriff der Hyperreflexivität die Weise hervorhebt, in der etwas normalerweise Implizites explizit wird, vermag der Begriff der reduzierten Selbstaffektion die komplementären Aspekte eben dieses Prozesses hervorzuheben – die Tatsache, dass das, was einmal implizit *war*, jetzt nicht mehr ein Medium des als selbstverständlich angesehenen Selbst ist. Es kann also sein, dass Hyperreflexivität und reduzierte Selbstaffektion Aspekte ein und desselben Phänomens sind, *derselben* Störung des intentionalen Bogens, die wir nur von verschiedenen Winkeln betrachten und mit verschiedenen Worten beschreiben.

Es wäre mit dem im vorigen Abschnitt erwähnten Husserlschen Ansatz vereinbar, diese Aspekte des Bewusstseinsaktes als die primäre oder *konstitutive* Störung anzusehen, während Veränderungen im Bewusstseinsfeld – wie der Verlust der natürlichen Selbstverständlichkeit – einen eher sekundären Status haben.[13] Eine solche Sichtweise würde nicht implizieren, dass Hyperreflexivität und verminderte Selbstaffektion (die beiden Facetten des gestörten Bewusstseins*aktes*) unabhängig von oder vor der Störung des Objektpols des Bewusstseins bestehen – schließlich gehört es essentiell zum Bewusstsein, dass es Bewusstsein

[13] Dies scheint sich mit Kimuras Aussage zu decken, dass »eine gesunde Individualisierung des Selbst notwendig ist, um eine gesunde Konstitution der natürlichen Evidenz zu sichern« (Kimura 1992, 188).

von etwas ist. Hyperreflexivität und reduzierte Selbstaffektion würden dann weniger die Ursache als die *Bedingung der Möglichkeit* für die Störung des Objektpols sein.[14]

Ich würde daher argumentieren, dass diese drei Aspekte als komplementäre *Aspekte* der mentalen Aktivität als ganzer verstanden werden müssen (Marbach 1993, 35). Hyperreflexivität und reduzierte Selbstaffektion sollten als zwei Facetten des noetischen Aktes betrachtet werden und der Verlust von Selbstverständlichkeit als ein Schlüsselmerkmal des noematischen *Feldes* des Bewusstseins. Phänomenologische Analyse ist weniger ein interaktiver Prozess des Entdeckens, als ein *Entfalten* der verschiedenen Facetten der Bewusstseinsaktivität, um ihre gelebte Beschaffenheit und interne Struktur besser zu erfassen.

Zusammenfassung

Es gibt offensichtlich viele Unterschiede zwischen Minkowski, Blankenburg und Kimura – Unterschiede nicht nur im Stil und der intellektuellen Herangehensweise, sondern auch in der jeweiligen Darstellung der Schizophrenie. Es wäre jedoch falsch, aufgrund dieser Unterschiede die Ähnlichkeiten zu übersehen, welche die drei Sichtweisen verbinden, und die es ermöglichen, eine einigermaßen kohärente Vision schizophrener Störungen zusammenzustellen.

Alle drei Phänomenologen widersprechen klar den Defekt- oder Defizit-Modellen, die in psychiatrischen Theorien der Schizophrenie vorherrschen. Wie erläutert, heben alle drei Übersteigerungen der intellektuellen, rationalen oder anderen »höheren« Prozesse hervor. Zudem nimmt jeder dieser Phänomenologen eine holistische Perspektive ein, die mit vielen der bausteinartigen Herangehensweisen, die in den gegenwärtigen Kognitionswissenschaften weitverbreitet sind, nicht vereinbar ist. Ihre holistische Perspektive widerspricht auch der in der

---

[14] Dieser konstitutive Beziehungstyp stimmt mit keinem der beiden Typen überein, die von analytischen Philosophen (z. B. Donald Davidson) hervorgehoben werden: Er ist weder »ein psychophysisches Zwischenglied zwischen Tatsachen oder Ereignissen«, noch »ein Verhältnis des Verständlichmachens, das zwischen Sätzen besteht.« Charles Taylor (Taylor 1993, 318, 326) weist jedoch darauf hin, dass diese zwei Alternativen nicht den Raum der Möglichkeiten ausschöpfen. Die »weltformende Beziehung« zwischen dem Körper und unserer »Erfahrungsweise« ist ein Beispiel des konstitutiven Beziehungstyps.

gegenwärtigen Psychologie so populären Betonung von Symptomen gegenüber Syndromen und diagnostischen Entitäten. Anstelle von statistischen Verallgemeinerungen schenkt jeder der Autoren paradigmatischen Fällen besondere Aufmerksamkeit.[15] Es ist auch offensichtlich, dass alle drei Psychiater Jaspers' Pessimismus bezüglich der Möglichkeit des Verstehens der Äußerungen solcher Patienten zurückweisen. Minkowski, Blankenburg und auch Kimura glauben, dass Empathie und Vorstellungskraft, zusammen mit den durch Bergson, Husserl, Heidegger, Nishida Kitaro oder anderen Denkern geschaffenen konzeptuellen Werkzeugen, einen Zugang zur Lebenswelt der Schizophrenie bieten kann.

Man sollte ferner beachten, dass keiner der drei Phänomenologen den in der psychoanalytischen Tradition weitverbreiteten entwicklungspsychologischen Darstellungen der Schizophrenie, welche diese als Regression oder Fixierung in einem frühen oder unreifen Entwicklungs- bzw. Bewusstseinsstadium sieht, sonderlich wohlwollend gegenübersteht. In seinem *Traité de Psychopathologie* (Minkowski 1999a, 389–411) argumentiert Minkowski, dass die oft behauptete Parallele zwischen Schizophrenie und primitivem Bewusstsein auf einer oberflächlichen Ähnlichkeit zwischen isoliert betrachteten Symptomen beruhe. Aus seiner Sicht hat die von dem Anthropologen Levy-Bruhl und anderen beschriebene »magische Partizipation« nichts mit dem fragmentierten, vagen oder diffusen Denken zu tun, das in der Schizophrenie zu finden ist (ebd. 400). Kimura begreift Schizophrenie ebenfalls als antithetisch zu den typischen Konfigurationen der Persönlichkeit oder des Selbst in traditionellen Gesellschaften (Kimura 1992, 135). Ich stimme ihrer Kritik der Entwicklungsperspektive zu. Es gibt tatsächlich interessante Parallelen zwischen den Formen der Erfahrung, dem Ausdruck von Schizophrenie und postmoderner Kultur. Solche Affinitäten offenbaren die zentrale Rolle von Entfremdung und Hyperreflexivität im schizophrenen Spektrum (Sass 1992a)[16].

---

[15] Z. B. Minkowskis und Targowlas Paul, Blankenburgs Anne.

[16] Dies braucht keinen *kausalen* Zusammenhang zwischen Schizophrenie und Modernismus anzuzeigen; die Parallelen können eher von Affinitäten als von direkten Einflüssen stammen (Sass 1992a). Es wäre jedoch nicht verwunderlich, wenn die Neigung zum Zusammenbruch des *common sense* oder der natürlichen Selbstevidenz zumindest in solchen kulturellen Kontexten verschlimmert wird, in denen Skeptizismus und Reflexivität die Norm darstellen; dies könnte die höhere Chronizität von Schizophrenie in vollmodernisierten Gesellschaften erklären (Sass 2003).

Wie ich zuvor erwähnte, ist der Wahnsinn traditionell als ein Verlust oder eine gravierende Einschränkung von »höheren« mentalen Fähigkeiten definiert, besonders des Verstandes, aber auch der Vermögen von Volition, abstraktem Denken, Selbstbewusstsein oder selbstkritischem Bewusstsein. Aus diesem Grund wurde der Wahnsinn oft als der Gegensatz zur Philosophie gesehen – dem Feld intellektueller Betätigung, dessen Sinnsuche als der reinste Ausdruck dieser Fähigkeiten und der durch sie repräsentierten Ideale angesehen werden kann. Einer einflussreichen Tradition zufolge ist philosophische Reflexion ein höchster Ausdruck der Lebendigkeit des menschlichen Wesens. Es gibt aber auch eine andere Tradition, die Philosophie als etwas Unnatürliches und »Gestörtes« darstellt, als etwas der Gesundheit der *conditio humana* Entgegengesetztes (Arendt 1971, 78–79, 123). In diesem Zusammenhang ist Blankenburgs Vergleich der schizophrenen mit der phänomenologischen Einstellung (der *epoché*) von besonderem Interesse, da Einklammerung nicht nur für phänomenologische Philosophie zentral ist, sondern auch sinnbildlich für den kontemplativen Rückzug und die Selbstreflexion, die für die Philosophie selbst essentiell zu sein scheinen (Husserl 1950, 18). Minkowskis und Kimuras Sichtweisen haben ähnliche Implikationen.

Die von Minkowski beschriebene »interrogative Einstellung« lässt sich nahezu als Parodie auf bestimmte Formen philosophischer Neugier und Zweifel ansehen (siehe Wittgensteins *On Certainty* 1969). Kimuras Darstellung der selbstspaltenden oder selbstentfremdenden Introspektion, die in der Schizophrenie oft zu finden ist, erinnert stark an die Art abstrakter Spekulation über diese Themen, die man bei Philosophen wie Kant und Husserl antrifft. Sie erinnert auch an Spannungen zwischen dem Internen und dem Externen oder zwischen subjektiven und objektiven Gesichtspunkten, die der Philosoph Thomas Nagel als das menschliche Leben durchdringend und als besonders wichtig für die Entwicklung philosophischer Probleme charakterisiert hat (Nagel 1986, 6). Wie ich schon festgestellt habe, beinhalten die selbstentfremdenden und selbstfragmentierenden Folgen schizophrenen Selbstbewusstseins auch interessante Ähnlichkeiten mit den Einstellungen gegenüber dem Selbst, wie sie bei Hume und William James gefunden werden können (Sass 1992a, Kap. 7). Die von Ludwig Wittgenstein vorgeschlagene Diagnose und Analyse traditioneller oder »metaphysischer« Philosophie ist tatsächlich für die Erhellung der Struktur der Schlüsselsymptome der Schizophrenie verwendbar (Sass 1994). So wie die »metaphysischen« Philosophen, die Wittgenstein kritisiert, tendiert auch der Schizophrene dazu, den Kontakt zur alltäglichen sozialen und praktischen Realität zu verlieren und sich stattdessen auf entfremdete und gleichwohl selbst-validierende Formen der Abstraktion und Selbstreflexion zu verlassen. Die Anerkennung der Parallelen zwischen Philosophie und Wahnsinn zwingt dazu, über die simplifizierende Konzeption von »Einsicht« hinauszugehen, die in der gegenwärtigen Psychiatrie vorherrschend ist.

In der gegenwärtigen Psychiatrie wird der »Mangel an Introspektionsfähigkeit« üblicherweise für das charakteristische Merkmal der Schizophrenie gehalten (Amador und David 1998). Das trifft sicherlich zu, wenn »Einsicht« in dem spezifisch psychiatrischen Sinne des Begriffes definiert wird, in Übereinstimmung mit der medizinischen oder psychiatrischen Auffassung der Schizophrenie als Leiden unter einer mentalen Störung oder Krankheit, deren ungewöhnliche Erfahrungen oder Handlungen die Konsequenzen der Störung sind. Schizophrene Personen können auch in dem Sinne keine Einsicht haben, dass sie die konventionelle Bedeutung einer sozialen oder praktischen Situation nicht rasch und intuitiv erfassen können. Aber wenn »Einsicht« in einem weiteren Sinne verstanden wird, dann ist die Lage in der Schizophrenie gar nicht mehr so eindeutig. Natürlich haben Schizophrene *selbst* oft das Gefühl, dass sie sich mit tiefen und ernsten Gedanken befassen. »Wenn ich auf der Straße gehe«, sagte ein Patient, »überkommt es mich. Ich beginne, tief zu denken und begebe mich fast in eine Trance. Ich denke so tief, dass ich beinahe aus dieser Welt heraustrete« (McGhie und Chapman 1961, 109). Personen mit Schizophrenie fühlen sich häufig, als ob sie einen privilegierten Zugang zu oder Bewusstsein von der wahren Natur der menschlichen Psyche oder des Kosmos selbst hätten. Sie können tatsächlich »glauben, den tiefsten Sinn zu erfassen. Begriffe, wie Zeitlosigkeit, Welt, Gott Tod werden zu ungeheuren Offenbarungen, die jedoch nach abklingen des Zustandes – es waren eben nur Gefühle – in keiner Weise wiedergegeben oder beschrieben werden können« (Jaspers 1973, 96 f.). Dieses Gefühl der Einsicht kann natürlich nichts weiter als ein *Schein* von Erkenntnis sein – was Jaspers zufolge in der Schizophrenie oft der Fall ist. Dennoch ist es möglich, dass etwas an dem schizophrenen oder schizoiden Zustand zumindest einigen solcher Menschen nicht nur Offenbarungen bietet, sondern auch ein erweitertes Bewusstsein von Aspekten menschlicher Subjektivität und ihrem Verhältnis zur Welt erlaubt (Sass 1992b; 2000 [2001]).

In »*Phänomenologie der Wahrnehmung*« beschreibt Merleau-Ponty (1962) ein Erlebnis, das Schizophrenie und phänomenologischer Reflexion gemeinsam ist: das Gefühl, in eine Art von tieferer Einsicht oder tieferem Selbstbewusstsein eingeweiht zu sein, als es Menschen möglich ist, die mehr mit den Belangen normalen Lebens beschäftigt sind. »Reflexion«, schreibt er, »lockert die uns mit der Welt verknüpfenden Fäden, um sie erscheinen zu lassen; sie allein ist Bewusstsein der Welt, weil sie die Welt enthüllt als befremdlich und paradox« (1945, xiii; an die deutsche Übersetzung von 1974 angelehnt). Merleau-Ponty wusste, dass die Loslösung und die Introspektion, die für die phänomenologische Reflexion charakteristisch sind, nicht notwendigerweise ein sicherer Weg zur Wirklichkeit oder Wahrheit sind; dass diese Orientierungen vielmehr die Natur menschlicher Erfahrungen ebenso verzerren wie sie enthüllen können.

Viele Personen mit Erkrankungen innerhalb des Störungsspektrums der Schizophrenie scheinen eine besondere Vorliebe für die Loslösung und die Bewusstseinsformen zu haben, die diese zur Folge hat – mit ihrem Potential sowohl für Erkenntnis als auch für Trugbilder. In diesem Sinne können wir Blankenburgs Aussage wiederholen, dass Schizophrene, oder jedenfalls *einige* Schizophrene, *von Natur aus* Phänomenologen sind – wenngleich selten so, dass sie die selbstkritische und selbsttranszendente *sur-réflexion* betreiben, die Merleau-Ponty forderte. Vielleicht ist es daher nicht sonderlich überraschend, dass die phänomenologische Psychiatrie einen solchen Hang zu dieser paradigmatischen psychiatrischen Störung hatte: Es mag sein, dass dem Phänomenologen auffällt, dass gerade der Fremdheit dieser Störung eine unheimliche und ziemlich beunruhigende Vertrautheit innewohnt.

Literatur

Amador, X. F. & David, A. S. (eds.) (1998). *Insight and psychosis.* New York: Oxford University Press.

Angyal, A. (1936). The experience of the body-self in schizophrenia. *Archives of Neurology and Psychiatry 35,* 1029–1059.

Arendt, H. (1971). *Volume I: Thinking of the life of the mind.* San Diego: Harcourt Brace Jovanovich.

Artaud, A. (1976). *Antonin Artaud: Selected writings,* ed. S. Sontag, trans. H. Weaver. New York: Farrar, Straus, & Giroux.

Blankenburg, W. (1971). *Der Verlust der Natürlichen Selbstverständlichkeit: Ein Beitrag zur Psychopathologie Symptomarmer Schizophrenien.* Stuttgart: Enke.

Blankenburg, W. (1986). Autismus. In: *Lexicon der Psychiatrie. Gesammelte Abhandlungen der gebräuchlisten psychiatrischen Begriffe,* 2d ed., ed. C. Müller, 83–89. Berlin: Springer.

Blankenburg, W. (1969). Ansatze zu einer Psychopathologie des ›common sense.‹ *Confinia Psychiatrica 12:* 144–63.

Cutting, J. & Murphy, D. (1988). Schizophrenic thought disorder: A psychological and organic interpretation. *British Journal of Psychiatry 152:* 310–319.

Cutting, J. (1990). Impaired ability of schizophrenics, relative to manics or depressives, to appreciate social knowledge about their culture. *British Journal of Psychiatry* 157: 355–358.

Frith, C. D. (1979). Consciousness, information processing, and schizophrenia. *British Journal of Psychiatry* 134: 225–235.

Gallagher, S. (1997). Mutual enlightenment: Recent phenomenology in cognitive science. *Journal of Consciousness Studies* 4: 195–214.

Gallagher, S. & Shear, J. (eds.) (1999). *Models of the self.* Thorverton UK: Imprint Academic.

Huber, G. (1986). Negative or basic symptoms in schizophrenia and affective illness. In: *Biological psychiatry 1985,* ed. C. Shagass, R. C. Josiassen, W. H. Bridger et al., 1136–41. New York: Elsevier.

Hunt, H. T. (1985). Cognition and states of consciousness. *Perceptual and Motor Skills* 60: 239–82.

Hunt, H. T. (1995). *On the nature of consciousness.* New Haven, Conn.: Yale University Press.

Husserl, E. (1950). *Die Idee der Phänomenologie. Fünf Vorlesungen.* Hussserliana Bd. II. Den Haag: Martinus Nijhoff.

Husserl, E. (1952). *Ideen zu einer reinen Phänomenologie und phänomenologischen Philosophie. Zweites Buch.* Husserliana Bd. IV. Den Haag: Martinus Nijhoff.

Husserl, E. (1976). *Ideen zu einer reinen Phänomenologie und phänomenologischen Philosophie. Erstes Buch.* Husserliana Bd. III. Den Haag: Martinus Nijhoff.

Jaspers, K. (1973). *Allgemeine Psychopathologie.* Heidelberg: Springer.

Kimura, B. (1992). *Écrits de psychopathologie phénomenologique.* Paris: Presses Universitaires de France.

Kimura, B. (2001). Cogito and I: A biological approach. *Philosophy, Psychiatry, & Psychology 8 (4):* 331–336.

Klosterkötter, J. (1988). *Basissymptome und Endphänomene der Schizophrenie. Eine empirische Untersuchung der psychopathologischen Übergangsreihen zwischen defizitären und produktiven Schizophreniesymptomen.* Berlin: Springer.

Klosterkötter, J. (1992). The meaning of basic symptoms for the development of schizophrenic psychoses. *Neurology, Psychiatry, and Brain Research* 1: 30–41.

Klosterkötter, J., Schultze-Lutter, F., Gross, G., Huber G. et al. (1997). Early self-experienced neuropsychological deficits and subsequent schizophrenic diseases:

An 8-year average follow-up prospective study. *Acta Psychiatrica Scandinavica* 95: 396–404.

Laing, R. D. (1963). Minkowski and schizophrenia. *Review of Existential Psychology* IX: 195–207.

Liddle, F. (1987). The symptoms of chronic schizophrenia. *British Journal of Psychiatry 151*, 145–51.

McGhie, A. & Chapman, J. (1961). Disorders of attention and perception in early schizophrenia. *British Journal of Medical Psychology 34*, 103–16.

Marbach, E. (1993). *Mental representation and consciousness. Towards a phenomenological theory of representation and reference.* Dordrecht: Kluwer.

Merleau-Ponty, M. (1962). *The phenomenology of perception,* trans. C. Smith. London: Routledge & Kegan Paul.

Merleau-Ponty, M. (1968). *The visible and the invisible,* trans. A. Lingis. Evanston II.: Northwestern University Press.

Minkowski, E. (1927/1997). *La schizophrénie: Psychopathologie des schizoïdes et des schizophrènes.* Paris: Payot.

Minkowski, E. (1997). *Au-Delà du rationalisme morbide.* Paris: Harmattan.

Minkowski, E. (1999a). *Traité de psychopathologie.* Paris: Institut Sythelabo.

Minkowski, E. (1999b). *Vers une cosmologie.* Paris: Editions Payot & Rivages.

Minkowksi, E. & Targowla, R. (2001). A contribution to the study of autism: The interrogative attitude. *Philosophy, Psychiatry & Psychology 8 (4)*, 271–278.

Nagel, T. (1986). *The view from nowhere.* New York: Oxford University Press.

Parnas, J. & Bovet, P. (1991). Autism in schizophrenia revisited. *Comprehensive Psychiatry* 32, 7–21.

Parnas, J. & Sass, L. (2001). Self, solipsism, and schizophrenic delusions. *Philosophy, Psychiatry & Psychology* 8 (4), 101–120.

Polanyi, M. (1964). *Personal knowledge.* New York: Harper Torchbooks.

Polanyi, M. (1967). *The tacit dimension.* Garden City, N.Y.: Anchor Books.

Sass, L. (1992a). *Madness and modernism: Insanity in the light of modern art, literature, and thought.* New York: Basic Books (Harvard University Press paperback 1994).

Sass, L. (1992b). Heidegger, schizophrenia, and the ontological difference. *Philosophical Psychology 5*, 109–32.

Sass, L. (1994). *The paradoxes of delusion: Wittgenstein, Schreber, and the schizophrenic mind.* Ithaca, N.Y.: Cornell University Press.

Sass, L. (2000). Schizophrenia, self-experience, and the so-called »negative symptoms«. In: *Exploring the self: Philosophical and psychopathological perspectives on self-experience,* ed. D. Zahavi, 149–82. Amsterdam: John Benjamins.

Sass, L. (2000/2001). Schizophrenia, modernism, and the »creative imagination«: On creativity and psychosis. ed. L. Sass and D. Schuldberg, *Creativity Research Journal 13*, 55–74.

Sass, L. (2001). Deep disquietudes: Reflections on Wittgenstein as anti-philosopher. In: *Wittgenstein, biography and philosophy,* ed. J. Klagge, 98–155. New York: Cambridge University Press.

Sass, L. (2003). Self-disturbance in Schizophrenia. In: *The Self in Neuroscience and Psychiatry*, ed. T. Kircher and A. David. Cambridge UK: Cambridge University Press.

Sass, L. (2004). »Negative symptoms«, common sense, and cultural disembedding in the modern age. In: *The edge of experience: Schizophrenia, culture, and subjectivity*, ed. J. Jenkins and R. Barrett. Cambridge, UK: Cambridge University Press.

Sass, L. & Parnas, J. (2003). Schizophrenia, consciousness, and the self. *Schizophrenia Bulletin* 29 (3): 427–444.

Sokolowski, R. (2000). *Introduction to phenomenology*. Cambridge, UK: Cambridge University Press.

Spiegelberg, H. (1972). *Phenomenology in psychology and psychiatry*. Evanston Il.: Northwestern University Press.

Störring, G. (1939/1987). *Perplexity. In The clinical roots of the schizophrenia concept*, ed. J. Cutting and M. Shepherd, 79–82. Cambridge, UK: Cambridge University Press.

Tatossian, A. (1997). *La Phénomenologie des Psychoses*. Paris: L'Art du Comprendre.

Taylor, C. (1985). Theories of meaning. In: *Taylor, Philosophical papers*, vol I: Human agency and language, 248–92. Cambridge: Cambridge University Press.

Taylor, C. (1993). Engaged agency and backround in Heidegger. In: *The Cambridge companion to Heidegger*, ed. C. Guignon, 317–36. Cambridge, UK: Cambridge University Press.

Wittgenstein, L. (1969). *On certainty*. Oxford, UK: Blackwell.

Zahavi, D. (1999). *Self-awareness and alterity: A phenomenological investigation*. Evanston, Il: Northwestern University Press.

Auf der Suche nach der verlorenen Selbstverständlichkeit – Verrücktspielen als Bewältigungsversuch bei Psychosen

Uwe Gonther

> I essentially am not in madness, but mad in craft.
> (William Shakespeare, Hamlet 2. Akt, Szene 2)

Wolfgang Blankenburg mochte Shakespeares Hamlet und zitierte ihn als Beispiel für das Verrücktspielen als Bewältigungsversuch bei Psychosen gern in Visitennachbesprechungen. Auch im »Verlust der natürlichen Selbstverständlichkeit« kommt er darauf zu sprechen (Blankenburg 1971). Die theaterähnliche Verfassung von Intersubjektivität und Interpersonalität brachte er in seinem Beitrag für das Handbuch der Psychiatrie 1979 auf die Formel: »Für die Psychiatrie wichtig ist vor allem das sich Konstituieren von jemandem als jemandem für jemanden« (Blankenburg 1979, S. 843). Damit ist der komplexe Sachverhalt bezeichnet, mit dem wir es in der Psychopathologie zu tun haben. Wenn wir über Befinden und Verhalten unserer Patientinnen und Patienten sprechen, dann sprechen wir immer von deren Sich-Befinden und Sich-Verhalten in zwischenmenschlichen Situationen, das heißt, wir müssen auch unsere eigene Subjektivität und unser eigenes Rollenverständnis berücksichtigen. Die Selbstreflexion ist dabei obligater Bestandteil der Intersubjektivität. Beim Blick in den Spiegel oder beim Agieren vor Publikum kann die Natürlichkeit der Selbstverständlichkeit leicht gestört werden; ob und wie schwer und für welche Dauer daraus eine Krankheit resultiert, hängt von vielen Faktoren ab. In dieser Arbeit geht es vorrangig um das Wahrnehmen der Störanfälligkeit des Zusammenspiels und um die Versuche, mit der Veränderung zurechtzukommen, die sich entweder als Coping oder als Abwehr interpretieren lassen. Eine anthropologische Psychopathologie im Sinne Blankenburgs sucht nach einem menschengemäßen Verstehen der psychischen Krankheiten. Darüber hinaus gilt es, aus diesem Verständnis psychotherapeutische Behandlungsmöglichkeiten abzuleiten.

Erstaunlicherweise hat Wolfgang Blankenburg keinen Text über das Verrücktspielen veröffentlicht. In der Marburger Klinik sprach er häufig von der weit reichenden klinischen Bedeutung einer solchen Konzeption, und verstreut über seine Werke finden sich einige Hinweise auf das Thema, denen hier nachgegangen wird.

Nachdem *erstens* eine Begriffsbestimmung erfolgt, werden *zweitens* die passenden Stellen aus Blankenburgs Werken zitiert; *drittens* wird der kulturelle Hintergrund ein wenig beleuchtet, um dann *viertens* psychiatriehistorische Aspekte näher zu betrachten und schließlich *fünftens* praktische Konsequenzen im Sinne Blankenburgs zu ziehen.

1. Begriffsklärung »Verrücktspielen«: Freiheit oder Notwendigkeit?

Was meinen wir, wenn von Verrücktspielen die Rede ist? Denken wir an Hollywood-Schauspieler, die erst Verrückte spielen müssen, bevor sie für den Oscar nominiert werden? Meinen wir »Marat/Sade« von Peter Weiß (1916–1982), wo von Schauspielern dargestellte Verrückte im Irrenhaus Revolutions-Theater spielen? Denken ließe sich noch an die sehr freien Variationen über Klassiker der Bühnenkunst (wie etwa Faust I oder Carmen) durch das Blaumeieratelier in Bremen. Auch die umgangssprachliche Bedeutung des Wortes »Verrücktspielen« sei erwähnt, nämlich, dass davon betroffene Menschen oder Geräte »durchdrehen« und etwas Falsches anzeigen. Es soll im vorliegenden Text nicht um das schwer einzuordnende Ganser-Syndrom, artifizielle Störungen, Dissoziationen, Trancen oder die Konversion gehen. Auch bei den genannten Störungen lässt sich die klinische Bedeutung der Dialektik von »Erleiden und Gestalten« zeigen, wie Mundt dies getan hat (Mundt 2007). Schon im Bereich von Belastungsreaktionen, Neurosen und Persönlichkeitsstörungen ist es oft heikel, von Simulation, Dissimulation oder Aggravierung zu sprechen – spätestens, wenn wir das im direkten Kontakt mit den Betroffenen versuchen. Wie viel schwieriger wird dies erst, wenn wir uns im Bereich der schizophrenen Psychosen umschauen?

Erinnert sei an die Geschichte der großen Ballerina Olga Spessivtseva (1895–1991), die berühmt war für ihre sensible Darbietung des Wahnsinns in dem Ballet »Giselle«, die während eines Auftritts psychotisch auf der Bühne dekompensierte und dann viele Jahre psychiatrisch behandelt wurde (Borondino et al. 2012). Im Folgenden ist das eigentümliche Phänomen gemeint, dass uns bei Menschen mit Psychosen begegnet, die uns in ihrem Verhalten nicht selten ausgesprochen theatralisch erscheinen. Die vorherrschende Psychopathologie und Lehrbuchpsychiatrie sieht darin ein typisches morbogenes Symptom der Schizophrenien. Auch von Conrad wird es in der feinsinnigen Analyse »Die beginnende Schizophrenie« als zum Erlebniswandel der Schizophrenie zugehörig angesehen. Er zitiert einen seiner Patienten »es ist ja bloß so ein Theater« (Conrad 1958, S. 57) und kommt zu dem Ergebnis: »So scheint sein Verhalten mitunter spielerisch, ist es aber keineswegs, vielmehr ist es ständig ein todernstes, quälendes Spiel um die eigene Existenz« (Conrad 1958, S. 65).

Von psychoanalytischer Seite wird traditionell das Hysterische, Histrionische, also Schauspielerische an Symptomen der neurotischen Abwehr zugerechnet. So formuliert Lacan: »Das zeigt eben, was es heißt, auf das Spiel des Patienten einzugehen – dass heißt an seinem Widerstand mitzuwirken« (Lacan 1981, S. 60). Offenbar sind sich hier Psychopathologie und Psychoanalyse weitestgehend einig.

Zur näheren Betrachtung der möglicherweise zugrunde liegenden intersubjektiven Dynamik von mehr oder weniger freiwillig gespielten Verhaltensweisen folgt hier als längeres Zitat ein präpsychiatrisches, literarisches Beispiel. Heinrich von Kleist (1777–1811) schreibt in seinem Prosatext über das Marionettentheater von 1810:

Ich badete mich, erzählte ich, vor etwa 3 Jahren, mit einem jungen Mann, über dessen Bildung damals eine wunderbare Anmut verbreitet war. Er mochte ungefähr in seinem 16. Jahre stehen und nur ganz von fern ließen sich, von der Gunst der Frauen herbeigerufen, die ersten Spuren von Eitelkeit erblicken. Es traf sich, dass wir gerade kurz zuvor in Paris den Jüngling gesehen hatten, der sich einen Splitter aus dem Fuße zieht; der Abguss der Statue ist bekannt und befindet sich in den meisten deutschen Sammlungen. Ein Blick, den er in dem Augenblick da er den Fuß auf den Schemel setzte, um ihn abzutrocknen, in einen großen Spiegel tat, erinnerte ihn daran; er lächelte und sagte mir, welch eine Entdeckung er gemacht habe. In der Tat hatte ich, in eben diesem Augenblick, dieselbe gemacht; doch sei es, um die Sicherheit der Grazie, die ihm beiwohnte, zu prüfen, sei es, um seiner Eitelkeit ein wenig heilsam zu begegnen: ich lachte und erwiderte – er sehe wohl Geister! Er errötete und hob den Fuß zum zweiten Mal, um es mir zu zeigen; doch der Versuch, wie sich leicht hätte voraussehen lassen, missglückte. Er hob verwirrt den Fuß zum dritten und vierten, er hob ihn wohl noch zehnmal: umsonst. Er war außerstande dieselbe Bewegung wieder hervorzubringen – was sag ich? Die Bewegungen, die er machte, hatten ein so komisches Element, dass ich Mühe hatte das Gelächter zurückzuhalten: – von diesem Tage, gleichsam von diesem Augenblick an, ging eine unbegreifliche Veränderung mit dem jungen Menschen vor. Er fing an, tagelang vor dem Spiegel zu stehen; und immer ein Reiz nach dem anderen verließ ihn. Eine unsichtbare und unbegreifliche Gewalt schien sich, wie ein eisernes Netz, um das freie Spiel seiner Gebärden zu legen, und als ein Jahr verflossen war, war keine Spur mehr von der Lieblichkeit in ihm zu entdecken, die die Augen der Menschen sonst, die ihn umringten, ergötzt hatte. Noch jetzt lebt jemand, der ein Zeuge jenes sonderbaren und unglücklichen Vorfalls war, und ihn, Wort für Wort, wie ich ihn erzählt, bestätigen könnte. (Kleist 1961)

Nun ist diese verdichtete Szene zwar kein Lehrbuchtext über Alienation bei Psychosen, dennoch enthält sie viele wesentliche Bestandteile zum Verstehen des Schwindens von Freiheit im Spiel des eigenen Verhaltens. Wir sehen den Kleistschen Jüngling vor uns, wie er in eine Falle hinein gerät, stolpert und sich in den Fallstricken der Intersubjektivität verfängt. Während er versucht, sich zu befreien, wird aus einem spontanen Verhalten erst ein Sich-selbst-Spielen und dann ein fast zwanghaftes, unfreies Wiederholen. Wie unter einem Vergrößerungsglas zeigt Kleist uns hier einen Fall von Verlust an natürlicher Selbstverständlichkeit, eindrucksvoll erscheint die Darstellung des Ineinandergreifens von Motorik, Emotion, Kognition und Interaktion. Ludwig Binswanger bezieht sich darauf im Hinblick auf die Manieriertheit bei »Jürg Zünd« (Binswanger 1992). Auch Wolfgang Blankenburg gibt einen Hinweis auf die Kleistsche Schilderung als Beispiel dafür, wie ein Riss in das Gewebe des zwischenmenschlichen Zusammenspiels kommen kann (Blankenburg 1992). Wir sehen hier ein Spielenmüssen des eigenen Verhaltens und wollen im Weiteren von Blankenburgs Ausführungen mehr darüber lernen.

2. Wolfgang Blankenburgs Position zum Verrücktspielen bei Psychosen

Wie bereits erwähnt, hat Blankenburg keinen eigenen Aufsatz zu diesem Thema verfasst. Allerdings gibt es in den Schriften aus den Jahren von 1965 bis 1994 zahlreiche Hinweise, dass er sich über die verschiedenen Jahrzehnte seines Schaffens mit dieser Frage beschäftigt hat. Im

»Verlust der natürlichen Selbstverständlichkeit« nimmt sie im Kapitel 9 »Reflektierte und unreflektierte Alienation« und im Schlusskapitel relativ viel Raum ein. Insgesamt lässt sich die These formulieren, dass Blankenburg von einer traditionellen Position, wie sie bei Conrad beschrieben ist, von Anfang an nicht überzeugt war und sich im Laufe der Jahre noch weiter davon entfernte. In einem frühen Beitrag für den *Nervenarzt* heißt es:

Die Besonderheit besteht in unserem Fall noch darin, dass es ein ausgesprochen spielerisches Verhalten ist, durch welches die zunächst unterschwellige Befindlichkeitsstörung aufgefangen und verarbeitet wird. Im Spiel vermag sich eine ganz eigenartige Dialektik zwischen Freiheit und Notwendigkeit zu entfalten – d. h. aber auch zwischen Sich-verhalten-Können und Sich-Befinden. Erweist sich hier ein scheinbar freies Verhalten – nämlich das spielerische – untergründig durch eine ganz bestimmte Befindlichkeit determiniert? Oder wird versucht eine einsetzende Nötigung des Verhaltens durch eine Wendung ins Spiel (in dem die Rolle des Verrückten absichtlich als solche übernommen wird) um den Freiheitsraum der Selbstverfügbarkeit zurückzuretten? (Blankenburg 1965, S. 460)

Etwas weiter unten formuliert er: »Andererseits lässt sich fragen: Wird dadurch, dass die Nötigung in eine spielerische Haltung zurückgenommen wird, nicht ein Teil ihrer Dynamik aufgefangen? Handelt es sich um so etwas wie Selbstheilungstendenzen der freiheitlichen Natur im Menschen, vergleichbar etwa den therapeutischen Versuchen, die Moreno mit dem Psychodrama unternahm?«

Und weiter: »Bleibt Hamlet gesund, weil er die Verrücktheit zu spielen versteht, oder versteht er sie so gut zu spielen, weil seine Grundbefindlichkeit unterschwellig bereits verrückt ist (so verrückt, dass er den Verrückten spielen muss)? Diese Frage wollen wir hier offen lassen. Sie ist aber nicht nur von rein theoretischer, sondern auch von praktischer Bedeutung: An die Stelle des Rollen-spielen-Könnens trat ein Rollen-spielen-Müssen, ja ein Rollen-aufoktruiert-Bekommen.« (Blankenburg 1965, S. 460 ff.) – Wir sehen also, dass Blankenburg dieses Thema mit seiner Vorliebe für Polaritäten, Spannungsfelder, Ambivalenzen und Januskköpfigkeit bereits 1965 vielschichtig diskutierte.

In seiner Habilitationsschrift »Der Verlust der natürlichen Selbstverständlichkeit« von 1971 kommt er darauf zurück. Auch hier betrachtet er die fiktive Gestalt des Hamlet und erwähnt die Biographie des Dichters Friedrich Hölderlin (1770–1843) als Beispiel dafür, bewusst der Umwelt einen Wahnsinnigen vorzuspielen. Für Hamlet und Hölderlin sei es laut Blankenburg so, dass sie real von der psychotischen Entgrenzung bedroht gewesen wären und gerade deshalb entwickelten sie aus der Not heraus den Bewältigungsversuch des Vorspielens psychotischer Symptome. Während dies bei Hamlet »gelingt«, im Sinne der Logik des Stückes, und er nicht wahnsinnig wird, aber Ophelia in den Wahnsinn und Suizid treibt, scheitert Hölderlin in der Wirklichkeit an einer Fortsetzung seines bürgerlichen Lebensweges und gilt für Blankenburg dann als Beispiel des schizophrenen »Draußensein-Könnens«. Hier sieht er eine Verwandtschaft zur sogenannten schizophrenen »Wurstigkeit«, zu welcher die in seiner Monographie ausführlich beschriebene und zu Wort kommende Anna R. Zuflucht nimmt. Zitat: »Die Form dieser Abwehr setzt vielmehr schon ein Draußensein-Können voraus. Worausher und Woraufhin dieser Emotionalität schließen sich kreisförmig zusammen. Die läppische Heiterkeit Hebephrener entspricht viel zu sehr einem eigenen Daseinsideal, dem einer jenseitigen Differenz. Was damit gemeint ist, verdeutlicht manches Gedicht des kranken Hölderlin.« Wenige Zeilen darunter: »Eine besondere Spielart der Auseinandersetzung verdient jedoch im Rahmen unserer Untersuchung gesondert erwähnt zu werden. Es ist die der pseudowillkürlichen Übernahme der Alienation durch die Kranken. Der Verlust der natürlichen Selbstverständlichkeit imponiert nicht als Verlust, sondern als Befreiung. Auf dem Boden einer zunächst unterschwellig veränderten Befindlichkeit kommt es zu spontan anmutenden Abwandlungen der Selbst- und Weltentwürfe. Sie können ebenso in Abartigkeit des Verhaltens und der Lebensführung wie in Umbrüchen der Weltanschauung zum Ausdruck kommen.«

Oder auch: »In reinster Form finden wir das oben gekennzeichnete Auffangen einer schizophrenen Alienation dort, wo Patienten nicht nur ganz allgemein ein Anderssein, sondern speziell das Verrücktsein in den eigenen Lebensentwurf hineinzunehmen versuchen. Die gewollte Ungewöhnlichkeit der Schizophrenen und ihr Zug zum Befremdlichen weisen bereits in diese Richtung« (Blankenburg 1971, S. 129f.).

1978 dann, in »Grundlagenprobleme der Psychopathologie« lässt Blankenburg eine mehr systemische Sichtweise durchscheinen: »Psychopathologische Symptome lassen sich bekanntlich auch simulieren […]

man sagt, der situative Kontext sei entscheidend für die Zuordnung. Dies aber nur, weil wir von ihm her Rückschlüsse ziehen auf die jeweilige Motivations- und Determinationsstruktur (d.h. auf mögliche Einschränkungen der Freiheitsgrade des sich Verhalten-Könnens)« (Blankenburg 1978, S. 142).

Im oben bereits zitierten Beitrag »Psychiatrie und Philosophie« für die »Psychiatrie der Gegenwart« kommentiert er: »Nachdem in den Anfangsstadien der Phänomenologie der Ansatz bei einer transzendentalen Subjektivität einseitig dominierte, besteht jetzt eher die Gefahr, dass die Bedeutung der intersubjektiven Konstitution überschätzt wird« (Blankenburg 1979, S. 843). 1983 führte er in einem Vortrag in Japan über Friedrich Hölderlin aus, »dass in dem Versuch, eine schizophrene Psychose nur zu spielen, der letzte Versuch des Patienten zu sehen ist, seine Freiheit in Form einer Quasi-Freiwilligkeit zu retten. Ich meine auch, dass in dieser Hinsicht psychodynamisch einiges von der Psychose Hölderlins zu lernen ist« (Blankenburg 1983a, S. 153). Ebenfalls aus dem Jahre 1983 stammt der Aufsatz »Schizophrene Psychosen in der Adoleszenz«. Darin beschreibt Blankenburg, dass häufig das früh angelegte Anderssein verspürt werde und dann die Lebensaufgabe der Betroffenen darin bestehe, sich dagegen anzuverhalten. Ein solches Anderssein in Familie und weitere soziale Umwelt zu integrieren, sich damit durchzusetzen, es vielleicht sogar im besonderen Maße fruchtbar zu machen, würde ein höheres Maß an Ichstärke verlangen, als sie der durchschnittliche Mensch benötigt. Weiter unten schreibt er: »Man kann die Ausdrucksentgleisung Hebephrener als ein aus-dem-Felde-Gehen interpretieren. […] Dieses Verhalten stellt vielmehr zugleich eine sehr wirksame, wenn auch höchst unzweckmäßige Waffe zur Entmächtigung der anderen wie Angehörige und Ärzte dar« (Blankenburg 1983b, S. 45).

Wir können also zwei Arten von Verrücktspielen unterscheiden, die wiederum in einem polaren Verhältnis einander ergänzen. Da ist einerseits das Überspielen der akuten Symptome, deren Überbieten. Und auf der anderen Seite, eher chronifiziert, begegnet uns das überbetont Unbeteiligte, das Abseitige. Gemeinsam lassen sich diese Verhaltensweisen als »On-and-Off«-Phänomene beschreiben.

Mit dem verrückten Verhalten versuchen die Psychosekranken einen Platz in der Gesellschaft zu beanspruchen, oft wird jedoch durch die Reaktion der Befremdung von anderen die Isolierung der Betroffenen noch verstärkt. Insofern ist ein solches Verhalten nicht durch wohlmeinendes Verständnis zu verniedlichen, sondern verursacht durch seine Dysfunktionalität viel Leid. Zugleich hat aber auch dysfunktionales Verhalten in der Dynamik eine wichtige Funktion und kann noch Schlimmeres, wie etwa die totale psychotische Desintegration, die oft mit Suizidalität einhergeht, verhindern. Von »schizophren« spricht Blankenburg erst bei der Dekompensation des Bewältigungsversuchs der Wahrnehmung des eigenen Andersseins. Hier setzt er sich mit den daraus abzuleitenden therapeutischen Konsequenzen auseinander und betont die Bedeutung kreativer, leibbezogener und spielerischer Therapien, wie das Selbstsicherheitstraining in Gruppen. In einer seiner späteren Publikationen zur Einführung in Max Herzogs Buch »Weltentwürfe – Ludwig Binswangers phänomenologische Psychologie«, benennt Blankenburg die mittlere Phase in Binswangers Werk als die wichtigste und fruchtbarste (Blankenburg 1994). Blankenburg erwähnt hier »die liebende Daseinserkenntnis« und spricht davon, »die Welt der psychiatrischen Patienten als Welt zur Anschauung zu bringen« (Blankenburg 1994, S. XXVI). Es gehe hier um ein Heran-Denken, ein An-Denken und An-Erkennen der psychotischen Besonderheiten. Er führt aus, dass es in der Arbeit mit psychotischen Patienten mehr um das *Über*-Setzen als um das Über-*Setzen* gehe. Mit einem Rückgriff auf seine Überlegungen zur Theorie und Therapie von Hysterie lässt sich für die Behandlung der Psychosen eine analoge, dem Wesen der Störung angemessene Umgehensweise denken.

> Für das Problem der Hysterie hat das die Konsequenz, dass wir nicht von einer Theorie der Echtheit, Wahrhaftigkeit, Seinsidentität ausgehen, die hier verfehlt würden, sondern von einem Plädoyer für den Stellenwert von Schein, Mittelbarkeit, der Rollenhaftigkeit des menschlichen Daseins, der Bedeutung des Spielens als passenden Maßstab. (Blankenburg 1974, S. 265)

In ähnlicher Weise käme es darauf an, ein Sicheinstellen auf die Psychose zu schaffen. Wenngleich dies unter Berücksichtigung der dazugehörigen existentiellen Abgründe entsprechend vorsichtiger geschehen müsste; ein ernstes Spiel, bei dem die Regeln in der Therapie verhandelt werden, gilt es bewusst mitzugestalten.

3. Kultureller Hintergrund

»All the world's is a stage
and all the men and women merely players.
They have their exits and their entrances.«
(William Shakespeare, As You like it, 2. Akt, Szene 7)

Die Beziehung von Theater und Gesellschaft wurde schon in der Antike durchaus therapeutisch verstanden, man denke an Aristoteles (384 v.Chr. – 322 v.Chr.) und sein Konzept der Katharsis. Bei Epiktet (50 n.Chr. – 125 n.Chr.) zeigt sich die Theateranalogie des individuellen Lebens geradezu psychotherapeutisch ausformuliert:

Erinnere dich, dass du ein Schauspieler in einem Drama bist; deine Rolle verdankst du dem Schauspieldirektor. Spiele sie, ob sie nun kurz oder lang ist. Wenn er verlangt, dass du den Bettler darstellst, so spiele auch diesen angemessen. Ein Gleiches gilt für einen Krüppel, einen Herrscher oder einen Durchschnittsmenschen. Denn das allein ist deine Aufgabe: Die dir zugeteilte Rolle gut zu spielen; sie auszuwählen ist Sache eines anderen. (Epiktet: Handbüchlein der Moral, 17)

In Mysterienspielen oder bei Passionsspielen erscheint noch der Aspekt der Heilung durch Reinigung für die Spielenden von besonderer Wichtigkeit. Heute denken wir überwiegend an Unterhaltung im Theater, doch dahinter verbirgt sich einerseits die von Friedrich Schiller (1759–1805) bestimmte Sicht auf das Theater als moralische Anstalt mit dem kathartischen Effekt für das Publikum oder andererseits die des epischen Theaters nach Bertolt Brecht (1898–1956), bei dem es durch Distanz um Aufklärung und Bildung gehen soll – gerade ohne Identifikation. Wir kennen die Parallelisierung von Theater und Leben aus den Werken William Shakespeares (1564–1616), z.B. aus dem Werk Hamlet. Shakespeare lässt ihn sagen, »es wird immer gespielt«. In der Soziologie hat vor allem Erving Goffman seit Mitte des Zwanzigsten Jahrhunderts das Motto popularisiert: »Wir spielen alle Theater«. Anhand zahlreicher Beispiele zeigt er das Verwandtschaftsverhältnis von alltäglichem sozialen Handeln und Theater auf. Er nennt als wichtigsten Unterschied, dass die Realität des Theaters fiktional ist und dass es in der Wirklichkeit oft kein Publikum gibt (Goffmann 2003).

Erinnert sei hier noch daran, dass unsere Vorstellung der Person schon begrifflich mit dem antiken Theater eng verbunden ist, die Charaktermasken des griechisch-römischen Theaters, die durchtönt werden vom Schauspieler (lat. personare), weisen gerade auf die Ambiguität von innerem Wesen und Darstellung der Rolle hin. Seitens des Theaters war es natürlich nicht nur Shakespeare, der sich mit der Parallelität von Lebenskonflikten, psychischen Krisen und Theater beschäftigt hat. Johann Wolfgang von Goethes (1749–1832) sogenanntes Singspiel »Lila« von 1790 (»Lila« erschien in einem Band mit dem bekannteren »Tasso«, zuvor gab es mehrere Umarbeitungen seit 1777) ist relativ unbekannt geblieben, doch thematisiert er darin, wie er selber sagte, die therapeutische Komponente des Theaterspielens: »Wenn wir Phantasie durch Phantasie kurieren könnten, so hätten wir ein Meisterstück gemacht« (zitiert nach Eschenröder 1999, S. 103). Goethe führt darin vor, wie eine schwermütig und wahnhaft gewordene Frau durch eine Inszenierung ihrer Ängste geheilt wird. Ein phantasievoller Arzt, Dr. Verazio, macht folgenden Vorschlag: »Lassen Sie uns der gnädigen Frau die Geschichte ihrer Phantasien spielen. Sie sollen die Feen, Orgen und Dämonen vorstellen. Ich will mich ihr als weiser Mann zu nähern suchen und ihre Umstände ausforschen.« Durch ausdrückliches Mitagieren einer größeren Gruppe von Freunden und Angestellten in dramatischer Art wird in Goethes Stück die Betroffene von ihrer Krankheit befreit. Wie Eschenröder zeigt, waren Goethe und Johann Christian Reil (1759–1813) persönlich bekannt und standen zeitweise miteinander im Austausch (Eschenröder 1999).

4. Psychiatriehistorische Aspekte

Ähnliche Vorstellungen prägten die romantische Medizin dieser Zeit. Reil schreibt:

> Ich bemerke bloß im Allgemeinen, dass jedes Tollhaus zum Beruf ihrer imposanten Anwendung und zweckmäßigen Zusammenstellung ein für diese Zwecke besonders eingerichtetes, durchaus praktikables Theater haben könne, das mit allen nötigen Apparaten, Masken, Maschinerien und Dekorationen versehen wäre. Auf dem Selben müssten die Hausoffizianten hinlänglich eingespielt sein, damit sie jede Rolle eines Richters, Scharfrichters, Arztes, vom Himmel kommender Engel oder aus den Gräber wiederkehrende Toten nach den jedesmaligen Bedürfnissen des Kranken bis zum höchsten Grad der Täuschung vorstellen könnten. Ein solches Theater könnte zu Gefängnissen und Löwengruben, zu Richtplätzen und Operationssälen formiert werden. Auf den Selben würden Don Quichotte zu Rittern geschlagen, eingebildete

Schwangere ihrer Bürde entladen, Narren trepaniert, reuige Sünder von ihren Verbrechen auf eine feierliche Art losgesprochen. Kurz, der Arzt würde von dem Selben und dessen Apparat nach den individuellen Fällen den mannigfachigsten Gebrauch machen, die Phantasie mit Nachdruck und den jedesmaligen Zwecke gemäß erregen, die Besonnenheit wecken, entgegengesetzte Leidenschaften hervorrufen, Furcht, Schreck, Staunen, Angst, Seelenruhe und vieles mehr erregen und der fixen Idee des Wahnsinns begegnen können. (1803, S. 209)

Wenn auch derartige Ideen aus einer neurowissenschaftlichen Psychiatrie, wie sie sich ab Mitte des 19. Jahrhunderts zunehmend durchsetzte, nahezu komplett verbannt erscheinen, so wirken doch Reils Beschreibungen wie der »psychische Arzt«, also der Psychiater, aufzutreten hätte, geradezu schulenübergreifend und praxisnah:

Hier tritt der Psychologe des Tollhauses in seine eigentümliche Funktion ein, der außer den allgemeinen Kenntnissen eine genaue Bekanntschaft mit dem Individuum, Genie, Scharfsinn, Praxis und Schnelligkeit in der Benutzung des Zufalls haben muss. Ein glücklicher Einfall, zur rechten Zeit, ist imstande, den Kranken auf der Stelle zu heilen. Ferner muss der Kranke volles Zutrauen zu seinem Seelenarzt haben. Er glaubt alsdann anfangs durch Auctorität [sic] und dies bahnt den Weg zum Glauben aus Überzeugung. Es kömmt endlich sehr auf die Wahl der Zeit, auf die Manier des Vortrags, auf Stimme und Gebärden und auf die Zusammenstellung dieser psychischen Mittel mit anderen an. Diese heben die Wirkung jener, jene die Wirkung dieser. Der psychische Arzt vermeide alles üppige Wortgepränge, trage seine Ideen und Gründe so deutlich und einleuchtend vor, dass der gemeinste Menschenverstand sie fassen kann. (Reil 1803, S. 214)

Ein psychiatriehistorisch besonders interessanter Fall von Verrücktspielen begegnet uns in der Lebensgeschichte von Oskar Panizza (1853–1921). Die Biografie des Dichters, Arztes und Psychiatriepatienten hat J. Müller sehr anschaulich aufbereitet (Müller 1998). Panizza arbeitete erst als Kollege von Emil Kraepelin (1856–1926) bei Bernhard von Gudden (1824–1886) in München, machte dann eine wilde Karriere als Skandalkünstler und schließlich, nachdem man ihm mehrfach die Aufnahme in die Psychiatrie verweigert hatte, gelangte er durch extremes Verrücktspielen in eine Klinik. Dort begutachtete ihn Kraepelin und schuf anschließend laut Müller als neues Kapitel in seinem Lehrbuch die »Paraphrenien«, die gerade auch durch solches Darstellen gekennzeichnet seien, darin den Schizophasien ähnlich. Die von Kraepelin beschriebene Schizophasie wird von U. H. Peters auf die Verhaltensbesonderheiten Hölderlins angewandt (Peters 1982). Peters interpretiert die von dem französischen Germanisten Pierre Bertaux (1907–1986) bei Hölderlin aufgezeigten spielerischen Verhaltensweisen als komplett unfreiwillige Symptome der Erkrankung. Daraus erwuchs in den 1980er Jahren des vorigen Jahrhunderts eine öffentlich ausgetragene Debatte über Freiheit und Krankheit und über die Zuständigkeit der Fakultäten für die Biografie des Dichters. Diese Diskussion wird vom Verfasser an anderer Stelle nachgezeichnet (Gonther 2010).

Im Rahmen der Heilkunde finden wir gleichwohl bis heute wie in einer Nische neben dem Mainstream das ältere Verständnis der Ähnlichkeit von Psychiatrie und Theater im Zusammenhang mit dem Psychodrama von Jakob Levy Moreno (Moreno 1989). Dabei betont Moreno die Anwendbarkeit seiner Methode auf die Behandlung von Psychosen, gerade weil die betroffenen Menschen sich in diese Art der Darstellung ihres Leids begeben haben:

> Das psychodramatische Prinzip besteht darin, dass es ein Mittel für die Objektivierung bereitstellt, indem eine imaginäre Realität hergestellt wird […]. Durch die Methodologie des Psychodramas selbst wird der Patient in die Lage versetzt, seine Psychose so zu projizieren, wie sie sein Ego in der Form wahnhafter halluzinatorischer oder normaler Rollen ausstrahlt. (Moreno 1989, S. 114)

Möglicherweise werden in naher Zukunft kreative Therapieformen wie das Psychodrama eine Renaissance erleben, da manche Heilungs-Versprechungen der in den letzten Jahren zunehmend vereinseitigten medikamentösen Therapien nicht eingelöst wurden. Ohnehin haben übende Rollenspiele im Kompetenztraining und in der Verhaltenstherapie ihren festen Platz. Darüber hinaus wird in einigen Kliniken regelrecht Theatertherapie angeboten oder übergreifend zusammen Theater gespielt. Schon der gemeinsame Besuch von Aufführungen kann hilfreich sein.

Im Lehrbuch von Manfred und Eugen Bleuler (15. Auflage 1983) sind bezogen auf den Zusammenhang von Psychiatrie und Theater noch Hinweise auf alte Verbindungen zu erkennen, wenn dort ausführlich Bismarck- und Napoleonposen bei den Patienten beschrieben und fotografisch bebildert werden und Bleuler sagt, dass diese Kranken in Haltung, Kleidung, Mine und Sprache etwas Besonderes zu mimen versuchen, dabei aus der Rolle fallen oder jahrzehntelang starr in einer

Rolle verharren. Im Hinblick auf die Gansersche Störung verweist Bleuler auf den eigentümlichen Kontrast zu wirklich psychisch Kranken, wenn vermeintlich Gesunde Geisteskrankheit vorspielen. Hier spricht er davon, dass auch normale Menschen Eigenschaften, die sie an sich selber für vorteilhaft halten, in den Vordergrund spielen (Bleuler 1983).

Bei Ludwig Binswanger scheint in der Beschreibung manierierten Verhaltens die geradezu dramatische Inszenierung seitens der Patienten auf: »Jürg Zünd steht plötzlich vom Stuhl auf, beugt sich dabei soweit seitlich rückwärts, dass man meint, er müsse umfallen, Füße dabei einwärts gedreht, dann lässt er sich zusammensinkend in den Stuhl fallen. Er sagt: ich bin vom Sprungbrett des normalen Lebens abgedrängt« (Binswanger 1992, S. 343). Binswanger zieht dieses Beispiel heran, um die schizophrene Manieriertheit als ein sich selbst vorgespiegeltes Selbst zu kennzeichnen. Dabei wird Jürg Zünd bei seinem extrem auffälligen Verhalten von dem Wunsch getrieben, möglichst nicht aufzufallen.

Binswanger bezieht sich in seiner Analyse manierierten Verhaltens auf den Soziologen Georg Simmel (1858–1918). Dort findet sich die Aussage, dass das Befolgen von Modevorstellungen ein nichtpathologisches Nachahmen von Vorbildern sei und es demnach gesunde Formen gebe, sich selbst etwas vorzuspielen. Binswanger übernimmt von Simmel die Ansicht, dass sowohl der absichtlich Unmoderne, als auch der Modenarr das gleiche Thema bearbeiten, und spricht vom »Boden gewinnen wollen in der Bodenlosigkeit« und vom »Versinken in der Maske einer gewollten aber nicht wiedererlangten Unauffälligkeit«. Gewissermaßen am Gegenpol steht seine Beschreibung des Falles »Ilse«: Bei ihr beobachtet er den Zwang, aus Angst vor dem drohenden Wahnsinn die Rolle einer Märtyrerin spielen zu müssen (Binswanger 1954). Wir sehen also bei Binswangers Schilderungen ebenfalls die Überbietung und das Unterlaufen (-Wollen) als Varianten des Verrücktspielens bei Psychosen. Offensichtlich hat Binswanger allerdings, anders als Blankenburg, eine klassisch-psychiatrische Position bei der Zuordnung der besagten Phänomene in Abgrenzung zur Normalität beibehalten. Dies wird von Holzey-Kunz in der Gegenüberstellung der Anthropologie Jean Paul Sartres (1905–1980) und Binswangers herausgearbeitet. Während sie in Sartres Menschenbild keinen qualitativen Unterschied zwischen der Weltkonstitution des Psychotikers und des normalen Denkens findet, zeigt sie die klare Abgrenzung zum Pathologischen, die für Binswangers Vorstellungen von zentraler Bedeutung blieb (Holzey-Kunz 2001).

In seinem Standardwerk »Schizophrene Menschen« berührt Christian Scharfetter das Problem und kommt zu einer eleganten, pragmatischen, am Wohl der Betroffenen orientierten Lösung, die sich einer ideologischen Zuordnung zu einem Lager entzieht, dabei offen ist für das Begegnende: »Aus verschiedenen Motiven kann es bei einer Krankheitsmanifestation zu einer Eskalation der Psychopathologie kommen, die hier unter dem Stichwort »Verrücktspielen« ausgeführt ist. Die Analyse der Motive ist für die Therapie wichtig, weil man manchem durch eine Deutung aus dem falschen Geleise heraushelfen kann« (Scharfetter 1986, S. 84).

5. Praktische Konsequenzen

Hier setzt die therapeutische Arbeit oder Kunst ein, die wir als Psychiater in unserer Rolle als »Alienisten« erst einmal erlernen müssen und dann zu leisten haben. Dem Einzelfall angemessenes Einsteigen auf das Spiel der Betroffenen können wir therapeutisch dosieren, allerdings selbstdurchsichtig und möglichst ohne den Boden unter den eigenen Füßen zu verlieren. Wir können dann diese Begegnungen aus dem Spiel mit viel Geduld und Fingerspitzengefühl in das Ganze einer therapeutischen Beziehung einfügen, wenn es uns erst einmal gelungen ist, zu den Patienten »überzusetzen«. Dies darf nie forciert geschehen, da es ja in aller Regel auch subjektiv gute Gründe für den Rückzug aus der Intersubjektivität gibt. So wie Blankenburg am Anfang seiner Monographie davon spricht, dass die natürliche Selbstverständlichkeit aus dem »bergenden Miteinander« hervorgeht, heißt es, dass es für die verlorene Selbstverständlichkeit darum geht, den davon Betroffenen zu Möglichkeiten des Wiedergeborgen-Seins zu verhelfen. Das kann man dann »Recovery« nennen, wie Schlimme und Schwartz es in einer aktuellen Arbeit tun, und die Bedeutung des schillernden und umstrittenen Begriffs phänomenologisch vertiefen (Schlimme & Schwartz 2011).[1] So entsteht eine Verbindung von Phänomenologie und Sozialpsychiatrie, die Wolfgang Blankenburg vermutlich gefallen hätte. Ziel

[1] Zum Verständnis des sehr unterschiedlich verwendeten Recovery-Begriffs sei verwiesen auf die Darstellung von Amering und Schmolke (Amering/Schmolke 2012).

unserer sozialpsychiatrischen Bemühungen sollte es sein, gerade keine Parallelwelten für schizophrene Menschen, wie es sie im günstigeren Fall in den großen Anstalten gab, zu schaffen, sondern an ihrer Beheimatung in den jeweiligen Gemeinden, im normalen, vielfältigen Zusammenleben von unterschiedlichen Menschen zu arbeiten. Dazu kann es hilfreich sein, mit den Betroffenen augenzwinkernd der Umgebung Normalität vorzuspielen.

Die These, dass es bei der Behandlung von Menschen mit Psychosen auf ein dosiert verrücktes Mitspielen des Behandlerteams ankommt, um ein neues bergendes Miteinander zu entwickeln, mag in ihrer Konsequenz kühn erscheinen, da sie psychiatrisch-psychopathologische Grundannahmen in Frage stellt. Dennoch ist sie aus klinisch-pragmatischer Perspektive formuliert und steht zudem in Übereinstimmung mit der UN-Menschenrechtskonvention. In erster Linie geht es beim dort festgeschriebenen Menschenbild um Inklusion. Jeder Mensch ist der ganze Mensch und nicht aufgrund einer Psychose defizitär oder grundlegend anders. Die sogenannten Abwandlungen des »In-der-Welt-Seins« sind letztlich quantitativ. Wir können uns in sie einfühlen und mit den Betroffenen kommunizieren, weil wir Fachleute für diese Alienation sind, weil wir zu ihnen *über-setzen* können und nicht nur aus der Fremdsprache der Psychose übersetzen wollen. Theoretisch mag das wie eine Geschmacksfrage klingen, praktisch ist es von immenser Bedeutung, weil so über die Grundhaltung in der Begegnung und folglich über die Art der therapeutischen Beziehung zum Patienten entschieden wird. Sehr wahrscheinlich war es Wolfgang Blankenburg klar, dass sich aus der Frage des »Verrücktspielens« ein Grundsatzkonflikt der Psychopathologie entwickeln lässt; vielleicht war er deshalb zurückhaltend, sich in einem Aufsatz auf eine Seite zu schlagen. Er hielt das Thema, wie es seine Art war und wie es dem ambivalenten Gegenstand auch angemessen erscheint, in der Schwebe. Dennoch meine ich aus seinen persönlichen Mitteilungen eine Tendenz bei ihm zu erkennen. Gern zitierte er das Goethe-Wort:

»Es gibt eine zarte Empirie, die sich mit dem Gegenstande innigst identisch macht und dadurch zur eigentlichen Theorie wird« (Goethe, Johann Wolfgang, Maximen und Reflexionen, 545–573, Zitat 564).

Literaturverzeichnis

Amering, M. & Schmolke, M. (2012). *Recovery. Das Ende der Unheilbarkeit.* 5. Überarbeitete Auflage. Bonn: Psychiatrie Verlag.

Binswanger, L. (1954). Die Welt der Schizophrenen und deren psychotherapeutische Zugänglichkeit. *Schweizer Medizinische Wochenschrift 34/(36)*, 1029–1033.

Binswanger, L. (1992). *Drei Formen missglückten Daseins*, Ausgewählte Werke Band I, Hrsg. v. Max Herzog. Heidelberg: Asanger 1992.

Blankenburg, W. (1965). Verhalten und Befinden beim Hebephrenen. *Der Nervenarzt 36(11)*, 460–462.

Blankenburg, W. (1971). *Der Verlust der natürlichen Selbstverständlichkeit.* Stuttgart: Enke.

Blankenburg, W. (1974). Hysterie in anthropologischer Sicht. *Praxis der Psychotherapie*, Band IX, 262–273.

Blankenburg, W. (1978). Grundlagenprobleme der Psychopathologie. *Der Nervenarzt 42*, 140–146.

Blankenburg, W. (1979). Psychiatrie und Philosophie. In: K. P. Kisker, J. E. Meyer, C. Müller, E. Strömgren (Hrsg.), *Psychiatrie der Gegenwart*, 827–875, Bd. 1/1., 2. Auflage. Berlin Heidelberg New York: Springer.

Blankenburg, W. (1983). Friedrich Hölderlin. *Bulletin-Institut, Konstante Medicine Komamotu University 33(2)*, 149–161.

Blankenburg, W. (1983). Schizophrene Psychosen in der Adoleszenz. *Japanese Journal of psychopathology 4*, 151–170.

Blankenburg, W. (1992). Psychiatrie und Philosophie. In: R. Kühn & H. Petzold (Hrsg.), *Psychotherapie und Philosophie*, 330–347. Paderborn: Junfermann.

Blankenburg, W. (1994). *Zur Einführung. Max Herzog: Weltentwürfe. Ludwig Binswangers phänomenologische Psychologie.* Berlin/New York: De Gruyter.

Bleuler, E. (1983). *Lehrbuch der Psychiatrie.* 15. Auflage, Neubearbeitet von Manfred Bleuler. Berlin Heidelberg New York: Springer.

Brondino, N. et al. (2012). Olga Spessivtseva (1895–1991) Life imitates Art. *American journal of Psychiatry 169*, 576.

Conrad, K. (1958). *Die beginnende Schizophrenie, Versuch einer Gestaltanalyse des Wahns.* Stuttgart: Thieme.

Epiktet (1984). Handbüchlein der Moral und Unterredungen, hrsg. Heinrich Schmidt, Stuttgart: Kröner, 11. Auflage, 17.

Goethe J. W. von (1960 ff.). *Kunsttheoretische Schriften und Übersetzungen.* Berlin: Aufbau Verlag. Berliner Ausgabe, Bd. 18, 545–573, Zitat 564.

Gonther, U. (2010). Hölderlins Wahnsinn. Missverständnisse in der Debatte zwischen Geisteswissenschaftlern und Psychiatern am Beispiel von Pierre Bertaux und Uwe Henrik Peters. In: U. Gonther & J. E. Schlimme *(Hrsg.), Hölderlin und die Psychiatrie*, 194–213. Bonn: Psychiatrie-Verlag.

Holzhey-Kunz, A. (2001). Psychopathologie auf philosophischem Grund. Ludwig Binswanger und Jan-Paul Sartre. *Schweizer Archiv für Neurologie und Psychiatrie 3/2001*, 104–113.

Kleist, H. v. (1961) Über das Marionettentheater. In: Sämtl. Werke und Briefe, hg. v. H. Sembner. 2. Aufl. München: Hanser.

Lacan, J. (1997). *Die Psychosen.* Das Seminarbuch 3. Weinheim und Berlin: Quadriga.

Moreno, J.-L. (1989). *Psychodrama und Soziometrie.* Essentielle Schriften. Hrsg. v. J. Fox. Köln: Edition Humanistische Psychologie.

Müller, J. (1999). *Der Patient als Psychiater. Oskar Panizzas Weg vom Irrenarzt zum Insassen.* Bonn: Psychiatrie Verlag.

Mundt, C. (2007). Erleiden und Gestalten in aggravierten und simulierten Krankheitssyndromen. *Med Sach 103* (3), 138–143.

Peters, U. H. (1982). *Hölderlin: Wider die These vom edlen Simulanten.* Reinbeck: Rowohlt.

Reil, J. C. (1803). *Rhapsodien über die Anwendung der psychischen Curmethoden auf Geisteszerrüttungen.* Halle: Curtsche Buchhandlung. Unveränderter Nachdruck von E. J. Bonset Amsterdam 1968.

Scharfetter, C. (1986). *Schizophrene Menschen.* München: Urban & Schwarzenberg.

Schlimme, J. E. & Schwartz, M. A. (2012). Recovery from schizophrenia: Regaining social cover. A phenomenological investigation. *Psychopathology* 9, 1–9.

Zu Anspruch und Wirklichkeit eines nicht-defizitären Krankheitsverständnisses im Werk Wolfgang Blankenburgs

Samuel Thoma

Der Wahnsinn ist eine Möglichkeit des Menschen, ohne die er nicht wäre, was er ist.
Henri Maldiney (Maldiney, 2012, S. 273, Übers. von Verf.)

Mit der Geburt der Psychiatrie als selbständiger Wissenschaft und Institution im 18. Jahrhundert begann ein Entkopplungsprozess von einerseits philosophisch-anthropologischer und andererseits naturwissenschaftlicher Erforschung jener Verhaltens- und Erlebnisformen, die für die Gesellschaft gemäß ihres »gesunden Menschenverstands« als besonders auffällig und alltagsuntauglich erschienen (Dörner, 2002, S. 26–33).

Als vorläufiges Ergebnis dieser Entwicklung stehen wir heute vor der Tatsache, dass das psychisch Auffällige in unserem naturwissenschaftlich geprägten Menschenbild nicht mehr als philosophisch zu befragende Erfahrungsweise, sondern allenfalls als defizitäre, wegzutherapierende Krankheit vorkommt. In seiner Chronik der »sozialen Frage« warnt Klaus Dörner vor den Folgen dieses Ausschlusses: »Wer im Menschenbild einer Gesellschaft nicht mehr vorkommt, ist auch sonst nur schwerlich als Mensch zu erkennen und anzuerkennen – mit den entsprechenden Umgangsformen.« (Dörner, 2002, S. 33) Die furchtbarsten dieser Umgangsformen haben die Nationalsozialisten im Dritten Reich durchexerziert. Dem eingangs erwähnten Entkopplungsprozess und seinen fatalen – immer wieder möglichen – Folgen steht die Forderung entgegen, das Verrücktsein nicht als abgesondertes, spezialwissenschaftlich-psychiatrisches, sondern von vorneherein als philosophisch-anthropologisches Thema zu bestimmen. Das Verrücktsein ist notwendiger und berechtigter Bestandteil des Menschseins. Ein solches Projekt möchte ich mit dem Begriff »inklusive Anthropologie« benennen.[1]

Ein Forschungszweig der Psychiatrie, der einem solchen Projekt wie kein anderer nachgeht, ist die Phänomenologische Psychiatrie (Tatossian, 1979). Karl Peter Kisker wird zum Beispiel nicht müde zu betonen, dass der Morbus des Verrücktseins als Modus eines allgemeinen Menschseins zu verstehen sei (Kisker, 1976, S. 48–50). Dieser Modus sollte nicht als bloßes Defizit abgetan oder gar weggesperrt werden. Kisker fordert vielmehr, das »Widervernünftige (…) als *kongeniale und unentrinnbare Expression des Menschen* zu begreifen«, nicht als »Privation der Vernunft (…) sondern [als] ihr produktiver Gegen-Sinn.« (Kisker, 1970, S. 46) Ziel Kiskers war eine Gesellschaft, in der sich verrückte und nicht-verrückte Menschen dialogisch begegnen – dies gerade als Reaktion auf die schrecklichen Ereignisse des sogenannten Dritten Reichs. Doch dazu braucht es auch eine Theorie. Kisker selbst konnte sie leider nur in Ansätzen erarbeiten. Diese Aufgabe sprach er der Phänomenologie zu: »Es könnte Sache künftiger phänomenologischer Untersuchungen sein, den Ort der Verrücktheit in der Ordnung menschlichen Seinkönnens genauer zu bestimmen.« (Kisker, 1976, S. 50)

Doch wie steht es um andere Autoren der Phänomenologischen Psychiatrie? Dieser Frage möchte ich in einer Auseinandersetzung mit dem Werk Wolfgang Blankenburgs nachgehen. Wolfgang Blankenburg wird als »vielleicht der Letzte der großen Lehrer und Mentoren der Phänomenologischen Psychopathologie« (Stanghellini, 2004, S. I, Übers. von Verf.) bezeichnet. Sein Werk kreist ähnlich wie das Karl Peter Kiskers immer wieder um die Forderung eines anthropologischen und nicht-defizitären Verständnisses psychischer Krankheit.

In vorliegender Arbeit möchte ich fragen, inwieweit Wolfgang Blankenburg selbst dieser Forderung nachkommt. Dazu werde ich mich im Wesentlichen auf seine Monographie »Der Verlust der natürlichen Selbstverständlichkeit« (Blankenburg, 2012)[2] stützen, mit der der Autor eine umfassende anthropologische Beschreibung der Schizophrenie geliefert hat.

---

[1] Dabei denke ich insbesondere an die Rede von Inklusion in der neusten UN-Behindertenrechtskonvention (Bundestag, 2008).

[2] Die Monographie wurde nach der Erstveröffentlichung 1971 zuletzt neu aufgelegt (vgl. Thoma, 2013).

Die Struktur meiner Betrachtung gliedert sich folgendermaßen: In einem ersten Abschnitt möchte ich Blankenburgs Verständnis psychischer Krankheit darstellen. Die Schizophrenie wird von ihm nicht als defizitäre, sondern als für das Menschsein genauso gleichwertige und konstitutive Seinsweise begriffen wie die Normalität. In einem zweiten Teil wird dann Blankenburgs Konzept der schizophrenen Erfahrungsweise beleuchtet. Hierzu werde ich mich mit Blankenburgs Einführung der Epoché sowohl als *Erkenntnismethode der Phänomenologie* als auch als *schizophrener Seinsweise* befassen. Hier werde ich zeigen, dass die Epoché zwar eine Annäherung der sich aus der Normalität herausbewegenden Phänomenologie und des von dieser Normalität abweichenden schizophrenen Menschen ermöglicht, aber letztlich doch eine grundlegende Verschiedenheit beider Erfahrungsweisen aufdeckt. Im dritten Teil möchte ich dann gemäß Blankenburgs Anspruch fragen, ob diese Verschiedenheit von ihm selbst in einem nicht-defizitären Sinn beschrieben wird. Dazu werde ich den Blick auf Blankenburgs Analyse der Ich-Konstitution und der Intersubjektivität in der Schizophrenie richten. Im abschließenden vierten Teil werde ich dann zeigen, dass Blankenburgs Analysen entgegen seinem Anspruch in einem defizitären Verständnis der Schizophrenie münden. Hierbei werde ich nach Gründen für das Scheitern Blankenburgs an seinen eigenen Vorgaben fragen.

Vorweg bedarf es aber noch einer wichtigen begrifflichen Erläuterung. Im Folgenden wird immer wieder der Begriff »Menschsein« und »menschliches Erleben« verwandt. Blankenburg spricht in seiner Untersuchung mal vom Menschen, dann vom In-der-Welt-Sein bzw. menschlichen In-der-Welt-Sein sowie vom transzendental leistenden Leben, ohne diese Begriffe in ein differenziertes Verhältnis zueinander zu setzen (Blankenburg, 2012, S. 27, 32, 79). Aus Vereinfachungsgründen wird hier daher – gerade auch im Vorgriff auf das vorgebrachte Projekt einer »inklusiven Anthropologie« – der Ausdruck »Menschsein« und »menschliches Erleben« benutzt.[3]

[3] Mir ist bewusst, dass sich hinter der Rede vom Menschsein enorme Schwierigkeiten verbergen. Es müsste vorweg das Verhältnis der phänomenolgischen Forschung zur Anthropologie geklärt werden und im Besonderen jenes Blankenburgs zur Anthropologie. Ich verweise dazu auf die umfassende Studie Jean Greischs (Greisch, 2009) sowie auf Hans Blumenbergs wegweisende Untersuchungen (Blumenberg, 2007, Blumenberg, 2006). Zur Anthropologie im Allgemeinen siehe jüngst Danzer, 2011.

1. Blankenburgs Bestimmung psychischer Krankheit

Im Folgenden werde ich zeigen, wie Blankenburg den Begriff der psychischen Krankheit versteht. Dazu unterscheide ich zwischen Blankenburgs Desiderat einer nicht-defizitären *Erkenntnisweise* psychischer Krankheit sowie dem einer nicht-defizitären Beschreibung der *psychischen Krankheit selbst.*

1.1. Nicht-defizitärer, dialektischer Erkenntnisanspruch psychischer Krankheit – Krankheit und Gesundheit als gleichwertig konstitutiv für die Erkenntnis des Menschseins[4]

Krankheit bzw. psychische Krankheit wird klassischer Weise als Defizit und Privation der Gesundheit begriffen. Martin Heidegger hat den Privationsbegriff für die Medizin in seinen Zollikoner Seminaren folgendermaßen definiert:

> Wenn wir etwas so negieren, daß wir es nicht einfach ausschließen, vielmehr gerade festhalten in dem Sinne, daß ihm etwas fehlt, nennt man diese Negation *Privation*. (…) Der Kranke ist *nicht gesund*. Das Gesundsein, das Wohlbefinden ist nicht einfach weg, es ist gestört. (…) Krankheit ist ein Privationsphänomen. In jeder Privation liegt die wesensmäßige Zugehörigkeit zu solchem, dem etwas fehlt, dem etwas abgeht. (Heidegger, 2006, S. 58)

Doch wer legt fest, was das Gesundsein ist, von dem das Kranksein abweicht und zu dem es doch wesensmäßig gehört? Krankheit als das vom Gesunden Abfallende und Abweichende zu bestimmen scheint seinen Ursprung wesentlich im vermeintlich gesunden Betrachter zu haben, der nicht umhin kommt, den Unterschied zwischen sich und dem kranken Menschen mit privativen Begriffen zu belegen. Dies ist ein wesentliches Problem der *Erkenntnis von Krankheit:* Wie kann Krankheit anders denn als Abweichung von der vermeintlichen Gesundheit und Normalität des Betrachters verstanden werden?

Nach Blankenburg nun sind zwar Negationen bei dem Versuch, aus der »Orientierung am Minus (…) zu gelangen« kaum zu vermeiden (Blankenburg, 2012, S. 79). Ohne die Negation – omnis determinatio est negatio – sei eine Bestimmung des Anderen überhaupt nicht

[4] Auf die Unterscheidung von somatischer und psychischer Krankheit kann hier aus Platzgründen nicht eingegangen werden.

möglich (ebd.). Jedoch ist diese *Negation* für Blankenburg entgegen Heideggers Postulat eben *nicht als Privation* zu verstehen: das psychisch *Nicht-Gesunde* muss nicht zwingend als *Weniger-Gesundes* bzw. das Weniger-Gesunde nicht als das *Weniger-Wertvolle* verstanden werden, wie es Heideggers Bestimmung nahelegt. Einer solchen *privativen Bestimmung* von psychischer Krankheit hält Blankenburg eine *dialektische Bestimmung* entgegen (ebd.). In ihr wird psychische Krankheit *nicht als weniger,* sondern schlicht *als anders als psychische Gesundheit* verstanden (ebd.). Dabei hängen beide Entitäten voneinander ab: Psychische Krankheit lässt sich nicht ohne die Gesundheit denken, zu der sie im Widerspruch steht, aber auch Gesundheit nicht ohne die Krankheit, zu der sie wiederum im Widerspruch steht. Beide werden durch den Widerspruch in wechselseitiger Bezogenheit zueinander gedacht sowie als gleichermaßen notwendig und wertvoll für die Erkenntnis des Menschseins begriffen. Der gegenüber der Gesundheit veränderte Zustand der Krankheit gibt über das Menschsein ebenso Aufschlüsse wie die Gesundheit und umgekehrt.

Mit diesem dialektischen Anspruch an die Erkenntnis menschlichen Erlebens ist aber noch nicht gesagt, dass auch dieses Menschsein selbst dialektisch als wechselseitige Bezogenheit von Widersprüchen strukturiert ist. Das geschieht erst in einem zweiten Schritt.

1.2. Übergang zur dialektischen Struktur des zu erkennenden Gegenstands – psychische Krankheit und Gesundheit als gleichwertig konstitutiv für menschliches Erleben selbst

Blankenburg formuliert seinen dialektischen Erkenntnisanspruch an vielfacher Stelle (Blankenburg, 1980a, Blankenburg, 2007, Blankenburg, 2012). Seine Formulierungen gehen dabei immer wieder unter der Hand in dialektische *Beschreibungen des menschlichen Erlebens selbst* über. Dies scheint zunächst erklärungsbedürftig, denn es muss von einer dialektischen *Erkenntnismethode,* die man sich vornimmt, und der *Seinsweise des Gegenstands selbst,* auf den man sie anwendet, unterschieden werden. Warum sollte Erkenntnis überhaupt dialektisch vorgehen?

Auch wenn Blankenburg an den entsprechenden Stellen diesen Übergang nicht explizit begründet, ließe er sich mit Blankenburgs häufig vorgebrachter Forderung einer *Angemessenheit* der Erkenntnismethode gegenüber ihrem Gegenstand rechtfertigen (Blankenburg, 1980a, S. 190). Die Erkenntnismethode ist dann deswegen dialektisch, weil der Gegenstand selbst dialektisch aufgebaut ist. Dialektik ist dann also nicht eine an den Gegenstand herangetragene epistemologische Maxime, sondern ein vom Gegenstand selbst eingeforderter Erkenntnisansatz.

Genauer heißt das, dass sich für Blankenburg nicht nur unsere Erkenntnis menschlichen Erlebens, sondern auch unser Erleben selbst im Wechselspiel verschiedener, sich widersprechender und gleichwertiger Pole bewegt. Blankenburg veranschaulicht dies am Verhältnis von Selbstverständlichkeit und Unselbstverständlichkeit, von dem hier noch viel die Rede sein wird (Blankenburg, 2012, S. 79–80): Unser Erleben pendle stets zwischen diesen beiden Momenten; jede »Aufhebung einer Selbstverständlichkeit muß einer neuen Selbstverständlichkeit den Platz frei machen (…).« (Blankenburg, 2012, S. 79)[5] Analog zu Blankenburgs Postulat einer nicht-privativen Erkenntnis psychischer Krankheit sei dabei die Unselbstverständlichkeit »nicht weniger konstitutiv (…) für menschliches In-der-Welt-Sein (…).« (ebd.) Selbstverständlichkeit wie Unselbstverständlichkeit sind in ihrem wechselseitigen Widerspruch vielmehr positiv-konstitutiv für unser Erleben. Das eine kann für dieses Erleben nicht als weniger notwendig begriffen werden als das andere.

Das Erleben von Unselbstverständlichkeit wird im weiteren Verlauf von Blankenburgs Monographie als Kern der Schizophrenie und damit als psychische Krankheit verstanden. Das heißt, dass psychische Krankheit auch vom Standpunkt des Betroffenen selbst aus als konstitutiv für sein Menschsein erfahren wird. Kranksein und Gesundsein sind somit für Blankenburg sowohl in der Erkenntnis wie auch im Erleben der Betroffenen notwendige und gleichwertige Bestandteile des Menschseins.

Diese wechselseitige Bedingtheit von Krankheit und Gesundheit in unserem Erleben aber stichhaltig als notwendige Bestandteile des Menschseins auch *sichtbar zu machen,* ist die Aufgabe, die Blankenburg der Phänomenologie zuspricht. Durch sie sieht er die Möglichkeit für einen Rückgang auf ein universales Menschsein gegeben, das Blankenburg hier als »leistendes Leben« bezeichnet, »welches in je verschiedener Weise sowohl Normales als auch Abnormes konstitu-

---

[5] Dieses dialektische Pendeln wird im weiteren Verlauf noch mehrfach veranschaulicht.

iert (…).« (Blankenburg, 2012, S. 27–28) Mit diesem Rückgang verbindet Blankenburg »die Hoffnung, hinter die ständige Vorausgesetztheit dessen, was ›normal‹ und ›abnorm‹ bedeuten, zurückfragen zu können zu dem, was beides (…) konstituiert.« (ebd.)

Worum es also geht, ist der Rückgang auf das Menschsein als *dritte Struktur*, die Blankenburg mit »leistendem« bzw. »transzendental leistendem Leben« benennt (Blankenburg, 2012, S. 27).[6] Menschsein soll damit nicht als Eigenschaft begriffen werden, die nur dem vermeintlich Gesunden zugesprochen und dem vermeintlich Kranken abgesprochen wird. Menschsein ist vielmehr die Struktur, die Krankheit und Gesundheit gleichwertig konstituiert und umgreift und nicht *eines von beidem*, gegen das das andere abgerechnet werden könnte.

Doch die Hypothese einer solchen vorgeordneten Struktur erfordert es, zu zeigen, wie vermeintliche Krankheit und vermeintliche Gesundheit aus ihr hervorgehen, wo beide miteinander verbunden sind und gegebenenfalls auch ineinander übergehen. Denn ansonsten bleibt ein so verstandenes Menschsein eine leere Annahme. Wie ein solches Menschsein begriffen werden kann, müssen die Analysen Blankenburgs erst zeigen.

1.3. *Einführung der Epoché als ein- und aufschließendes Verständniswerkzeug*

Wenn in meinem Menschsein sowohl die Möglichkeit des Schizophrenseins wie auch des Nicht-Schizophrenseins beschlossen ist, ja dieses Wechselspiel meine Erfahrung überhaupt erst bedingt, dann muss ich als der vermeintlich gesunde Psychiater in dem Erleben meiner Patienten eine *eigene Möglichkeit* wiedererkennen. Ich sehe in der Schizophrenie meine eigene Sache mitverhandelt (vgl. Kisker, 1976, S. 49).

---

[6] Der Begriff des leistenden Lebens geht auf Husserl zurück und bezeichnet allgemein formuliert alle aktiven und passiven Syntheseleistungen des transzendentalen Bewusstseins. Husserl wehrte sich ausdrücklich gegen eine Anthropologisierung dieses Bewusstseins, da es für ihn überhaupt erst die Bedingung der Möglichkeit dessen liefert, was in der natürlichen Einstellung als menschlich bezeichnet wird (s. Greisch, 2009, S. 53–57). In diesem Sinn kann das transzendental leistende Leben aber auch als fundierende Struktur des Menschseins verstanden werden. Eine Gleichsetzung beider wird hier allein aus pragmatischen Gründen vollzogen.

Hier setzt Blankenburgs Verwendung der Epoché ein.[7] Sie tritt als der Versuch in Erscheinung, sich aus dem eigenen Erleben soweit zu entfernen, dass ein Befremden eintritt, das eine positive Erkenntnis des gegenüberliegenden, schizophren-entfremdeten Erlebens möglich macht (vgl. Blankenburg, 2012, S. 84–85). Hierdurch kann die eben gemachte Hypothese belegt werden, der zufolge es eine notwendige, dialektische Verbindung von Krankheit und Gesundheit in unserem Erleben gibt, die auf der gemeinsamen, dritten Struktur des Menschseins fußt. Durch die Epoché soll eben hinter die Vorausgesetztheit der Begriffe von Schizophren und Gesund zurückgefragt und so eine Vergleichbarkeit zwischen beiden Begriffen erreicht werden, die »die Bedingung für ein Erkennen [ist], welches das Vorliegende nicht nur ab- und auszugrenzen, sondern positiv zu bestimmen strebt.« (Blankenburg, 2012, S. 67) Der Morbus der Schizophrenie soll dadurch in ein »umfassenderes Wesensverständnis« hineingenommen werden (ebd.) – einem Wesensverständnis, das die Modi der psychischen Krankheit und Gesundheit als positive Möglichkeiten eines allgemeinen Menschseins in sich aufnimmt. Dies ist die Vorgabe, an der sich Blankenburgs weitere Verwendung der Epoché zu messen hat.

2. Phänomenologische und schizophrene Epoché(n)

In »Der Verlust der natürlichen Selbstverständlichkeit« (Blankenburg, 2012) analysiert Blankenburg die Krankengeschichte seiner an einer hebephrenen Schizophrenie erkrankten Patientin Anne Rau. Anne Raus Erleben scheint in dem dialektischen Pendelwerk von Selbstverständlichkeit und Unselbstverständlichkeit vollständig und unverrückbar auf den letzteren Pol gefallen zu sein. Die Epoché nun versetze uns an jenen archimedischen Punkt, von dem her das Problem dieses Verlusts der natürlichen Selbstverständlichkeit wie auch der Selbstverständlichkeit selbst in Angriff genommen werden könne (Blankenburg, 2012, S. 86).

Im Folgenden werde ich Blankenburgs Darstellung der phänome-

[7] Texte, in denen sich Blankenburg mit der Rolle der Epoché für die Psychopathologie beschäftigt sind neben Blankenburg, 2012 auch Blankenburg, 1980b sowie Blankenburg, 1981 und Blankenburg, 1991.

nologischen und der schizophrenen Epoché zusammenfassen und analysieren.[8]

2.1. *Phänomenologische Epoché*

Wolfgang Blankenburg kommt das Verdienst zu, die Epoché als einen zentralen Begriff in die phänomenologische Psychopathologie der Schizophrenie eingeführt zu haben. Die Besonderheit in Blankenburgs Verwendung besteht darin, die Epoché nicht nur als auf einen Untersuchungsgegenstand angewandte Methode zu verstehen, sondern sie diesem Gegenstand, also dem schizophrenen Menschen *selbst*, zuzuschreiben.[9] Die Möglichkeiten dieser Verwendung bestehen in der Analogisierung des schizophrenen und phänomenologischen Erlebens: Wenn bereits Edmund Husserl schrieb, dass die Annahme einer absoluten Realität »genau so viel wie ein rundes Viereck« gelte (Husserl, 1976, S. 106), so scheint genau dies auch die mitunter leidvolle Erfahrung eines schizophrenen Menschen zu sein, der sich auf eben diese vermeintlich absolute Realität nicht mehr versteht. Im Heraustreten aus den Selbstverständlichkeiten des Alltags bildet sich eine Analogie zwischen Phänomenologie und Schizophrenie.

In der Epoché versucht sich der phänomenologisch eingestellte Beobachter so vollständig wie nur möglich aus der Alltäglichkeit seiner Erfahrung herauszulösen und diese so zum Gegenstand seiner Betrachtung zu machen. Die Alltäglichkeit unserer Erfahrung wird von Husserl mit den Begriffen »natürliche Einstellung« bzw. »Generalthesis der natürlichen Einstellung« (Husserl, 1976, S. 52–53) benannt. Diese Generalthesis besagt, dass die von uns erfahrenen und vermeinten Gegenstände wirklich als solche unabhängig von uns existierten. Dabei

[8] Mit diesen beiden Ausdrücken orientiere ich mich an Arlette Jolis Unterscheidung einer »épochè phénoménologique« und »épochè psychotique« (Joli, 2002, S. 80). Der Ausdruck »schizophrene Epoché« findet sich bei Blankenburg nicht, wird aber an einigen Stellen nahegelegt (s. z. B. Blankenburg, 2012, S. 86).

[9] So schreibt Blankenburg: »Die Fruchtbarkeit der phänomenologischen Methode für die Psychopathologie beschränkt sich (…) nicht allein auf das Verhältnis des Forschers zur gegebenen bzw. aufgegebenen Realität (…). Da es der Psychiater ganz wesentlich mit Abwandlungen des Erlebens beim Patienten zu tun hat, muß er Modifikationen der Intentionalität nicht nur bei sich selbst in seinem Verhältnis zur Eigenart des ›Gegenstands‹ zum Thema machen, sondern er findet solche auch innerhalb der Sache selbst, um die es ihm geht, nämlich im Erleben des Kranken (…).« (Blankenburg, 1981, S. 189)

sind zwischenzeitliche Irrtümer und Korrekturen nicht ausgeschlossen. Ein von mir vermeintlich als Kontrolleur wahrgenommener Herr in Uniform beispielsweise, der das Zugabteil betritt, mag sich als Sicherheitsbeamter nach Dienstende entpuppen; meine Geldbörse, die ich sonst immer in meiner linken Hosentasche trage, mag auf einmal in meiner Jackentasche sein. Doch diese Enttäuschungen unserer Annahmen sind eingebettet in einen Hof weiterer Selbstverständlichkeiten und Gewissheiten: der als Kontrolleur vermeinte Mann in Uniform wird von mir sogleich als ebenso realer Sicherheitsbeamter nach Dienstende wahrgenommen, der mich nichts weiter angeht; die von mir in der Hosentasche nicht vorgefundene Geldbörse wird von mir unmittelbar als ebenso real in meiner Jackentasche vermutet (vgl. Fink, 2004b, S. 305).

Wenn die Epoché darauf abzielt, sich aus diesen selbstverständlichen Annahmen herauszulösen, dann ist damit nicht gemeint, lediglich Einzelannahmen zu hinterfragen. Vielmehr soll die *Annahme der Realität als Ganzes,* die auch noch in der Enttäuschung *einzelner* Annahmen gesetzt wird, kritisch reflektiert werden.

Während sich nun die klassische philosophisch-phänomenologische Literatur in der Regel auf die Ergebnisse dieser Erfahrungsdistanzierung konzentrierte – nämlich die im zweiten Schritt durchgeführte *phänomenologische Reduktion* der alltäglichen Setzungen auf das diese Setzungen durchführende transzendentale Bewusstsein (Zahavi, 2009, S. 48) – so kommt Blankenburg das besondere Verdienst zu, noch vor aller Reduktion auf ein Bewusstsein, differenziert die *Widerstände* analysiert zu haben, die die phänomenologisch eingestellte Betrachterin in der Distanzierung von ihrem Alltag erfährt. Blankenburg merkt kritisch an: »Von *Husserl* wurde zu wenig berücksichtigt, daß die Widerstände beim Vollzug der Epoché eine phänomenologische Erfahrungsquelle eigener Art darstellen.« (Blankenburg, 2012, S. 94) Dabei schließen sich Blankenburgs Überlegungen an eine Bemerkung Maurice Merleau-Pontys in der Einleitung seiner »Phänomenologie der Wahrnehmung« an, der zufolge die Epoché gerade in jenen Momenten, in denen sie versagt, ihre Funktion für die phänomenologische Analyse erfüllt: Dort, wo es dem Betrachter gerade *nicht* gelingt, sich aus seiner Alltagserfahrung herauszulösen, wird die bestimmende und widerständige Natur dieses Alltags und damit sein wesentliches Merkmal sichtbar (Merleau-Ponty, 1976, S. VIII).

Die Widerstände in der Durchführung der Epoché bergen also besonderes Potential zum Verständnis der Alltagserfahrung. Ihnen geht Blankenburg weiter nach. Dazu entfaltet Blankenburg eine dreifach gestufte Widerstandserfahrung in Bezug auf das Heraustreten aus der Alltagserfahrung (Blankenburg, 2012, S. 95–97): In einer *ersten* Stufe erfahren wir einen Widerstand bei der bloßen Unterbrechung alltäglicher Vollzüge. Dies kann im Bezug auf soziale Situationen der Fall sein, z. B. wenn sich zwei nahe Verwandte auf einmal siezen oder auch auf leibliche Vollzüge, wie beispielsweise das bewusste Steuern unserer Atmung. Hierbei tritt ein »eigentümlicher zäh-elastischer Widerstand auf, den jeder Mensch kennt.« (Blankenburg, 2012, S. 96). Einen *zweiten* Widerstand erfährt nun derjenige, der auf diesen Widerstand reflektieren möchte. Die Frage, was das ist, das uns hindert, unsere Atmung bewusst zu steuern, erfährt selbst einen Widerstand: Es versteht sich gewöhnlich von selbst, seine Atmung nicht bewusst zu steuern, hiernach wird nicht weiter gefragt. Dass hiernach nicht weiter gefragt wird, stellt selbst wieder einen zu befragenden Sachverhalt dar. Doch hierbei stößt man auf einen Widerstand, folglich *dritter* Natur: den Widerstand, danach zu fragen, was jener Widerstand, unsere Atmung bewusst zu unterbrechen, ist. So schieben sich in der Distanzierungsbewegung der Epoché mehrere Widerstände ineinander, die alle dem Alltag selbst als Merkmal zugeschrieben werden können: Diesem Alltag selbst widerstrebt es, befragt zu werden – er hält uns für gewöhnlich in seinem Bann. All diese Widerstände können somit als negative Erfahrungen in eine positive Erkenntnis der Alltagswelt selbst umgewandelt werden: Sie erzeugen das Bild eines grundlegenden »Lebensgefälles«[10] und einer »Weltverfangenheit«, die eine Grenze der reflexiven Selbstverfügbarkeit des Menschen darstellt (Blankenburg, 2012, S. 97).

Doch trotz dieses Lebensgefälles beinhaltet dieser Alltag auch immer die Möglichkeit, sich reflexiv von ihm zu distanzieren, was Blankenburg in einem späteren Aufsatz im Austausch mit dem Werk Alfred Schütz' stärker hervorhebt (Blankenburg, 1981).

Zusammenfassend lautet Blankenburgs Hypothese: Entscheiden-

---

[10] Es ist genau genommen mit dem dritten Widerstand noch nicht getan: Die Reflexion auf diesen dritten Widerstand würde wieder einen Widerstand erfahren usw. Das von Blankenburg erwähnte, natürliche Lebensgefälle stellt dann die Grenze eines infiniten Regresses dar, den Blankenburg in seiner Widerstandsanalyse andeutet, aber nicht explizit macht.

des Merkmal unserer alltäglichen menschlichen Erfahrung ist, dass wir uns von ihr distanzieren und sie einklammern können, wie auch, dass sie uns bei dieser Einklammerung einen Widerstand bietet.[11] Erfahrung des Widerstands bei der Distanzierung wie auch die Distanzierung selbst sind dabei als gleichwertige Möglichkeiten der menschlichen Erfahrung selbst anzunehmen und stehen in einem dialektischen Verhältnis.

Was die phänomenologische Epoché in dieser dialektischen Bewegung von Einklammerung und Widerstand zeigt, ist, dass sich unsere Erfahrung selbst in einem dialektischen Wechselspiel zwischen Selbstverständlichkeit und ihrer Aufhebung im Zweifel an ihr bewegt. In diesem Pendelwerk ist der methodisch erwirkte Verlust an Selbstverständlichkeit unserer Alltagserfahrung gleichsam ein Gewinn an Erkenntnis über sie, dieser Gewinn an Erkenntnis entzieht sich aber sogleich wieder in eine neue, noch unhinterfragte Selbstverständlichkeit. Distanzierung und Widerstand stehen in einem wechselseitig-konstitutiven Verhältnis zueinander.

Die Epoché veranschaulicht somit in Blankenburgs Darstellung durch ihre eigene dialektische Struktur in thematischer und besonderer Form die Dialektik unserer menschlichen Erfahrung und zeigt darin, dass der Verlust an Selbstverständlichkeit nicht weniger, sondern gleichwertig konstitutiv für die menschliche Erfahrung ist.

Doch Blankenburg veranschaulicht dies ausgehend vom Erleben einer vermeintlich gesunden Phänomenologin, nicht einer schizophrenen Patientin. Er zeigt, wie sich *ihre* Erfahrung und nicht die einer Schizophrenen konstituiert. Entscheidend ist nun: Kann durch die Epoché auch das Erleben der Patientin Anne Rau als gleichwertig konstitutiv für das so dialektisch bestimmte Menschsein zugänglich gemacht werden? Wird die Schizophrenie Anne Raus hier als gleichwertige Möglichkeit in diese Dialektik mithineingenommen?

2.2. Schizophrene Epoché

Blankenburgs Analyse-Material zur Erfassung ihrer Erlebnisweise bilden neben Beschreibungen von Anne Raus Gestik und Mimik vor

[11] Diesen Widerstand als »Einklammerung der Einklammerung« bezeichnet Blankenburg im Anschluss an Schütz als »Epoché II« (Blankenburg, 1981, S. 192).

allem ihre zahlreichen Selbstbeobachtungen, wie sie in symptomarmen Schizophrenien typisch sind. So reflektiert Anne Rau: »Jeder Mensch muss wissen, wie er sich verhält, – hat eine Bahn, eine Denkweise. Sein Handeln, seine Menschlichkeit, seine Gesellschaftlichkeit, alle diese Spielregeln, die er ausführt: ich konnte sie bis jetzt noch nicht so klar erkennen. (…) Und auch ebenso die Denkarten, so das Einfache, das *Einfachste.*« (Blankenburg, 2012, S. 59–60) Sie fragt: »Was fehlt mir eigentlich? So etwas *Kleines,* so komisch, etwas *Wichtiges,* ohne das man aber nicht leben kann. (…) Das ist wohl die *natürliche Selbstverständlichkeit,* die mir fehlt.« (ebd.).

Was sich hier in Anne Raus Mitteilungen zeigt, ist die ebenso umfassende wie unfassbare Veränderung ihres Erfahrungshorizonts, die sie unablässig mit dem Ausdruck »Verlust der natürlichen Selbstverständlichkeit« zu benennen sucht (ebd.).

Analog zur phänomenologischen Epoché hat Anne Rau also nicht die Selbstverständlichkeit in Bezug auf Einzelerfahrungen bzw. Einzelobjekte verloren. Zwar unternimmt sie den Versuch, ihren Verlust der Selbstverständlichkeit anhand eines Einzelobjekts zu benennen – sie spricht von etwas Kleinem, etwas Wichtigem. Doch dieser Versuch scheitert und Anne Rau gerät immer wieder in ein sprachloses Staunen angesichts ihres Erlebens: »Einfach um das Leben geht es, um ein richtiges Leben-Führen, daß man nicht so außerhalb der Gesellschaft, so ausgestoßen ist und so.« (Blankenburg, 2012, S. 60)

Für Anne Rau ist es eben kein Einzelobjekt, das sie verloren hat und für das unsere Alltagssprache die nötigen Begriffe liefert, sondern es ist vielmehr der Hof bzw. Horizont von Selbstverständlichkeit, *von dem her* ihr diese Einzelobjekte begegnen. Genau dieser selbstverständliche Horizont der Erfahrung, der auch die ungewöhnlichen und unbekannten Erfahrungsmomente immer wieder einholt, ist es auch, dem sich die Phänomenologien in der Epoché zu entziehen versuchen. Die Schizophrenie und die phänomenologische Philosophie stellen somit in je besonderer Weise eine »Überwindung der ›Naivität‹« (Fink, 2004b) des Alltags dar. Naivität meint dabei das Unbefragte und für gewöhnlich schlicht Hingenommene unserer Erfahrung. Anne Rau klagt: »Wenn die anderen so handeln, und jeder ist eigentlich so irgendwie groß geworden: danach denkt man, danach ist das Handeln ausgerichtet, danach verhält man sich.« (Blankenburg, 2012, S. 60) Genau diese selbstverständliche Grundlage unseres Verhaltens kann Anne Rau nur an ihren Mitmenschen beobachten: »Es ist schon zum

Verzweifeln, wenn ich Menschen treffe, die so sind, wie sie von Natur aus sind.« (ebd., S. 137) Jedoch gelingt es ihr dabei nicht, diese Selbstverständlichkeit auch zu übernehmen: »Ich kann gar nicht fühlen, wie die Anderen auch so sind (…) alles, überhaupt alles ist so fragwürdig – das Leben!« (ebd., S. 133).

Wie eine Phänomenologin steht auch Anne Rau fragend und staunend vor dem, was der Alltagsmensch immer schon so gleichgültig und unbefragt erfährt.

In diesem Sinn spricht Erich Wulff auch von einer Komplizenschaft mit der schizophrenen Patientin, auf die sich Blankenburg als Phänomenologe durch die Epoché begibt (Wulff, 2007, S. 14). In dieser Komplizenschaft besteht nun die Möglichkeit, die Schizophrenie Anne Raus als mehr zu begreifen, denn als bloßen Abfall von der Normalität. Dem Phänomenologen Blankenburg könnte es durch das Heraustreten aus dem Selbstverständlichen möglich sein, sich mit Anne Rau auf das Unselbstverständliche, das sie erlebt, zu verständigen und dabei dieses Unselbstverständlich-Sein in seiner ebenso konstitutiven Funktion für das Menschsein sichtbar zu machen.

2.3. Vorläufiges Scheitern der Einführung der Epoché

Doch in den weiteren Analysen Blankenburgs zeigt sich, dass der Schritt, durch die Epoché die Gleichwertigkeit des schizophrenen Erlebens gegenüber dem nicht-schizophrenen sichtbar zu machen, ausbleibt. Denn was sich vielmehr nach der ersten Annäherung von Phänomenologie und Schizophrenie zeigt, ist ein grundlegender Unterschied. Woran macht Blankenburg den Unterschied fest?

Zunächst wäre der Unterschied der mehr theoretischen Fragestellung einer Phänomenologin gegenüber der eher existenziellen, aus einer Lebenskrise herrührenden Fragestellung Anne Raus zu nennen. Ein anderer ist jener, dass eine Phänomenologin nach der Selbstverständlichkeit als solcher, Anne Rau aus ihrer Frage-Not heraus nach ganz alltagspraktischen und spezifischen Selbstverständlichkeiten wie beispielsweise der Verwendung von Messer und Gabel fragt (Blankenburg, 2012, S. 91–92).

Viel grundlegender ist aber die Differenz, dass eine Phänomenologin in der Epoché nur das einklammert, *was sie bereits hat* – nämlich jene Selbstverständlichkeit, die Anne Rau eben abgeht (ebd., S. 92).

Analog hierzu gilt: Der in der Einklammerung der Epoché erfahrene *Widerstand* als Indiz für die grundlegende »Weltverfangenheit« des Menschen (Blankenburg, 2012, S. 97) wird von Anne Rau *nicht empfunden*. Machte die phänomenologische Epoché in ihrer dialektischen Bewegung von reflexiver Distanzierung und Widerstandserfahrung die grundlegende Dialektik unserer Erfahrung selbst thematisch, so bleibt für Anne Rau in der Distanzierung von der Selbstverständlichkeit, der damit verbundenen Ratlosigkeit und ihrem Staunen, der *Widerstand* und damit eben dieses dialektische Wechselspiel gerade *aus*. Anne Raus Distanzierung von der Selbstverständlichkeit geht ins Leere, findet keinen Wiederhalt im Selbstverständlichen. Ihre Distanz von der Selbstverständlichkeit wird damit ebenso absolut, wie diese Selbstverständlichkeit selbst, zu der sie keinen Bezug hat und über die sie ratlos staunt.

Genau dieses Ausbleiben des Widerstands macht die Epoché von einer frei verfügten Methode der Philosophie zum tragisch erlittenen Schicksal der Schizophrenie. In diesem bleibt das in der phänomenologischen Epoché aufgezeigte dialektische Spiel von Distanzierungs- und Widerstands-Erfahrung aus oder besser: Es transformiert sich im Falle der schizophrenen Epoché in das bezugslose Nebeneinander zweier absoluter Pole – jenes Pols, der durch Anne Rau erlittenen, rückhaltlosen Distanzierung vom Alltag und dem Pol einer für sie nicht nachvollziehbaren Selbstverständlichkeit ihrer Mitmenschen. Dies ist der grundlegende Unterschied von phänomenologischer und schizophrener Epoché.

Man muss nun fragen: Kann im Rahmen von Blankenburgs Verwendung der Epoché weiter an seiner Hypothese festgehalten werden, derzufolge normales und abnormes Erleben gleichwertig konstitutiv für das Menschsein sind? Diese Frage muss vorerst mit »Nein« beantwortet werden, denn die von ihm beschriebene phänomenologische und schizophrene Epoché fragt weniger »hinter die ständige Vorausgesetztheit dessen, was ›normal‹ und ›abnorm‹ bedeuten« (Blankenburg, 2012, S. 28) zurück, als dass beide Epochéen vielmehr die Verschiedenheit von »normal« und »abnorm« gerade sichtbar machen. Die Epoché hat letztlich keine verbindende, sondern vielmehr trennende Funktion.

Aber nicht nur das: Der konstatierte Unterschied drängt zu der Frage, ob die Schizophrenie hier *anders denn als Privation* der Gesundheit verstanden werden kann, wenn Blankenburg in Bezug auf den in der phänomenologischen Epoché bemerkten Widerstand des Alltags, vom »Bürge (…) seelischer Gesundheit« (Blankenburg, 2012, S. 97) spricht, der Anne Rau eben *fehlt.*

3. Verhältnis schizophrenen und nicht-schizophrenen Erlebens als Verhältnis zweier Dialektiken

Blankenburgs Einführung der Epoché verdeutlichte zuletzt einen Unterschied. Um nun weiter Blankenburgs Hypothese eines wechselseitig-konstitutiven Verhältnisses von Schizophren und Nicht-Schizophren nachzugehen, muss man sich mit Blankenburgs weiteren Ausformulierungen des von Anne Rau erlittenen Herausfallens aus der Alltäglichkeit der Erfahrung beschäftigen. Dazu wird nun Blankenburgs Beschreibung der Ich-Konstitution und der Intersubjektivität erläutert (Blankenburg, 2012, S. 119–150).

Zunächst: Blankenburg fasst das schizophrene Erleben weiterhin als dialektisch strukturiert auf, analog zu der Dialektik des Erlebens, die er anhand der phänomenologischen Epoché als Pendeln zwischen Selbstverständlichkeit und dem reflexiven Heraustreten aus dieser Selbstverständlichkeit sichtbar gemacht hatte. Jedoch handelt es sich hierbei um eine *andersgeartete Dialektik,* eine sozusagen *entbändigte* und *absolute Dialektik.* Die Frage nach dem Verhältnis von Schizophren und Nicht-Schizophren wird so zur Frage nach dem Verhältnis zweier Formen von Dialektik. *Entweder* die Dialektik der schizophrenen Erfahrung ist ein Privationsphänomen der nicht-schizophrenen Erfahrungs-Dialektik, *oder* sie ist ihr gleichwertig-notwendiges Pendant.

3.1. Ich-Konstitution – Natürliche Selbstverständlichkeit und Selbst-Stand

Auf die Frage der Ich-Konstitution stößt Blankenburg durch Aussagen Anne Raus wie diese: »Das Schönste wäre, normal, so richtig mit Selbstverständlichkeit, zu *sein.* Dann muß ich hier aber so viel allein machen … Alles ist so unnatürlich. Ich muß so viel *von mir aus* machen. Ich mache es dann, aber nachher enttäuscht mich das, denn ich brauche einen *Hinterhalt.*« (Blankenburg, 2012, S. 121) In dieser Mitteilung verbirgt sich für Blankenburg das für die Schizophrenie grundlegende Problem der Ich-Konstitution als einem Spannungspol von Selbstverständlichkeit und Selbst-Stand. Dabei versteht Blankenburg unter einer unzureichenden Ich-Konstitution entsprechender Patienten das Unvermögen, »den Grund einer Motivation aus sich selbst zu schöpfen. Ihr Selbst gibt einen solchen Grund einfach nicht her (…).« (Blankenburg, 2012, S. 121)[12] Diese Behauptung versucht Blankenburg anhand der konkretistischen Symbolik Anne Raus, wie sie sich besonders in dem Ausdruck »Hinterhalt« zeigt, zu analysieren. »Hinterhalt« meint für Anne Rau keine böswillige Falle, in die jemand gehen könnte, sondern viel konkreter das, was *von Hinten her Halt gibt* und trägt bzw. das, was sich von selbst versteht und nicht eines durch sie geleisteten Verstehens bedarf (ebd.). Weil Anne Rau dieses Gefühl des Gehalten- und Getragenseins im Selbstverständlichen nicht erlebt, erscheint ihr ihr Handeln als halt-los und in der Konsequenz als nicht zu meisternde Aufgabe und Anstrengung – »weil ihr Ich, bevor es an die Bewältigung der ihm eigentümlichen Aufgaben gehen kann, zunächst (…) erst einmal den Boden mitbereiten muß, auf dem es eigentlich bereits stehen sollte, und sich daran verausgabt.« (Blankenburg, 2012, S. 122)

Blankenburg referiert nun über das Verhältnis dieser selbständigen, vom Ich erbrachten Leistungen zum Getragensein von Selbstverständlichkeit. Blankenburg geht hier erneut von einer dialektischen Struktur aus: Dem Pendeln zwischen Selbststand des Ichs und den von ihm nicht verfügten sondern lediglich vorgefundenen und sich von selbst verstehenden Sinnstrukturen. Der Selbststand des Ichs verweist dabei immer auf sein Gegenteil: Auf ein sich im Unbeobachtbaren verlierenden Hintergrund an bereits vorgegebenem und nicht von ihm geschöpften Sinn. Blankenburg führt aus:

Die Selbstbestimmung des selbständigen Menschen ragt aus dem anonymen Meer alles dessen, was ›von selbst‹ geschieht und sich ›von selbst‹ versteht, heraus und bleibt zugleich darauf bezogen. Ihr Verhältnis ist wesensnotwendig das einer Ablösung des letzteren durch ersteres, und doch auch wieder nicht, insofern die Selbständigkeit eines Menschen und jedes daraus erwach-

[12] Blankenburg unterscheidet in seinen Analysen nicht – wie etwa die Psychoanalyse – zwischen Ich und Selbst und grenzt seine Analyse zudem vom Ich-Begriff der klassischen Psychopathologie ab: Ich-Störung meint bei Blankenburg *nicht* das von manchen Patienten berichtete Gefühl des *Gemachten* (Blankenburg, 2012, S. 121).

sende Selbstverständnis einen Fond neuer Selbstverständlichkeiten begründet. (Blankenburg, 2012, S. 123–124)

Wir finden hier Blankenburgs dialektische Konzeption der menschlichen Erfahrung wieder: So, wie die Epoché die wechselseitige Verwiesenheit von Selbstverständlichkeit und ihrer Aufhebung aufeinander sichtbar machte, verweisen hier die Selbständigkeit des Ichs und das sich-von-sich-selbst-Verstehende untrennbar aufeinander, ohne dass dabei das eine im anderen auflösbar wäre. Selbststand und Sich-von-sich-selbst-Verstehendes sind damit wechselseitig konstitutiv. Unsere Erfahrung ist *sowohl* selbstverständlich *als auch* durch unseren Selbst-Stand verfügt.

Für Blankenburg gilt es aber nun im Besonderen, nach dem *Wie dieses Wechselspiels* zu fragen. Seine Feststellung lautet: Dieses Wechselspiel steht für gewöhnlich in einem *Gleichgewicht*. Dieses Gleichgewicht wird in der Phänomenologischen Psychopathologie seit Binswanger mit dem Begriff »anthropologische Proportion« benannt (Binswanger, 1994, S. 241–248). Auf die Ich-Konstitution angewandt heißt dieser Begriff: Selbst-Stand und Selbstverständlichkeit müssen in einem proportionalen Verhältnis zueinander stehen – jede selbständige Handlung und Sinnschöpfung muss in einem entsprechenden Verhältnis zu bereits vorgefundenem, sich von selbst verstehendem Sinn unserer Erfahrung stehen, oder wie Anne Rau selbst es sagt: »Je mehr die Selbstverständlichkeit wächst, desto … selbständiger wird man.« (Blankenburg, 2012, S. 123)

Diese Proportion hat Anne Rau aber *verloren*. Sie sieht sich vor die unbewältigbare Aufgabe gestellt, all ihre normalerweise selbstverständlichen Erlebnismomente durch eine aktive, selbstverfügte Leistung hervorbringen zu müssen. Ihr Erleben bewegt sich so in der *Dysproportion* absoluter und erschöpfender Selbstverfügung und einer Selbstverständlichkeit der Erfahrungswelt, zu der sie keinen Bezug hat, in die sie nicht eindringen kann, die ihr unverständlich ist. Aus dem *Sowohl-als-Auch* der gesunden Erfahrung, in der jedes Erlebnis von Selbstwirksamkeit immer auf Erlebnisse nicht selbst erwirkter Sinnzusammenhänge verweist und vice versa, ist so ein *Entweder-Oder* geworden, in dem sich diese beiden Pole ebenso unvermittelt wie absolut gegenüber stehen.

3.2. Intersubjektive Konstitution der Erfahrung

Wer nach der Genese dieser (Dys-)Proportion fragt, wird unweigerlich auf das Intersubjektivitäts-Problem verwiesen – denn das Verhältnis von Selbst-sein und Selbstverständlichem wird am und mit dem anderen Menschen erlernt. So sagt Anne Rau: »Ich brauche noch einen *Halt*, einen Menschen, an den man glaubt. Seine Anschauungen usw. nimmt man selbstverständlich auf, nimmt auch das Alltägliche auf. *Von mir aus* kann ich das nicht.« (Blankenburg, 2012, S. 120) Anne Raus Rede vom tragenden »Hinter-halt« ist intersubjektiv zu verstehen.

Blankenburgs Analysen hierzu beginnen mit der Darstellung des Problemfelds der Intersubjektivität innerhalb der Phänomenologie. Dabei weist Blankenburg die tendenziell solipsistischen Konzeptionen der Intersubjektivität, wie sie Husserl in den »Cartesianischen Meditationen« formuliert hat, zurück (Husserl, 1973). In ihnen zeichnete Husserl das Bild eines allein durch die aktive Syntheseleistung des eigenen transzendentalen Ichs hervorgebrachten bzw. appräsentierten Anderen (ebd., S. 111 f.). Dieser einseitigen und undialogischen Konzeption, die bereits vielfach kritisiert wurde (Theunissen, 1965, Kisker, 1969), hält Blankenburg die im Spätwerk Husserls ausformulierte Theorie der Intersubjektivität entgegen. Dieser Theorie zufolge kommt der Andere in der transzendentalen Konstitution unserer Erfahrung gleich *zweimal* vor: Erstens erscheint er als ein durch unser Ich wie alles andere in unserer Welt konstituiertes Begegnendes. Zweitens ist dieser Andere aber auch derjenige, der eben dieses Konstituieren des uns Begegnenden (als z. B. Baum oder Mensch), beeinflusst und miterwirkt (Blankenburg, 2012, S. 138–139). Der Andere ist somit im Bezug auf unser Ich *sowohl* konstituiert *als auch* konstituierend. »Der Andere kommt«, so Blankenburg, »nicht nur als mehr oder weniger fertig konstituierter *in* der Welt vor. Er ist zugleich – immer schon – am konstitutiven Geschehen unmittelbar beteiligt (…).« (Blankenburg, 2012, S. 138)

In dieser Doppelrolle des Anderen zeichnet sich für Blankenburg erneut ein dialektisches Bild ab, in dem es weder möglich ist, den Anderen allein auf unsere selbstverfügte Syntheseleistung zurückzuführen, noch diese Syntheseleistung in der uns wiederum konstituierenden Aktivität des Anderen aufzulösen. Beide Pole verweisen für Blankenburg vielmehr untrennbar aufeinander. Blankenburg spricht von einem feinen »Oszillieren zwischen diesen beiden Polen der Selbstbehauptung und der Selbsthingabe, des Nehmens und Genommenwerdens.« (Blankenburg, 2012, S. 136) Einen anderen Menschen wahrzunehmen heißt demnach, in der aktiven Wahrnehmung *von ihm* immer schon passiv *durch ihn* beeinflusst zu sein und umgekehrt.

Dieser dialektischen Sowohl-als-Auch-Struktur unseres Erlebens steht nun aber Anne Raus Erleben der Anderen diametral als ein starres Entweder-Oder entgegen. Anne Rau klagt: »Wenn ich mit Andern zusammentraf, wurde ich immer gefühlsmäßig so aufgewühlt, sehr unsicher und verkniffen. (…) Ich habe nie die Blicke der Andern aushalten können. Und wie! Das war eine Tortur. – So die Leute … furchtbar!« (Blankenburg, 2012, S. 135–136). Dem *feinen Oszillieren* zwischen Konstituieren und Konstituiert-Werden des Ichs im Bezug auf den Anderen steht hier also ein *frontales Aufeinanderprallen* zweier Kräfte entgegen. »Entweder«, so Blankenburg, »sie wird vom Begegnenden vereinnahmt, sie ›unterliegt‹, oder: wenn sie ihn beurteilen kann, wird dieses Beurteilen nur all zu rasch zum Aburteilen oder Abfertigen.« (Blankenburg, 2012, S. 136)[13]

Parallel zum Verhältnis von Selbst-Stand des Ichs und Selbstverständlichkeit liegt für Blankenburg also im Falle der Intersubjektivität für die Schizophrenie eine *auseinandergebrochene Dialektik* von Konstituieren und Konstituiert-Werden vor. Aus dem »feinen Oszillieren« von Konstituieren und Konstituiert-Werden, in dem beide Pole in einem wechselseitig-proportionalen Verhältnis stehen, ohne sich ineinander aufzulösen, ist so ein binäres Du-oder-Ich geworden, in dem der Andere entweder ganz vom Blick Anne Raus oder Anne Rau ganz vom Blick des Anderen bestimmt wird. Hier lässt sich erneut der Begriff der »anthropologischen (Dys-)Proportion« (s. o.) einbringen: Aus dem proportionalen Gleichgewicht von Konstitution und Konstituiert-Werden ist die Dysproportion des entweder Ganz-den-Anderen-Bestimmens oder ganz vom Anderen-bestimmt-Seins geworden.

---

[13] Dieses konflikthafte und bedrohliche Erleben der Anderen durch Anne Rau analogisiert Blankenburg mit Jean-Paul Sartres ebenso polarisierter und kampfesähnlicher Konzeption der Intersubjektivität, in der der Blick des Anderen einen Angriff auf das jeweils eigene, aktive Entwerfen der Welt darstellt (Sartre, 1994, S. 457–538, Kulenkampff, 1958, S. 9–16).

4. Zusammenfassung und abschließende Beurteilung

Sowohl in der Betrachtung der phänomenologischen Epoché, wie auch in der schizophrenen Epoché zeichnet Blankenburg ein dialektisches Bild unserer Erfahrung. Im möglichst umfassenden Heraustreten aus der natürlichen Einstellung unseres Alltags gerät eine Phänomenologin in das Wechselspiel von reflexiver Distanzierung und erfahrenem Widerstand des Alltags. Selbstverständlichkeit des Alltags und ihre reflexive Aufhebung zeigen sich dabei als wechselseitig konstitutiv für unser menschliches Erleben. Auch in Anne Raus Erleben zeigt sich eine Aufhebung der natürlichen Einstellung und ein damit verbundenes Staunen über die ihr unverständliche Selbstverständlichkeit des Alltags. Dieser Verlust an Alltäglichkeit nähert Anne Rau der Position der Phänomenologien an. Jedoch bleibt bei der Betroffenen die angesprochene Dialektik von Heraustreten aus der Selbstverständlichkeit und dem Eingeholt-Werden durch sie *aus:* Ihr Verlust an Selbstverständlichkeit ist absolut und wird durch keinen Widerstand wieder aufgehoben. Die schizophrene Epoché verweist so auf eine grundlegend andersgeartete Erfahrungs-Dialektik. Die Frage nach den Möglichkeiten der Epoché zum Beleg der Gleichwertigkeit von Krank und Gesund in Bezug auf ein gemeinsames Menschsein verlagerte sich damit auf die Frage nach der Gleichwertigkeit der jeweils durch die Epoché sichtbar gemachten Erlebnisweisen. Diese Erlebnisweisen wurden soeben anhand von zwei Beispielen gegenübergestellt. Im ersten Beispiel wurde Blankenburgs Darstellung von natürlicher Selbstverständlichkeit und Selbst-Stand, im zweiten Blankenburgs Beschreibung von Passivität und Aktivität in der Erfahrung der Mitmenschen betrachtet.

Dabei zeigte sich, entgegen der *dialektisch-proportionalen* Beziehung zweier Gegensätze im Rahmen der nicht-schizophrenen Erfahrung, eine *dialektisch-dysproportionale* Beziehung innerhalb der schizophrenen Erfahrung. Während beispielsweise in der nicht-schizophrenen Erfahrung der Pol der Selbstverfügung des Ichs stets durch sein Gegenteil, das Getragensein durch nicht-verfügte Sinnstrukturen, aufgehoben wird, verabsolutiert sich in der dysproportional-schizophrenen Erfahrung dieser Pol der Selbstverfügung und erfährt keine Relativierung mehr durch den Pol des Getragenseins.

Abschließend muss jetzt gefragt werden, ob Blankenburg mit dieser Beschreibung des schizophrenen Erlebens seinem eigenen Erkenntnisanspruch gerecht wird, d.h.: Wie stehen sich diese beiden Formen der Dialektik gegenüber? Können sie als gleichwertig-konstitutiv für das Menschsein begriffen werden? Ist das Verhältnis von proportionaler Dialektik zu unproportionaler Dialektik selbst ein *dialektisches* – gemäß Blankenburgs Anspruch – oder ein *privatives?*

Die Antwort lautet: Bei diesem Verhältnis handelt es sich entgegen Blankenburgs Anspruch um ein *Privationsverhältnis.* Dies begründet sich folgendermaßen: Eine Dysproportion ist im Verhältnis zur Proportion *nicht gleichwertig* konstitutitv, sondern *weniger* als die Proportion. Eine Dysproportion lässt sich nämlich nur durch das vorangehende Postulat der Proportion denken, andersherum gilt jedoch nicht, dass eine Proportion sich nur durch das Postulat einer Dysproportion denken lässt. Zum Denken der Dysproportion muss immer schon die Existenz einer Proportion angenommen werden, Gegenteiliges gilt hingegen nicht. Die Dysproportion ist damit nur als *Privation, als ein »Weniger«* der Proportion zu denken. Sie steht damit in *keinem gleichwertig-dialektischen Verhältnis zur Proportion.* Die von Anne Rau erlebte Dysproportion der Erfahrung fällt in Blankenburgs Beschreibung von der Proportion der Erfahrung des normalen Menschen *ab,* ist ihr gegenüber nicht nur *anders, sondern weniger.*

Schizophrenes Erleben und gesundes Erleben sind somit in Blankenburgs Darstellung nicht gleichwertig konstitutitv für das Menschsein und auch führt kein Weg vom einen in das andere. Um die Metapher des »Lebensgefälles« (Blankenburg, 2012, S. 97) weiter zu treiben, könnte man sagen: Durch Blankenburgs Darstellung erscheinen schizophrener Mensch und Phänomenologin auf zwei entgegengesetzten Hängen eines Tals, dem der menschlichen Erfahrung, und kommen beide nicht an die Stelle des Anderen. Während die Phänomenologin sich durch die Epoché zwar mit aller Anstrengung aus dem Tal zu entfernen versucht, wird sie dabei doch immer wieder durch einen Widerstand in ihm zurückgehalten. Genau dieses Zurückgehalten-Werden fehlt aber dem schizophrenen Menschen. Er versucht vergeblich in das Tal zurückzugelangen und hat sich doch am Hang verstiegen.[14] Die Einführung der Epoché macht letztlich nur einen Unterschied sichtbar, der sich schließlich für die Schizophrenie als privativ und defizitär herausstellt. Es kommt so zu keiner Verbindung zwischen Phänomenologin und schizophrenem Menschen. Beide können ihre Positionen nicht tauschen.

---

[14] Vgl. Binswangers Aufsatz über Verstiegenheit (Binswanger, 1994, S. 241–248).

Worin mag diese Konsequenz aus der Analyse begründet sein? Dies scheint in Blankenburgs Beschreibung des Tals selbst, also der menschlichen Erfahrung, zu liegen. Blankenburg beschreibt diese menschliche Erfahrung nur an wenigen Stellen so, wie er es sich anfangs vornahm: Nämlich so, dass aus der menschlichen Erfahrung wirklich beide Möglichkeiten – Schizophrenie und Normalität – gleichwertig hervorgehen können (s. Abschn. 1.2). Er konstatiert vielmehr den (defizitären) Unterschied dieser Möglichkeiten.[15]

Dass dies ausbleibt, liegt vielleicht in der transzendental-phänomenologischen Erbschaft Blankenburgs begründet: Das allgemeine Ziel der Phänomenologie Husserls ist es, die Selbstverständlichkeit unserer Alltagserfahrung zuerst thematisch zu machen und dann zu *begründen* (vgl. Zahavi, 2009, S. 74). Husserls Frage ist dabei *nicht,* wie der Verlust dieser Selbstverständlichkeit, so wie ihn Anne Rau erlitten hat, *möglich* sein könnte. Gleiches gilt auch für die Rolle der Epoché.

An diesem Umstand ändert auch Blankenburgs dialektische Umdeutung sowohl der phänomenologischen Methode wie auch des durch sie erschlossenen Menschseins solange nichts, wie in diesem dialektischen Pendelwerk nicht radikal nach seinem Zusammenbruch gefragt wird, d. h.: Gibt es – und wenn ja wo? – in der von Blankenburg postulierten Dialektik unserer Erfahrung eine Sollbruchstelle, die sie offen macht für jene Daseinsverwandlung, die Blankenburg so ausführlich an seiner Patientin Anne Rau beschrieben hat? Nur wenn diese Sollbruchstelle nachgewiesen wird, kann überhaupt, so wie Blankenburg es sich anfangs vornahm, aufweisend von einem Menschsein die Rede sein, »welches in je verschiedener Weise sowohl Normales als auch Abnormes konstituiert.« (Blankenburg, 2012, S. 27) Nur dann ist es möglich, stichhaltig »hinter die ständige Vorausgesetztheit dessen, was ›normal‹ und ›abnorm‹ bedeuten, zurückfragen zu können zu dem, was beides (…) konstituiert.« (Blankenburg, 2012, S. 28) Da Blankenburg dies aber nicht tut, muss er für sich ebenfalls jene Kritik gelten lassen, die er selbst an die Adresse einer unkritischen und normativen phänomenologischen Psychopathologie formuliert hat, nämlich, dass

[15] Aber was sind gemeinsame Möglichkeiten, wenn nicht zuerst eine gemeinsame Wirklichkeit angezeigt wird? Nur an einer Stelle seiner Monographie spricht Blankenburg von der »Brüchigkeit« der Dialektik unserer Erfahrung, die folglich die Möglichkeit des Zerbrechens in die schizophrene Dialektik und damit einen Übergang enthält (Blankenburg, 2012, S. 124).

die phänomenologische Beschreibung des Erlebens Anne Raus Gefahr läuft, »nur eine Übersetzung der geläufigen klinisch-diagnostischen Begriffe in eine andere Terminologie [zu sein], statt echte Erkenntnis zu bieten«. (Blankenburg, 2012, S. 79) Echte Erkenntnis aber hätte geheißen, »das Vorliegende nicht nur ab- und auszugrenzen, sondern positiv zu bestimmen« (Blankenburg, 2012, S. 89) – nämlich als gleichwertigen Teil des Menschseins.

Um diesem Dilemma zu entgehen, scheinen einerseits die Entwicklungen der jüngeren Phänomenologie und das damit einhergehende, radikalere Verständnis der menschlichen Erfahrung vielversprechend (Gondek, Tengelyi, 2011). Hier wäre besonders an das Werk Henri Maldineys zu denken, das die Verbindung mit der Psychopathologie von Anfang an eingeht (vgl. Thoma, 2014).

Andererseits darf aber auch gefragt werden, ob die von Blankenburg geforderte dialektische Bestimmung von Krankheit überhaupt in letzter Konsequenz möglich ist, d. h. ob Krank und Gesund wirklich als gleichwertig-konstitutive Elemente grundlegenderer Strukturen des Menschseins begriffen werden können. Muss nicht vielleicht ein »factum brutum psychopathologicum« (Kisker, 1979, S. 820) der Schizophrenie angenommen werden, das durch keine Dialektik aufgehoben werden kann? Diese Frage aber wird hier offen gelassen.

Klaus Dörner zum 80. Geburtstag.

Literatur

Binswanger, L. (1994). *Ausgewählte Werke in vier Bänden* (Bd. 1). Heidelberg: Asanger.

Blankenburg, W. (1980a). Anthropologisch orientierte Psychiatrie. In U.-H. Peters (Hrsg.), *Psychologie des 20. Jahrhunderts* (Bd. 10, S. 182–197). Zürich: Kindler.

Blankenburg, W. (1980b). Phänomenologische Epoché und Psychopathologie. In W. R. Sprondel & R. Grathoff (Hrsg.), *Alfred Schütz und die Idee des Alltags in den Sozialwissenschaften* (S. 93–117). Stuttgart: Enke.

Blankenburg, W. (1981). Phänomenologie der Lebensweltbezogenheit des Menschen und Psychopathologie. In R. Grathoff & B. Waldenfels (Hrsg.), *Sozialität und Intersubjektivität* (S. 182–207). München: Fink Verlag.

Blankenburg, W. (1991). Phänomenologische Orientierung in der Psychopathologie. In M. Herzog & C. F. Graumann (Hrsg.), *Sinn und Erfahrung* (S. 263–287). Heidelberg: Asanger.

Blankenburg, W. (2007). Wie weit reicht die dialektische Betrachtungsweise in der Psychiatrie? In M. Heinze (Hrsg.), *Psychopathologie des Unscheinbaren: Ausgewählte Aufsätze von Wolfgang Blankenburg* (S. 149–182). Berlin: Parodos Verlag.

Blankenburg, W. (2012). *Der Verlust der natürlichen Selbstverständlichkeit: Ein Beitrag zur Psychopathologie symptomarmer Schizophrenien.* Berlin: Parodos.

Blumenberg, H. (2006). *Beschreibung des Menschen.* Frankfurt a. M.: Suhrkamp Verlag.

Blumenberg, H. (2007). *Zu den Sachen und zurück.* Frankfurt a. M.: Suhrkamp Verlag.

Bundestag. (2008). Bundesgesetzblatt Teil 2, Nr. 35 – ar61106-dbgbl.pdf. Abgerufen 21. August 2013, von http://www.un.org/Depts/german/uebereinkommen/ar61106-dbgbl.pdf

Danzer, G. (2011). *Wer sind wir? Auf der Suche nach der Formel des Menschen: Anthropologie für das 21. Jahrhundert – Mediziner, Philosophen und ihre Theorien, Ideen und Konzepte.* Heidelberg: Springer.

Dörner, K. (2002). *Tödliches Mitleid: Zur sozialen Frage der Unerträglichkeit des Lebens.* Neumünster: Paranus.

Fink, E. (2004a). Reflexionen zu Husserls Phänomenologischer Reduktion. In *Nähe und Distanz: phänomenologische Vorträge und Aufsätze* (S. 299–322). Freiburg im Br.: Alber.

Fink, E. (2004b). Philosophie als Überwindung der »Naivität«. In *Nähe und Distanz: phänomenologische Vorträge und Aufsätze* (S. 98–126). Freiburg im Br.: Alber.

Gondek, H.-D. & Tengelyi, L. (2011). *Neue Phänomenologie in Frankreich.* Frankfurt a. M.: Suhrkamp Verlag.

Greisch, J. (2009). *Qui sommes-nous?: Chemins phenomenologiques vers l'homme.* Leuven: Peeters Publishers.

Heidegger, M. (2006). *Zollikoner Seminare.* Frankfurt a. M.: Klostermann.

Husserl, E. (1973). *Cartesianische Meditationen. Eine Einleitung in die Phänomenologie.* (Bd. I, Husserliana). Den Haag: Nijhoff.

Husserl, E. (1976). *Ideen zu einer reinen Phänomenologie und phänomenologischen Philosophie.* (K. Schuhmann, Hrsg.) (Bd. III/1, Husserliana). Den Haag: Nijhoff.

Joli, A. (2002). La dimension anthropologique de l'expérience psychotique selon Henri Maldiney. In S. Meitinger (Hrsg.), Henri Maldiney, *Une phénoménologie à l'impossible* (S. 79–97). Paris: Editions du Cercle Hémeneutique.

Kisker, K. P. (1969). Phänomenologie der Intersubjektivität. In C. F. Graumann (Hrsg.), *Sozialpsychologie.* (Bd. 7, S. 81–107). Göttingen: Hogrefe.

Kisker, K. P. (1970). *Dialogik der Verrücktheit – Ein Versuch an den Grenzen der Anthropologie.* Heidelberg: Springer.

Kisker, K. P. (1976). *Mit den Augen eines Psychiaters.* Stuttgart: Enke.

Kisker, K. P. (1979). Antipsychiatrie. In Ders. et al. (Hrsg.), *Psychiatrie der Gegenwart. Forschung und Praxis – Grundlagen und Methoden der Psychiatrie* (Bd. 1, S. 811–825). Berlin, New York: Springer.

Maldiney, H. (2012). *Regard parole espace.* J.-L. Chrétien, C. Chaput, P. Grosos, & M. Villela-Petit, (Hrsg.). Paris: Cerf.
Merleau-Ponty, M. (1976). *Phénoménologie de la perception.* Paris: Gallimard.
Sartre, J.-P. (1994). *Das Sein und das Nichts: Versuch einer phänomenologischen Ontologie.* Reinbek bei Hamburg: Rowohlt.
Stanghellini, G. (2004). *Disembodied Spirits and Deanimated Bodies: The Psychopathology of Common Sense.* New York: Oxford University Press, USA.
Tatossian, A. (1979). *La phénoménologie des psychoses.* Paris: Le Cercle Hérméneutique.
Theunissen, M. (1965). *Der Andere: Studien zur Sozialontologie der Gegenwart.* Berlin, New York: De Gruyter.
Thoma, S. (2013). Une œuvre subjective (…) qui tend de toutes ses forces vers l'objectivité. *Psychiatrische Praxis,* 40(2), 104.
Thoma, S. (2014). Une psychopathologie à l'impossible – Eine Psychopathologie hin zum Unmöglichen. Würdigung Henri Maldineys zum 100. Geburtstag [im Druck]. *Sozialpsychiatrische Informationen,* 43(1).
Wulff, E. (2007). Blankenburgs daseinsanalytische Studien. *Sozialpsychiatrische Informationen,* 37(4), 11–14.
Zahavi, D. (2009). *Husserls Phänomenologie.* Stuttgart: UTB.
Zutt, J., & Kulenkampff, C. (1958). *Das Paranoide Syndrom in Anthropologischer Sicht: Symposion auf dem Zweiten Internationalen Kongress für Psychiatrie im September 1957 in Zürich.* Heidelberg: Springer.

Psychose und Perspektive.

Überlegungen im Anschluss an Blankenburg[1]

Thiemo Breyer

Einleitung

Die phänomenologische Relevanz des Perspektivenbegriffs wurde im Kontext der Heidelberger Psychologie und Psychiatrie mehr als anderswo in der zweiten Hälfte des 20. Jahrhunderts gewürdigt. Namentlich haben Carl-Friedrich Graumann und Wolfgang Blankenburg den phänomenologischen Ansatz aufgegriffen und zu originellen Beschreibungsmodellen des psychischen Lebens weiterentwickelt, die für das Verständnis von psychotischen Phänomenen fruchtbar gemacht werden können und an die es sich lohnt zu erinnern. Im Folgenden soll vor allem im Anschluss an Blankenburg eine phänomenologische Interpretation des Wahns anhand des Perspektivenbegriffs unternommen werden. Nach einer historischen Einführung in die philosophische Verwendung des Begriffs wird zunächst im Ausgang von Edmund Husserl die Perspektivität als grundlegende, leibkörperlich in der Horizontalität des Bewusstseins verankerte Struktur menschlicher Erfahrung beschrieben. Eine zentrale Idee Blankenburgs – die ›Verselbständigung eines Themas zum Wahn‹ – wird dann am Leitfaden der Aufmerksamkeit interpretiert, wobei eine fungierende und eine reflexive Ebene der Perspektivität differenziert werden. Schließlich wird die polare Struktur von Hypo- und Hyperperspektivität zur näheren phänomenologischen Bestimmung psychotischer Zustände vorgeschlagen.

---

[1] Dieses Kapitel ist eine überarbeitete und erweiterte Fassung eines Aufsatzes, der unter dem Titel »Perspektivität als Thema der Phänomenologie und Psychopathologie« im *Journal für Philosophie und Psychiatrie* (11/2012, 1–14) erschienen ist.

Zur Geschichte des Perspektivenbegriffs

Das Wort ›Perspektive‹ stammt vom lateinischen *perspicere*, das so viel bedeutet wie ›durch-schauen‹, ›mit dem Blick durchdringen‹ oder ›deutlich sehen‹. Mit der abendländischen »nobility of sight« (vgl. Jonas 1954), also der Vorrangstellung des Visuellen in der Erkenntnistheorie, hängt es zusammen, dass die Perspektivität als Grundstruktur unseres Welterlebens meist am Paradigma des Blicks expliziert wurde. Das Auge ist das Blickzentrum, von dem aus die Welt perspektivisch erscheint. Mit dem Wortsinn von *perspicere* als Durchschauen verbindet sich das Erkenntnisideal einer klaren und deutlichen Wahrnehmung von etwas. Diese Bedeutung bringt auch die deutsche Wendung ›etwas durchschauen‹, also in seinem Inneren verstehen, den Schleier lüften, das wahre Wesen erkennen, zum Ausdruck. Was in diesem ursprünglichen Sinne perspektivisch wahrgenommen wird, wird deutlich wahrgenommen. Das hieße, dass wirkliche Erkenntnis andersherum auch immer perspektivisch sein muss, eine Auffassung, die Nietzsche und der sich an ihn anschließende Perspektivismus in der Philosophie vertraten.

Im Italienischen wird Perspektive mit *prospettiva* ausgedrückt, was Aussicht meint. Der Aspekt des Vorausblickens deutet auf die neuzeitliche Idee einer *Sehpyramide* hin, die ihre Spitze im Auge hat und deren Basis die Welt im Sinne der sichtbaren Oberfläche der Wahrnehmungsgegenstände bildet. Diese Sehpyramide ist ein Konstrukt, das eine Konzeption von Bildhaftigkeit impliziert, in der das Bild einem Quer- oder Durchschnitt durch diese Pyramide entspricht. Das Bild ist so gewissermaßen eine Schicht des Sehens, das zwischen Sehorgan und gesehener Welt liegt. Wie Gottfied Boehm bemerkt, kündigt sich mit dem italienischen Begriff *prospettiva* »die Tendenz zur Erschließung der Raumtiefe an. Die Teilung der Geschichte der Perspektive in zwei Abschnitte vollzieht sich in der Ablösung der alten *perspectiva communis* oder *naturalis* durch die *perspectiva artificialis* oder *pingendi*. Die ältere *scientia perspectiva* versteht sich als eine *ars bene videndi*, die sich mit dem richtigen Sehen, seinen Gesetzen, Problemen der optischen Täuschung befasst« (Boehm 1969, 12). Die *perspectiva communis* bezieht sich auf eine Darstellung gemäß dem natürlichen Blick, der noch nicht durch mathematische Verfahren geprägt ist; die *perspectiva artificialis* dagegen ist eine exakte Darstellung gemäß geometrischer Verhältnisbestimmungen.

In die philosophische Diskussion wurde der Begriff der Perspektive vor allem von Leibniz eingebracht, der die Standortgebundenheit der Wahrnehmung betont: »Il est vray que la même chose peut être representée differemment; mais il doit tousjours y avoir un rapport exact entre la representation et la chose, et par consequent entre les differentes representations d'une même chose« (Leibniz 1714, § 357; vgl. hierzu und zum Folgenden König 1989). Es gehört zur Wahrnehmungsstruktur der Perspektivität, dass der gleiche Gegenstand mit ungleichartigen Vorstellungen korrelieren kann. Ein Kreis kann etwa durch eine Linie oder eine Ellipse abgebildet werden, Formen also, die ihm selbst in seiner normalisierten Erscheinung nicht entsprechen. Dennoch stehen sie für den Kreis und ergeben den Sinn ›Kreis‹ in einem entsprechenden perspektivischen Kontext. Dass sich der Kreis in eine Ellipse verwandelt, wenn wir ihn vor unseren Augen rotieren lassen, ist eine durch Erfahrung bestätigte Tatsache; die durch Rotation verursachte perspektivische Verschiebung gehorcht den strengen Gesetzmäßigkeiten der Optik, so dass sie sich auch leicht simulieren und quantifizieren lässt. An der geometrischen Ordnung perspektivischer Erscheinungsverläufe liegt es auch, dass es für Leibniz keine Zufälligkeit in der Verknüpfung von Gegenstand und Repräsentation gibt. Die Verbindung beider ist eine strenge und unbedingte. Es kommt deshalb darauf an, den ›rapport‹ zwischen den mannigfaltigen Vorstellungen eines Gegenstandes zu diesem Gegenstand und darüber hinaus den ›rapport‹ zwischen den Vorstellungen untereinander zu erkennen und genau zu bestimmen. Für Leibniz zeigt sich in diesem Aufeinanderbezogensein eine Harmonie an, die monadologisch als einheitsstiftendes Prinzip der menschlichen Weltwahrnehmung schlechthin interpretiert wird. Nicht nur ist Perspektivität im geschilderten Sinne für Leibniz ein Merkmal der Wahrnehmung einzelner Gegenstände, sondern unseres gesamten Weltbezugs. Jede Seele stellt die Welt aus ihrem individuellen und unvertretbaren ›point de vue‹ vor, der ihr und nur ihr angemessen ist. Um aber überhaupt eine intermonadisch teilbare, d. h. gemeinsam erlebbare Welt zu konstituieren, muss es für Leibniz eine ›prästabilierte Harmonie‹ geben, aus der heraus die Einzelperspektiven als gleichberechtigte Ansichten der einen gemeinsamen Welt erscheinen.

In der Hermeneutik und Historik wird später weniger die Sinneswahrnehmung als das intellektuelle Vermögen anhand des Perspektivengedankens konzeptualisiert. Die Auslegung von geistigen Sachverhalten stellt sich für die Gründungsfiguren der hermeneutischen Historiographie als perspektivischer und perspektivierender Vorgang dar. Dies zeigt sich beispielsweise an Chladenius, der seine Lehre vom Sehepunkt im Anschluss an Leibniz entwickelt: »Der *Sehepunckt* ist der innerliche und äusserliche Zustand eines Zuschauers, in so ferne daraus eine gewisse und besondere Art, die vorkommenden Dinge anzuschauen und zu betrachten, flüsset« (Chladenius 1985, 100). Diesem Ansatz gemäß liegt die Erscheinungsweise der betrachteten Sache nicht nur in den äußeren, sozusagen geometrischen Umständen begründet, sondern die Innerlichkeit des Betrachters, seine psychischen Zustände und Dispositionen spielen ebenfalls eine Rolle. Aus der Mischung der inneren und äußeren Anteile ergibt sich eine ›gewisse und besondere Art‹, die Dinge zu sehen, also eine höchst individuelle und unvertretbare Weise der Wahrnehmung. Wie sich später zeigen wird, ist dieses Zusammenwirken endogener und exogener Faktoren auch bei der Entstehung des Wahns maßgeblich.

Ein abwertender Gebrauch des Perspektivenbegriffs entfaltete sich sodann bei Autoren, die in der Subjektrelativität der Perspektiven einen Rückschritt in der Erkenntnistheorie sahen. Für solche Denker, beispielhaft sei Teichmüller genannt, ist alles perspektivisch auf den Standpunkt des Subjekts Bezogene nur unsicherer Glaube und hat mit der Wirklichkeit im Sinne objektiver Gegebenheit nichts zu tun. So spricht Teichmüller auch von einer »perspectivischen Gespensterwelt« (Teichmüller 1882, 346), in der kein evidentes Wissen und keine wahre Erkenntnis verbürgt sei.

Für Nietzsche, der den Perspektivismus in der Philosophie vielleicht am vehementesten vertreten hat, stellt sich die Lage genau andersherum dar. Für ihn gibt es überhaupt »*nur* ein perspektivisches Sehen, *nur* ein perspektivisches Erkennen; und *je mehr* Affekte wir über eine Sache zu Wort kommen lassen, *je mehr* Augen, verschiedne Augen wir uns für dieselbe Sache einzusetzen wissen, umso vollständiger wird unser ›Begriff‹ dieser Sache, unsere ›Objektivität‹ sein« (Nietzsche 1887, 383). Die Perspektive ist für Nietzsche kein Mangel, sondern eine positive Kraft, die der Mensch in seiner Weltwahrnehmung entfaltet. Diese perspektivensetzende Kraft ist es, die letztlich Erkenntnismöglichkeiten schafft. In der Pluralität der Perspektiven spricht sich somit auch kein solipsistischer Relativismus aus, sondern in ihr kommt intersubjektive Objektivität erst zustande. Diese Objektivität entsteht aber wiederum nicht durch rein intellektiv-diskursive

Aushandlung mentaler Gehalte, sondern ist ebenfalls von der affektiven Dimension der Erfahrung mitbestimmt. Je mehr Affekte wir auf uns wirken lassen, desto mehr erfahren wir von der Welt. Und je mehr wir in der Lage sind, die Perspektiven der Anderen zu integrieren, desto vielfältiger wird auch unsere Weltkenntnis sein. Die rezeptive Seite des Affiziertwerdens verschränkt sich mit der aktiven Seite des Erkennenwollens.

Dass Perspektiven keine Privaträume individueller Anschauung sind, betonen auch Vertreter der Wissenschafts- und Erkenntnistheorie sowie der Sozialpsychologie des 20. Jahrhunderts. Bei G. H. Mead etwa sind die Perspektiven soziale Sachverhalte: »Das Wahrnehmungsobjekt steht dem Organismus als einem physischen Ding gegenüber. Diese Situation wird als Perspektive bezeichnet. Die Beziehung zwischen Wahrnehmungsfeld und Organismus in der Perspektive ist sozial« (Mead 1969, 144). Das Subjekt als sozial konstituiertes Selbst befindet sich also immer schon in einer Perspektive, die nicht ausschließlich von ihm abhängt, sondern auf eine Gemeinschaft bezogen ist, in der das Selbst entsteht. Jede Perspektive ist in diesem Sinne sozial konstituiert; sie gehört nicht dem vereinzelten Wahrnehmungssubjekt als privater Besitz, sondern sie hat eine gewisse Öffentlichkeit, sie ist zugänglich für die Einnahme durch Andere. Die Fähigkeit zur Perspektivenübernahme ist für Mead denn auch ein integraler Bestandteil der menschlichen Empathie. Um sich in den Anderen hineinfühlen zu können, muss ich seinen Standpunkt einnehmen, ich muss mich in seine Perspektive begeben, aus der heraus ich dann seinen inneren Zustand nachzuempfinden versuche. Die Einsicht in die Pluralität von Perspektiven ist für Mead eine wichtige Stufe in der Entwicklung des Selbst, denn erst wenn ich verstanden habe, dass der Andere auch eine Perspektive auf die Welt hat und diese von meiner abweicht, gelange ich zu einem nicht-solipsistischen Welt- und Selbstverständnis.

Eine Perspektive ist weiterhin – so legt auch der alltägliche Sprachgebrauch nahe – etwas, das eine gewisse Pragmatik verbürgt und sich durch eine Handlung ggf. verwirklichen lässt. So kann man sagen »Ich habe die Perspektive, diesen attraktiven Job zu bekommen« und dann entsprechend dieses Zieles handeln, um es herbeizuführen. Die Perspektive auf etwas zu haben bedeutet, eine Aussicht darauf zu haben. Der Begriff impliziert hier einen Zukunftsbezug, der eine Reihe von Parametern stets offen lässt, d. h. es ist weder klar, ob das perspektivisch Antizipierte wirklich eintreten wird, noch in welcher genauen

Form. Perspektivität ist also ein antizipatorisch offenes Bezogensein auf die Zukunft.

Phänomenologie: Perspektivität als Grundstruktur von Erfahrung

Die Zeitlichkeit und Pragmatik der Perspektive bildet ein Kernstück auch der phänomenologischen Analyse der Wahrnehmung. Sie wird im Rahmen der Horizontthematik von Husserl entwickelt. Bei ihm finden wir folgenden aufschlussreichen Passus:

Ein Ding ist mir wahrnehmungsmäßig gegeben als dauernd daseiendes in einer synthetisch einstimmigen Wahrnehmungskontinuität, in deren Abfluß das Ding kontinuierlich als das eine und selbe bewußt ist; aber in jeder Wahrnehmungsphase habe ich es in einem besonderen Wie seiner subjektiven Gegebenheitsweise, in wechselnder Orientierung des Nah und Fern, des Rechts und Links usw. Mit dem Wechsel der Orientierung geht im Ganzen Hand in Hand ein Wechsel der perspektivischen Erscheinungsweise; das Ding erscheint in immer neuen Aspekten. Immerfort scheidet sich dabei eigentlich Gesehenes und nur Mitgesehenes, relativ Selbsterfaßtes und nur antizipierend Miterfaßtes. Wechselnd bin ich dabei *mittätig* und bewege im freien ›Ich kann‹ meine Augen, meine tastenden Hände usw. und habe das Bewußtsein der Zugehörigkeit der ablaufenden visuellen Aspekte zu den jeweiligen frei zu wählenden Augenstellungen, der taktuellen Aspekte zu den jeweiligen Lagen der tastenden Hände und Finger usf. (Husserl 1976, 177 f.)

Mit dem ›Ich kann‹ drückt Husserl aus, dass es im Wahrnehmungsprozess stets kinästhetische Motivationen gibt, d. h. jede Abschattung motiviert das Weitergehen zu einer weiteren Abschattung. Dieses affektive Angezogen- und Weitergeleitet-Werden markiert den passivsynthetischen Aspekt der Wahrnehmung. Zugleich bedarf es aber immer auch eines ›Mittätig-Seins‹ des Subjekts in diesem Vorgang. Ich muss mich affizieren lassen und entsprechend bewegen, um neue Ansichten eines Gegenstandes zu erschließen. Wahrnehmung vollzieht sich nicht völlig pathisch an mir, sondern ich gestalte sie aktiv mit, indem ich meinen Leib bewege.

An Husserl anschließend hat Graumann die phänomenologische Struktur der Perspektivität als horizontale Verweisungsganzheit gedeutet: Charakteristisch für die Verweisung ist ein Doppelspiel von *Intra-* und *Transobjektivität*. Intraobjektiv schattet sich jeder Gegenstand im Wahrnehmungsverlauf ab und erscheint in immer neuen Ansichten. Jede Ansicht verweist dabei auf retentional festgehaltene sowie auf protentional vorausgemeinte Ansichten. Transobjektiv gehen jedoch auch Verweisungen vom Gegenstand als solchem in Richtung anderer Gegenstände, die sich wiederum durch ihre jeweilige Kompräsenz unterscheiden können. Die Indikation kann räumlich vom aktuell wahrgenommenen fokalen Gegenstand als Ausgangspunkt in unterschiedliche Richtungen gehen sowie zeitlich entweder eine Rückkehrbewegung zu einem bereits wahrgenommenen Gegenstand oder eine Vorwärtsbewegung zu einem noch nicht wahrgenommenen sein. »Diese in Abschattung und ›Flucht‹ sich doppelnde Verweisung perspektivischer Gestalten, einmal auf das Ganze der Gegenstände, deren Anblicke sie sind, zum andern auf das alle diese Gegenstände übergreifende Ganze macht die *Verweisung* zum *Strukturierungs-Prinzip alles perspektivisch Gewahrten* und damit das perspektivisch Gewahrte zum Verweisungs-Ganzen« (Graumann 1960, 67). Graumann wendet die Husserlsche Unterscheidung von *Innen-* und *Außenhorizont* an (vgl. Husserl 1939, 28), um die doppelte Verweisung der Perspektivität anzuzeigen. Entscheidend ist für diese horizontale Verweisungsstruktur nun die Involviertheit des Leibes. Charakteristisch ist hierbei, dass der Leib das Zentrum der Struktur ist und sich deshalb ein Horizont überhaupt konstituieren kann, weil der Leib die wahrnehmbaren Orte der Peripherie nicht selbst einnehmen kann. Die Unerreichbarkeit des Horizonts geht mit der Zentralität des leiblichen Standpunkts einher, wobei dieser Standpunkt in einer gewissen Weise selbst uneinnehmbar ist, da man sein eigener Leib immer schon ist.

Horizontalität als Bewusstseinsstruktur bedeutet weiterhin das Ausgreifen der erlebten Gegenwart auf die Vergangenheit und die Zukunft. Und so gibt es auch im alltäglichen Erleben zahlreiche Beispiele, die übergreifende Sinnzusammenhänge als zeitliche Verweisungsgestalten erscheinen lassen. So deutet der gedeckte Tisch auf das baldige Abendessen hin (Zukunftsrichtung), ein Kondensstreifen am Himmel auf ein Flugzeug, das selbst schon nicht mehr sichtbar ist (Vergangenheitsrichtung) usw. Wie wir noch sehen werden, gibt es im Wahn häufig eine Übersteigerung der Vor-Verweisung. Alles steht dann im Zeichen eines herannahenden Horrors.

Was die phänomenologische Wahrnehmungsanalyse betrifft, so kann man zusammenfassend sagen, dass jeder Wahrnehmungsgegenstand eingebettet ist in einen Horizont von gegenständlichem Mitgegebenem. Es entsteht hierdurch ein Verweisungszusammenhang zwischen fokalem Gegenstand und kontextuell Mitwahrgenommenem, der im Wahn gestört ist. Zum anderen hat jeder Wahrnehmungsakt, der sich in einer gegebenen leiblich-räumlichen Situation vollzieht, eine zeitliche Struktur, die in die Vergangenheit wie auch in die Zukunft ausgreift. Frühere Akte der Wahrnehmung von Gegenständen ähnlicher Art prägen das aktuelle Wahrnehmungserlebnis mit. Besonders zu beachten ist hier die *Attentionalität* als modulierender Faktor im Prozess der Wahrnehmung (vgl. Breyer 2011). Der Grad an attentionaler Intensität, der in eine Wahrnehmung investiert wird, ist ausschlaggebend für die Klarheit und Deutlichkeit der Erscheinung des Gegenstandes. Ferner dient die Aufmerksamkeit der progressiven Schulung und Differenzierung sensorischer Fähigkeiten, die ebenfalls das Wahrnehmungserlebnis prägen. Wenn wir uns qua expliziter Aufmerksamkeitslenkung angewöhnt haben, bestimmte Strukturen an einem beobachteten Gegenstand zu bemerken (z. B. die spezifischen feinen Muster eines Perserteppichs), so wird dieses ›Training‹ sich auf unsere zukünftigen Wahrnehmungen auswirken. Auch intersubjektive Differenzen lassen sich auf den Einfluss der *attentionalen Habitualisierung* beziehen (vgl. Wehrle & Breyer 2014). Jemand, der noch nie bewusst auf die feinen Linien und Ornamente eines Perserteppichs geachtet hat, wird ihn im Vergleich zum geschulten Auge eines Teppichhändlers in viel undifferenzierterer Weise wahrnehmen. Ähnliches ließe sich auch für andere Sinnesmodalitäten sagen, z. B. für den olfaktorischen Sinn beim Weintester oder für den akustischen beim Dirigenten. Aufmerksamkeit bedeutet Thematisierung. Deshalb können wir auch den Aufmerksamkeitsbegriff verwenden, um phänomenologisch dasjenige zu untersuchen, was Blankenburg mit der Verselbständigung eines Themas zum Wahn meint – ein Gedanke, der im folgenden Abschnitt vertieft werden soll.

Psychopathologie: Blankenburgs Verständnis von Wahn und Perspektivität

Was sich beim Wahnkranken für Blankenburg stets durchhält, ist eine Einschränkung des psychologischen Systems auf eine wie als Wahrnehmungs- und Denkregel festgelegte Perspektive. Was zur Erscheinung kommt ist nicht mehr die Realität in der Vielfalt der Perspektiven, die man auf sie haben kann, sondern ein monotones und erstarrtes Bild der Wirklichkeit. Diese Verhärtung und Einengung zeigt sich etwa im Liebeswahn. Ein in einem solchen Wahn gefangener Mensch versteht jegliche Äußerung der oder des Geliebten, auch und gerade wenn sie ablehnend ausfällt, als Wink und Beweis für die uneingestandene Liebe. Im Verfolgungswahn erscheint jegliche Belanglosigkeit als maliziöser Versuch der Verfolger, den Betroffenen zu täuschen etc. – »Ein Lebensthema metamorphosiert sich in ein Wahnthema, d.h. genauer: eine unbewältigte Lebensthematik wandelt sich in eine – die Realität nicht mehr *er*schließende, sondern *ver*schließende – Erfahrungsthematik, die wir ›Wahn‹ nennen« (Blankenburg 1991b, 18).

Diese Verselbständigung ist nicht allein die vereinzelnde Heraushebung eines Themas zu einem monolithischen Konstrukt qua spezifischer Aufmerksamkeitslenkung, sondern ebenso die Eröffnung einer Situation, in der das Verselbständigte geradezu ein Eigenleben entfalten und ganze Lebensbereiche infiltrieren kann. Blankenburg schildert den Fall eines Patienten, der eine Taschenuhr auf der Straße findet, sie mit nach Hause nimmt und es versäumt, sie innerhalb einer gesetzlich vorgeschriebenen Frist zur Fundstelle zu bringen. Nach und nach beginnt er, Stimmen zu hören oder zu missdeuten, die darauf hinweisen, dass Andere auf sein Versäumnis aufmerksam geworden sind und es ihm übel nehmen. Auch die engeren Freunde, die Kegelkameraden und schließlich die eigene Frau werden verdächtigt, schlecht über ihn zu denken, ihm übel nachzureden bzw. ihm einen Strick aus der Angelegenheit drehen zu wollen. Entscheidend ist hierbei der psychodynamische Einfluss eines aus der Kindheit des Patienten rekonstruierten besonders stark ausgeprägten Sinns für Gerechtigkeit, Rechtmäßigkeit und Rechtschaffenheit. Vor dem Hintergrund dieser Charaktereigenschaft erscheint sich der Patient nach dem Versäumnis, die Uhr zur Fundstelle zu bringen, selbst als Übeltäter, und es plagen ihn entsprechende Gewissensbisse. Auf die Ausbildung des Wahns im Ganzen gesehen war für ihn die Uhrangelegenheit »nur noch der erste – allerdings entscheidende – Anstoß zur ganzen gegen ihn inszenierten Verfolgung« (Blankenburg 2007, 37). Das ganze Leben des Patienten beginnt auf das Thema hin entworfen zu werden. Solche Entwürfe sind nicht mehr welt*er*schließend, d.h. der Konstitution von Begegnendem zuträglich, sondern welt*ver*schließend. In ihnen versteift sich das Subjekt auf einen vormals nur marginalen Teil seines Aufmerksamkeitsfeldes. In diesem Zustand ist der Patient »in seine Entwürfe derart verloren, es [sind] so weitgehend *gewordene* Entwürfe, dass er ihre Gegenstrebigkeit sich nicht mehr selbst thematisch machen [kann]« (Blankenburg 2007, 44 f.).

Die Verselbständigung des Uhrenthemas im Rahmen eines zunächst durchaus lebensweltlich sinnvollen Entwurfs, der von einem Bedürfnis nach Rechtmäßigkeit geleitet wird, in der Ausführung allerdings reichlich übertrieben wirkt, stellt sich als eine Transformation dieses Entwurfs selbst dar, und zwar als Übergang von der *Entworfenheit* zur *Geworfenheit*. Gefangen im »geworfenen Entwurf« kann sich der Patient nicht mehr für alternative Entwürfe entscheiden. Der Charakter der Unbedingtheit gehört als Strukturmerkmal zur Geworfenheit, die jeder Entwurfstätigkeit entgegensteht und dieser Grenzen setzt. Speziell ist an der Verselbständigung eines Themas zum Wahn, dass die Geworfenheit in den Wahn vom wahnkranken Subjekt selbst erzeugt wird und nicht von außen – sei es von geschichtlichen, sozialen oder physischen Faktoren – bedingt ist. Wie lässt sich dieser Prozess, der vom Entwurf in eine selbstgenerierte Geworfenheit führt, näher beschreiben? Im Fall des Patienten zeigt sich der Übergang in einer Verabsolutierung eines Elementes seines normalen Weltbezugs, nämlich dem Streben nach Rechtmäßigkeit: »Das auf Rechtlichkeit hin orientierte Organ der Weltbewältigung wendet sich nicht mehr innerweltlich Begegnendem zu, sondern versucht, ›Rechtlichkeit an sich‹ hervorzubringen« (Blankenburg 2007, 45 f.). Nachdem der Patient in einer Zeitungsannonce gelesen hatte, dass es eine vorgeschriebene Frist von soundso viel Tagen gibt, innerhalb der man Fundsachen bei der Fundstelle abgeben muss, orientiert sich seine Aufmerksamkeit mehr und mehr darauf, herauszufinden, ob sein Versäumnis vielleicht schon von Anderen bemerkt wurde. Hiermit einher geht eine Automatisierung der Aufmerksamkeitslenkung auf spezifische das Wahnthema tangierende Elemente. Alles wird darauf hin untersucht, ob es einen Zusammenhang mit der Uhr haben könnte, immer mehr Indizien werden gesammelt. »Das nicht ausgehandelte Thema wächst zum vorherrschenden Perzeptionsorgan heran, wird gleichsam zu einem ›Auswuchs‹ der kategorialen Organisation des Vernehmens. Es ist – nicht ohne eine innere Metamorphose durchzumachen – aus der Wirk- in die Merksphäre hinübergewechselt« (Blankenburg 2007, 48).

Interessant zu beobachten ist hier das Zusammenwirken einer aktiven und einer passiven Dimension der Aufmerksamkeit. Es vollzieht sich nämlich zunächst eine aktive Interessensausrichtung, die dann zur passiven Grundlage weiterer Aufmerksamkeitslenkungen wird. Die aktive Synthese von Informationen, die für das Uhrenthema relevant sind, also die ichgesteuerte *Sinnstiftung*, sedimentiert sich in einer solchen Weise, dass das Substrat dieser habitualisierten Aufmerksamkeitsbewegungen das Fundament neuer Akte bildet, die dann passiv-synthetisch ablaufen *(Sinnbildung)*. Diese Verselbständigung nicht nur eines Themas *(noematisch)*, sondern auch des Modus der intentionalen Bezugnahme *(noetisch)* auf das Thema sowie Themenrelevantes ist mit Blankenburgs Begriff der *Automatisierung* angesprochen. Im Stadium des ausgeprägten Wahns erscheint nicht nur das Thema als einzig relevanter noematischer Bezugspunkt des Bewusstseins, sondern auch die intentionalen Akte laufen in ihrer Prozesshaftigkeit zunehmend einseitig und verselbständigt ab. Das hat zur Konsequenz, dass alles, was so in den Blick kommt, gewissermaßen gebrochen wird durch das Prisma des Wahns. Auch wenn das Erscheinende nichts mit dem Wahn zu tun hat, erscheint es in dem durch den Wahn geprägten Aktgefüge dennoch als hierfür relevant.

Es hat sich somit eine Verschiebung der attentionalen Sphäre vollzogen. Es scheint dem wahnkranken Subjekt nicht mehr möglich, die horizontale Wahrnehmungsstruktur von *Fokus, Kontext* und *Rand* (vgl. Gurwitsch 1974; Arvidson 2006) aufrecht zu erhalten. Vielmehr verschwimmen die Grenzen dieser Strukturmomente bzw. es dehnt sich das fokale Thema über die Maßen auch auf den kontextuellen Bereich und evtl. sogar auf den Rand aus. Es scheint nichts mehr zu geben, was völlig irrelevant für die Erscheinung des zentralen Themas wäre. Alles scheint, was die Sinnstruktur anbetrifft, zusammengezogen auf das Thema hin.

Das gestörte Verhältnis von Thema und Horizont erkennt auch Blankenburg, wenn er auf den gestalttheoretischen Zusammenhang von Figur und Grund verweist. Was sich im Wahn einstellt, kann als Rivalität von Gegenstandsintentionalität und Horizontintentionalität gedeutet werden. Im Normalfall hebt sich eine Figur vom Grund, ein Gegenstand vom Horizont dadurch ab, dass er in einem entscheidenden Aspekt nicht im Grund oder Horizont verankert ist, von dessen Gewebe oder Strukturiertheit abweicht. Zwar informiert der Kontext das Thema in einer Weise, dass sich durch die Einbettung auch gerade eine Zusammengehörigkeit von fokalen und peripheren Elementen herausstellen lässt, doch behält das Thema ein gewisses Eigenrecht. Im Fall von Wahnthema und Wahnhorizont ist dieses Verhältnis gestört und jegliches Erscheinende gerät in den Sog des wahnhaft konstituierten Hintergrundes. Durch das Absinken des Gegenständlichen in den Grund verstärkt sich die Uniperspektivität des Wahrnehmungsraumes; die Gestalt-Grund-Differenz gewinnt eine andere Qualität: »Von dem Hintergrund der auf Unheimlichkeit hin entworfenen Welt möglicher Verfolgung hebt sich die faktisch erfahrene Harmlosigkeit der Bemerkungen und Reden der Freunde als *Ver*harmlosungen ab. Ihre Beruhigungsversuche werden als solche physiognomisch nicht verkannt, stellen sich aber in seinen Augen als Beschwichtigungsmanöver dar« (Blankenburg 2007, 50).

Der in diesem Stadium noch eher kognitive Vorgang, bei dem das Verhalten der Anderen in ihrem Ausdruck der Beschwichtigung noch erkannt, aber eben als Verharmlosung gedeutet wird, verlagert sich auf einer weiteren Stufe der Verselbständigung des Themas zum Wahn in Richtung des Perzeptiven. Die attentionale Routine der ›Abtastung‹ alles Erscheinenden auf seinen vermeintlichen Bezug zum Thema wirkt sich dann auch auf die direkte wahrnehmungsmäßige Gegebenheit von Gegenständen, Personen und Situationen aus. Hier wird aus dem zunächst als *Hypothese* an die Welt herangetragenen Entwurf eine *Thetik*, eine Realitätssetzung, die nicht im Gedankenraum verbleibt, sondern die Wahrnehmung selbst durchdringt. Die anderen Personen haben nun wirklich ihr Aussehen verändert, ihr Wissen um das eigene Versäumnis steht ihnen regelrecht ins Gesicht geschrieben. Sie erhalten eine Expressivität, in der immer nur der eine Wahninhalt ausgedrückt wird. Alles wird schemenhaft verflacht wahrgenommen, d. h. die einzelnen Wahrnehmungsgestalten verlieren ihre Dynamik und Plastizität, die normalerweise durch die Funktionalität der *passiven Synthesen* des Bewusstseins gewährleistet wird (vgl. Wiggins et al. 1990). Die Wahnwelt ist durch eine *Bildhaftigkeit* charakterisiert, ähnlich der eingangs beschriebenen Schicht der Sehpyramide; sie vermittelt nun sozusagen zwischen der wirklichen Welt und dem Sehorgan des Wähnenden. Das Subjekt in einem solchen wahnhaften Zustand »literally becomes the visitor of a theatre performance or a film projection put on by his senses without knowing what kind of play is going on« (Fuchs 2005, 136).

Als Kompensation wird in einem weiteren Schritt der Wahnausbildung die selbst nicht mehr passiv-synthetisch geleistete Konstitution von Gegenständen mit subjektrelativen Bedeutungen nach außen verlagert und einer geheimen Macht zugeschrieben, die die Fäden hinter dem Welttheater zu ziehen scheint. Diese Kraft, so glaubt der Psychotiker, stellt die einzelnen fragmentierten Abschattungen nach eigener Willkür zusammen und präsentiert sie ihm. Die intentionale Leistung wird somit vom Subjekt in die Außensphäre transponiert, was man als ›Inversion der Intentionalität‹ (Fuchs 2005, 137) bezeichnen kann. Nicht mehr das Subjekt vollzieht seine intentionalen Akte, sondern es ist selbst Objekt intentionaler Akte, die von der Außenwelt ausgehen und auf ihn zukommen, auf ihn gerichtet sind. Zur Kompensation gehört aber auch, dass die Welt der Unheimlichkeit in eine neue Heimlichkeit der Wahnwelt transformiert wird. Ist der paranoide Weltlichungsstil voll ausgebildet, erscheint eine in sich kohärente, wenn auch fremdbestimmte Wahnwelt, die dem Wähnenden durchaus wieder Sicherheit im Umgang mit den Anderen vermittelt. Die Verabsolutierungstendenz ist dann vom Thema zu allen möglichen zunächst themenirrelevanten Dingen übergegangen, der Wahn hat sämtliche Lebensbereiche infiziert.

Gehen wir an dieser Stelle, ausgehend von dem Fallbericht, wieder über zur theoretischen Ebene, auf der Blankenburg die Perspektivität behandelt. Hier stellt er zunächst ihre paradoxale Struktur fest: »Einerseits scheint die Subjektbezogenheit, für die sie steht, ›Subjektivität‹ zu bedeuten; andererseits weist Perspektivität – *als* Perspektivität genommen, d.h. gerade durch ihre Einbeziehung – uns *den* Weg zu einer Überwindung der ›Subjektivität‹ schlechthin« (Blankenburg 1991a, 1). Im Anschluss hieran könnte man also zwischen einer *fungierenden* und einer *reflexiven* Perspektivität unterscheiden. Mit fungierender Perspektivität wäre dann die in jedem Weltbezug operative Struktur angesprochen, vermöge derer uns die Dinge in einer je subjektiven, also individuell und unvertretbar eigenen Weise erscheinen, indem sie uns in Relation zu unserer leiblichen Position bestimmte Abschattungen ihrer selbst zeigen. Die reflexive Perspektivität würde hingegen eine mentale Perspektive auf die fungierende Perspektivität bedeuten, in der uns diese Struktur als solche bewusst wird. Eine derartige Reflexion auf die Weise des Fungierens der Perspektivität in der Weltwahrnehmung kann dann zu einer Überwindung der Subjektivität führen, weil sie zu erkennen gibt, dass jegliche Wahrnehmung ihren Gegenstand eben stets »perspektivisch verkürzt und abgeschattet« (Husserl 1984, 589) vorstellt und es einer Pluralität von Perspektiven bedarf, um Objektivität herstellen zu können. Das freie Umgehen mit Perspektiven, seien diese aus der eigenen Anschauung gewonnen, z.B. wenn man um einen Gegenstand herumgeht und ihn von mehreren Seiten betrachtet, seien sie von Anderen übernommen, ist eine Fähigkeit, die ihren Ursprung im Erkennen der Perspektivität als solcher hat.

Wie verhält es sich nach Blankenburg nun mit diesen beiden Formen der Perspektivität im Wahn? Die fungierende Perspektivität lässt sich als fundamentale Struktur unseres Weltbezugs schwerlich auflösen. Was aber die reflexive Perspektivität betrifft, so liegt für Blankenburg der Unterschied zwischen einer normalen und einer Wahnwahrnehmung im Grad der Flexibilität im praktischen Umgang mit den Perspektiven der fungierenden Ebene. Der Wahn erscheint auf der einen Seite wie eine Radikalisierung der Perspektivität im Sinne einer Überspitzung und Einengung, auf der anderen Seite aber kann er als Aperspektivität gedeutet werden, und zwar in dem Sinne, dass der Wahnkranke gerade nicht mehr in der Lage ist, mit der Perspektivität als solcher umzugehen.

Wenn die Perspektivität nicht als solche erkannt wird, dann hat das Subjekt auch Schwierigkeiten im Wechseln von Perspektiven bzw. in der freien Wahl einer Perspektive, die von der eigenen verschieden ist. Bei der Charakterisierung der Wahnwelt als ›aperspektivischer Welt‹, die Blankenburg von Minkowski, Binswanger und anderen aufgreift, ist allerdings zu beachten, dass es sich streng genommen um eine *Aperspektivität zweiter Stufe*, nämlich der Stufe der reflexiven Perspektivität handelt. Was im Wahn beeinträchtigt ist, ist die Fähigkeit, die Perspektivität und damit Relativität der eigenen Einstellung und Weltwahrnehmung anzuerkennen und in Abgleich mit Anderen zu bringen. Hierdurch verabsolutiert sich der eigene Standpunkt. Die Autoimmunisierung einer bestimmten Perspektive auf der fungierenden Ebene und die damit einhergehende Unfähigkeit zu Perspektivenübernahme und -tausch ist nach Blankenburg ein wesentliches Merkmal der Wahnerkrankung.

Leiblichkeit der Perspektivität

Räumliche und zeitliche Perspektiven werden durch unseren Leib vorgegeben. Perspektivität ist geprägt vom leiblichen Existieren des Menschen. Sie ist unmittelbarer Ausdruck des Hier und Jetzt seiner Existenz. Alle perspektivischen ›Fluchtlinien‹ verweisen letztlich zurück auf die Orts- und Zeitbestimmtheit des eigenen Leibes. Perspektivität ist ebenso Ausdruck wie

Konsequenz dieser Leibbezogenheit alles Wahrnehmens und – im übertragenen Sinn – auch alles Urteilens. (Blankenburg 1991b, 6)

Wenn Perspektivität, wie Blankenburg in diesem Zitat ausdrückt, in der Leiblichkeit verankert und der Wahn wesentlich eine Störung der Perspektivität ist, dann muss er letztlich auch mit einer Störung des Leibbezugs zusammenhängen. Wie ist dieser Leibbezug aber genauer zu beschreiben?

Phänomenologisch betrachtet gibt es im Leiberleben, das immer auch ein Perspektivenerleben ist, eine Doppelstruktur. Die *fungierende Leiblichkeit* bezeichnet den gelebten Leib als unhintergehbares Zentrum, als Dreh- und Angelpunkt unserer Eingebettetheit in die Welt und unserer kinästhetischen Bezugnahme auf sie. Eine zweite Ebene des Leiberlebens bildet, was man *reflexive Leiblichkeit* nennen kann. Diese von Husserl und Merleau-Ponty thematisierte Erfahrungsdimension manifestiert sich primär nicht – wie der Begriff suggerieren könnte – in auf die Leiblichkeit gerichteten Akten der Reflexion, sondern bedeutet eine Weise, wie der *Leib* sich zu sich selbst verhält und sich dabei als *Körper* erlebt. Schließlich gibt es den Modus des Reflektierens auf die Struktur der *Leibkörperlichkeit* als solcher, die einem neuen und höherstufigen Akt gleichkommt. In diesem Akt wird die *Doppelaspektivität*, die impliziert, dass wir uns subjektiv durch und mit dem Leib auf die Welt beziehen (1), aber auch Teil der Welt sind als eigentümliches Ding (2), als Sachverhalt thematisch (3). Erst auf dieser dritten strukturellen Ebene werden genuine Urteile über Leib und Körper gefällt. Auf der Ebene (1) wird der eigene Leib in seinem Fungieren im Sinne eines *impliziten Selbstgewahrseins* zwar miterlebt, er tritt aber im ungebrochen verlaufenden kinästhetischen Vollzug nicht selbst in Erscheinung. Auf der Ebene (2) wird der Leib in einem *expliziten Selbstgewahrsein* als Körper bewusst, wodurch auch die interne Differenziertheit von Leib und Körper aufscheint. Die Struktur der Leibkörperlichkeit als solche wird also (wiederum implizit) miterlebt, aber noch nicht im Modus der reflektierenden Objektivierung oder des Urteils explizit ausgedrückt. Dieses *explizite Selbstbewusstsein* wird erst im Akt der Reflexion gestiftet. Der Dreischritt lässt sich mit dem Perspektivenbegriff auch so formulieren: Die fungierende Perspektivität der *Eigenperspektive* (1) wird im Verständnis anderer Perspektiven zu einer *Perspektivendualität* bzw. *-pluralität* (2) erweitert. Die Relationalität von Eigen- und Fremdperspektive(n) wird auf der Ebene der *reflexiven Perspektivität* (3) sodann thematisch und verhandelbar.

Bei schizophrenen Psychosen transformiert sich laut Blankenburg das durch (1) und (2) bestimmte »Verhältnis zwischen ›Leib-Sein‹ und ›Körper-Haben‹« (Blankenburg 2007b, 218) grundlegend. Darüber hinaus treten auch im Bereich des reflexiv zu gewinnenden Körperwissens (3) Störungen auf:

> Die Dreiheit von Körperschema, Körperimago, Körperwissen finden wir in der Symptomatologie Schizophrener wieder: Körperschema-Störungen können wir in den linkischen eigentümlichen Bewegungen, Bizarrerien, Stereotypien usw. Hebephrener bis hin zu den Haltungs- und Bewegungsanomalien Katatoner beobachten; Störungen der Körperimago finden wir bei leibhalluzinatorischen Schizophrenien, krankhaftes Körperwissen begegnet uns vor allem in den hypochondrischen Vorstellungsbildern paranoider Patienten. (ebd., 219)

Die dreifache Störung manifestiert sich für Blankenburg in einer »Selbstverborgenheit« (Blankenburg 1991b, 7), in die das psychotische Subjekt gerät, weil es keinen Perspektivenwechsel mehr vollziehen kann, der es von sich selbst distanzieren würde. Was im Wahn gestört ist, ist die Fähigkeit zur »Dezentrierung« bzw. zum »Transzendieren der Subjektbezogenheit« (ebd.), die ein In-Blick-Nehmen der eigenen Perspektive wie von außen ermöglichen würde. Eine Selbstentbergung gelingt für Blankenburg nur im Modus der reflexiven Perspektivität. Was im Wahn demnach aus dem Gleichgewicht gerät, ist die »Struktur der Verschränkung von Spontaneität und Rezeptivität, von aktivischem und passiv-pathischem Weltbezug, von Entwerfen und Geworfensein, von Prägen und Geprägtwerden« (ebd.). Ein psychotisches Ungleichgewicht entsteht, wenn sich die Erfahrungen zunehmend in Richtung eines der beiden Extreme des polaren Spektrums bewegen.

Spektralität des Wahns: Hypo- und Hyperperspektivität

Begreift man den Wahn als eine Störung der leibkörperlich verankerten Perspektivität der Erfahrung, so stellt sich weiterhin die Frage nach dem Erfahrungsbegriff, der einer solchen Konzeption zugrunde liegt. Analog zur Struktur der Leibkörperlichkeit als einer polaren Konfiguration von subjektivem Selbstempfinden und objektivem Fremdempfinden kann man auch Erfahrung phänomenologisch als Zusammenwirken von zwei Ordnungen begreifen, die man traditionell mit Spontaneität und Rezeptivität bezeichnet hat und die mit dem Verhältnis von Aktivität und Widerfahrnis zu tun haben. Zur Erfahrung gehört demnach, dass wir uns eigentätig und eigenwillig der Welt und Anderen zuwenden können; wir sind aber zugleich geöffnet für unvorhergesehene und unbeabsichtigte Vorkommnisse, die uns ergreifen. Dieses zweite Moment ist für die Psychopathologie des Wahns entscheidend. Häufig sind es widerfahrnis- oder ereignishafte Erlebnisse, welche die Dynamik von Gewohnheit und Neulernen, von Überzeugtsein und Neubedenken in Gang halten. Diese Fähigkeit, sich von Unerwartetem affizieren zu lassen und ausgebildete Erfahrungsmuster durch Integration des Neuen zu modifizieren, scheint im Wahn gestört. Der Wahn kann, wie folgendes Zitat von Blankenburg zum Ausdruck bringt, geradezu als Unfähigkeit, sich von der Welt widerlegen zu lassen, gedeutet werden:

›Realität‹ ist nicht nur das, was unsere Vorstellungen mit Inhalt füllt, sondern auch das, was sie jeweils vernichtet. Dies in einem doppelten Sinn: zum einen (1.) inhaltlich dadurch, daß jede neue Vorstellung die vorhergehende widerlegt, zumindest berichtigt, zum anderen (2.) formal dadurch, daß das Vorstellen als solches in seiner Endlichkeit, Kontingenz, Annullierbarkeit erfahren wird. Demgemäß ist unser Realitätsbezug nicht einmal so sehr durch die einzelnen Vorstellungen, die wir uns von ihr machen, bestimmt, als vielmehr durch die Fähigkeit, deren Vernichtung bzw. Fragilität, Zerstörbarkeit, Überholbarkeit als ein Element – ja als *den* Wesenskern – alles Erfahrens mit zu ›realisieren‹. (Blankenburg 1991b, 10)

Blankenburgs Erfahrungsbegriff in dieser Passage kann im Hinblick auf die ›Vernichtung‹ gehabter Vorstellungen in der Hegelschen Tradition gesehen werden. Nach Hegel (1980, 60) und ihn aufgreifend Gadamer (1960, 352 ff.) ist eine echte Erfahrung eine solche, bei der eine vorausgehende Erwartung durchkreuzt wird. Erfahrung in diesem Sinne hat eine stark pathische Komponente bzw. einen Widerfahrnischarakter, da die Durchkreuzung nicht vorausgesehen werden kann, sondern gerade von außen auf das Subjekt hereinbricht. Demgegenüber hat sich in der philosophischen Tradition ein zweiter, von Aristoteles ausgehender Erfahrungsbegriff entwickelt, der im Unterschied zu diesem *Erfahrung-Machen* das *Erfahrung-Haben* hervorhebt. Erfahrung in etwas, z. B. einem Handwerk, hat man, wenn sich bestimmte Handlungsabläufe so habitualisiert haben, dass sie mit großer Zielsicherheit und Routine abgespult werden können.

Im Hegelschen Sinne käme der Wahn einer Unfähigkeit, Erfahrungen zu machen, gleich. Was die Polarität des Erfahrungsbegriffs zwischen Erfahrung-Haben und Erfahrung-Machen betrifft, so scheint sich im Wahn nun das Spektrum in Richtung des Erfahrung-Habens, also des sedimentierten Bestandes an Vermögen, Vorstellungen und Meinungen zu verlagern. Im Anschluss an die Rede vom Gleichgewicht zwischen aktiv-spontanem und passiv-pathischem Weltbezug, das im gesunden Zustand gegeben ist, könnte man auch das Gleichgewicht zwischen Erfahrung-Haben und Erfahrung-Machen als Kriterium für ein gesundes bzw. ausgewogenes Weltverhältnis ansetzen. Im Wahn wäre nach dieser Konzeption die Rezeptivität gestört, die vonnöten ist, um sich überhaupt von etwas Neuartigem so affizieren zu lassen, dass eine Erwartung durchkreuzt wird und sich dadurch der alte Bestand an Erfahrungen modifiziert. Die Fähigkeit, sich von der Welt und von den Anderen widerlegen zu lassen, ist stark gemindert. Alles, was die Wahnvorstellung widerlegen könnte, jegliche empirische Evidenz und jeglicher Überzeugungsversuch, wird vehement bestritten oder sogar als Beweis gedeutet, dass externe Agenten böswillig die Realität verschleiern wollen.

Was hier nach Blankenburg also fehlt, ist die Möglichkeit des *Perspektivenkontrasts:* »Jede einzelne Perspektive für sich allein genommen ist nicht einmal trügerisch, sondern sie vermittelt überhaupt gar nichts. Der Perspektiven*kontrast* ist es, wodurch uns etwas als etwas zugänglich wird.« (Blankenburg 1991b, 13) Dies gilt für die fundierende Ebene der Wahrnehmung von Gegenständen zweifellos. Hier konstituiert sich die Wahrnehmung eines Gesamtgegenstandes erst im Durchlaufen unterschiedlicher Perspektiven bzw. Abschattungsreihen. Wenn der Wahn eine Fixierung der Perspektive bedeutet, wie Blankenburg zu zeigen versucht, so müsste für den Wahnkranken im strengen Sinne gar keine Gegenstandskonstitution möglich sein. Doch dies ist sicherlich nicht gemeint. Der Wahnkranke konstituiert sich ja eine ganze Welt von Gegenständen, die Bedeutungen tragen, die sie in unserer gemeinsamen Welt nicht haben. Wie oben bereits nahegelegt, müssen die fungierende Perspektivität und der intentionale Bezug zu Gegenständen intakt bleiben. Welche Art von Perspektivenkontrast ist dann aber im Wahn verunmöglicht? Offenbar diejenige, die zwischen Perspektiven *als* Perspektiven vermittelt. Kontrast bedeutet abhebende Differenz. Doch die Tatsache, dass sich die Perspektiven Anderer von der eigenen abheben und ihr geradezu diametral entgegengesetzt sein können, wird im Wahn erfahren. Wenn eine andere Person den Wahnkranken mit Argumenten und empirischen Evidenzen überzeugen will, dass der Inhalt des Wahns falsch ist, so wird die Perspektive dieser Person vom Wahnkranken in übersteigerter Weise als Fremdperspektive aufgefasst, die mit seiner eigenen Perspektive konfligiert. Die Fremdperspektive wird sodann vehement negiert und als maliziöser Versuch gedeutet, die eigene Realitätssetzung zu unterminieren. Auch auf der Ebene der intersubjektiven Kommunikation ist also dem Wahnkranken der Perspektivenkontrast sehr deutlich bewusst.

Der Psychotiker versteift sich zwar auf seine Perspektive, aber das besagt nicht, dass sein intentionaler Weltbezug strukturell gestört ist, auch nicht, dass er die Perspektiven Anderer sowie seine eigene nicht als solche (an)erkennt. Welche Art von Perspektivität ist dann beim Wahnkranken aber gestört? Entscheidend ist hier, dass er zwar die unterschiedlichen Perspektiven als solche erkennen, aber keine andere als seine eigene aktiv einnehmen kann. Die eigene Perspektive verabsolutiert sich als die einzige Möglichkeit des Vollzugs, der Wähnende erleidet die Unmöglichkeit des Wechseln-Könnens von Perspektiven. Auf der theoretischen Seite kann also eine Pluralität von Perspektiven durchaus intellektiv eingesehen werden. Auf der praktischen Seite hingegen gibt es nur die eigene. Diese Diskrepanz zwischen theoretischer und praktischer Ebene wird von Blankenburg insofern mit einbezogen, als er das Moment der Freiheit in der reflexiven Perspektivität hervorhebt. Es gehört seiner Ansicht nach zur Reflexion auf die Perspektivität als solche, nicht nur die theoretische Möglichkeit zur Einsicht in ihre Struktur zu haben, sondern auch die praktische Freiheit, einen Perspektivenwechsel vorzunehmen. Was hierbei zu beachten ist, ist das komplexe Wechselspiel von theoretischer und praktischer Einstellung. Die theoretische Einsicht in die Struktur der Perspektivität auf der einen Seite und die praktische Fähigkeit zum Perspektivenwechsel auf der anderen Seite stehen nicht unverbunden nebeneinander, sondern informieren sich gegenseitig. Im gelingenden Perspektivenwechsel kann die theoretische Einsicht in eine praktische Veränderung der situationalen Gegebenheiten führen. Ebenso kann der praktische Vollzug eines Einstellungswechsels neue Einsicht in die Struktur der Perspektivität ermöglichen. Was im Wahn demgemäß gestört zu sein scheint, ist die übergreifende dialektische Möglichkeit der Vermittlung zwischen theoretischer und praktischer Sphäre.

Wenn wir den Wahn nun als eine Störung der Perspektivität begreifen wollen, so schlage ich vor, den Wahn nicht als konträren Zustand der Aperspektivität zu fassen, sondern die Pathologie in den Abweichungen von der normalen Perspektivität im Sinne einer *Hyper-* bzw. *Hypoperspektivität* zu suchen. Der Wahn wäre dann nicht das durch eine schlichte Negation ausgedrückte Gegenteil eines phänomenologisch zu beschreibenden Normalzustands. Wäre er dies, bliebe er unserem Verständnis gänzlich verschlossen. Betrachten wir aber die graduellen Verschiebungen des Perspektivengleichgewichts in seinem raumzeitlichen sowie attentionalen Verweisungsganzen, also die überstiegerten und unterbotenen Formen von Perspektivität, so liegt hierin eine phänomenologisch machbare Aufgabe, die einen differenzierteren Blick auf den Wahn und seine Genese erlaubt.

Hypoperspektivität meint, dass zu wenig Perspektivität und eine »Fixierung auf die je eigene wahnhafte Perspektive« vorhanden sind bzw. sich eine »Aspekten-Verzerrung und ›Aspekten-Sklerose‹«, ein »Mangel der Fähigkeit zum Perspektivenaustausch« (ebd., 15) einstellt. *Hyperperspektivität* dagegen bedeutet ein Zuviel an Perspektivität: »die Perspektivenübernahme oder gar die restlose Reziprozität der Perspektiven ist und bleibt etwas Idealtypisches« (ebd., 16) und birgt sogar die Gefahr des Selbstverlusts. »Ein völliger Austausch der Perspektiven wäre ebenso abnorm, wie es die Unfähigkeit zu einer relativen Perspektivenübernahme ist« (ebd.). Als Beispiele können die Gedankenausbreitung und der Wahn, das Seelenleben des Anderen komplett durchschauen zu können, genannt werden. Bei der Gedankenausbreitung erscheint dem Psychotiker der Andere als jemand, der ihn völlig durchschaut, beim gegenteiligen Wahn erscheint der Andere als seinerseits völlig transparent.

Weiterhin könnte man das von Blankenburg angeführte Beispiel der *histrionischen Persönlichkeitsstörung* anführen, bei der es tatsächlich eine abnorme »Perspektiven-Überbeweglichkeit« (Blankenburg 1991c, 109) gibt. Solche Patienten weisen eine übermäßige Perspektivenvielfalt auf, d. h. sie können unterschiedlichste Masken aufsetzen und sich chamäleonartig in jeder neuen Situation anders präsentieren. Ferner wäre ein Symptom von Hyperperspektivität ein übertriebener *Indezisionismus*, bei dem das Subjekt vor der Vielzahl von Perspektiven kapituliert und sich für keine einzelne mehr entscheiden kann. Was hierbei fehlt, ist der Perspektivenkontrast im Sinne einer Einsicht in die unterschiedlichen Relevanzgrade der Einzelperspektiven. Sie können nicht mehr bewertet werden im Hinblick auf ihre praktischen

Implikationen und erscheinen alle als gleich viel – oder wenig – wert. Die Perspektivenflexibilität auf der Ebene der reflexiven Perspektivität muss also in jedem Fall ergänzt werden um das Moment der expliziten Relativierung. Die Grenzen der Perspektivenflexibilität, in denen sich Realität erschließt, müssen auf intersubjektive Weise miterkannt werden, denn wenn sie nicht erkannt werden droht die Verabsolutierung der Perspektivität in die eine oder andere der genannten Richtungen.

Schlussbemerkung

Das Perspektivenkonzept bietet einen interessanten Ausgangspunkt für ein phänomenologisches Verständnis des Wahns. Es umfasst unterschiedliche Ebenen der Erfahrung, von der rezeptiv-sinnlichen Wahrnehmung bis zum kategorialen Denken. Deshalb kann es als vermittelndes Konstrukt zwischen leiblich-sensorischen Störungen und solchen Störungen eingeschaltet werden, bei denen es um Urteile und Überzeugungen geht. Anhand der polaren Struktur von Hypo- und Hyperperspektivität zeigt sich, dass der Wahn eine Radikalisierung des einen oder anderen Pols ist. Ein nicht-wahnhafter Zustand wäre demgegenüber als Gleichgewicht zwischen den Polen in diesem Spektrum von Modifikationen zu bestimmen. Ein solches spektrales Verständnis psychopathologischer Modifikationen entspricht dem Anliegen der Phänomenologie, Zustände, die von der ›Normalität‹ des Bewusstseins abweichen, nicht als gänzlich different und unbeschreibbar zu klassifizieren und damit gleichsam aus dem Bereich philosophischer Besinnung zu verdrängen (vgl. Breyer 2010). Vielmehr müssen die graduellen Verschiebungen in Betracht gezogen werden, die die Genese eines Wahns konstituieren. Zu einer solchen Genese gehören, wie gezeigt wurde, vor allem auch die Transformationen von perzeptuellen, attentionalen und kategorialen Einstellungen.

Literatur

Arvidson, P. S. (2006). *The Sphere of Attention. Context and Margin*. Dordrecht: Springer.

Blankenburg, W. (1991a). Einleitung – Perspektivität als interdisziplinäres Konzept. In: ders. (Hrsg.), *Wahn und Perspektivität. Störungen im Realitätsbezug des Menschen und ihre Therapie*. Stuttgart: Enke, 1–3.

Blankenburg, W. (1991b). Perspektivität und Wahn. In: ders. (Hrsg.), *Wahn und Perspektivität. Störungen im Realitätsbezug des Menschen und ihre Therapie,* 4–28. Stuttgart: Enke.

Blankenburg, W. (1991c). Nachwort – Perspektivität vs. Perspektivismus. Von der Pathologie zur Therapie eines Mangels an Perspektiven-Beweglichkeit. In: ders. (Hrsg.), *Wahn und Perspektivität. Störungen im Realitätsbezug des Menschen und ihre Therapie,* 106–110. Stuttgart: Enke.

Blankenburg, W. (2007). Die Verselbständigung eines Themas zum Wahn. In: ders., *Psychopathologie des Unscheinbaren.* Hrsg. von M. Heinze, 25–68. Berlin: Parodos.

Boehm, G. (1969). *Studien zur Perspektivität. Philosophie und Kunst in der frühen Neuzeit.* Heidelberg: Winter.

Breyer, T. (2010). Unsichtbare Grenzen. Zur Phänomenologie der Normalität, Liminalität und Anomalität. In: P. Merz, A. Staiti & F. Steffen (Hrsg.), *Geist – Person – Gemeinschaft. Freiburger Beiträge zur Aktualität Husserls,* 109–128. Würzburg: Ergon.

Breyer, T. (2011). *Attentionalität und Intentionalität. Grundzüge einer phänomenologisch-kognitionswissenschaftlichen Theorie der Aufmerksamkeit.* Paderborn: Fink.

Chladenius, J. M. (1985). *Allgemeine Geschichtswissenschaft.* Hrsg. von R. Koselleck. Wien u. a.: Böhlau.

Fuchs, T. (2005). Delusional Mood and Delusional Perception – A Phenomenological Analysis. *Psychopathology 38,* 133–139.

Fuchs, T. (2011). Psychopathologie der Hyperreflexivität. *Deutsche Zeitschrift für Philosophie 59(4),* 565–576.

Gadamer, H.-G. (1960). *Wahrheit und Methode. Grundzüge einer philosophischen Hermeneutik.* Tübingen: Mohr Siebeck.

Graumann, C.-F. (1960). *Grundlagen einer Phänomenologie und Psychologie der Perspektivität.* Berlin: De Gruyter.

Gurwitsch, A. (1974). *Das Bewußtseinsfeld.* Übers. von W. D. Fröhlich. Berlin/New York: De Gruyter.

Hegel, G. W. F. (1980). *Phänomenologie des Geistes.* Gesammelte Werke 9. Hrsg. von W. Bonsiepen und R. Heede. Hamburg: Meiner.

Husserl, E. (1939). *Erfahrung und Urteil. Untersuchungen zur Genealogie der Logik.* Hrsg. von L. Landgrebe. Prag: Academia.

Husserl, E. (1976). *Die Krisis der europäischen Wissenschaften und die transzendentale Phänomenologie.* Husserliana VI. Hrsg. von W. Biemel. Den Haag: Nijhoff.

Husserl, E. (1984). *Logische Untersuchungen. Zweiter Band: Untersuchungen zur Phänomenologie und Theorie der Erkenntnis.* Husserliana XIX/2. Hrsg. von U. Panzer. Den Haag: Nijhoff.

Jonas, H. (1954). The nobility of sight. *Philosophy and Phenomenological Research 14(4),* 507–519.

König, G. (1989). Art. »Perspektive«. In: *Historisches Wörterbuch der Philosophie,* Bd. 7, 363–375. Basel u. a.: Schwabe.

Leibniz, G. W. (1714). *Essais de théodicée, sur la bonté de Dieu, la liberté de l'homme, et l'origine du mal*. Amsterdam: Mortier.

Mead, G. H. (1969). *Philosophie der Sozialität. Aufsätze zur Erkenntnisanthropologie*. Hrsg. von H. Kellner. Frankfurt a. M.: Suhrkamp.

Nietzsche, F. (1980[1887]). *Zur Genealogie der Moral*. KSA 5. Hrsg. von G. Colli und M. Montinari. München: DTV.

Teichmüller, G. (1882). *Die wirkliche und die scheinbare Welt. Neue Grundlegung der Metaphysik*. Breslau: Koebner.

Wehrle, M. & Breyer, T. (2014). Attentionale Horizonte zwischen Phänomenologie und Psychologie. In: S. Reh, K. Berdelmann & J. Dinkelacker (Hrsg.), *Aufmerksamkeit. Zur Geschichte, Theorie und Empirie eines pädagogischen Konzepts*. Berlin: Springer VS.

Wiggins, O. P., Schwartz, M. A. & Northoff, G. (1990). Toward a Husserlian Phenomenology of the Initial Stages of Schizophrenia. In: M. Spitzer & B. A. Maher (Hrsg.), *Philosophy and Psychopathology*, 21–34. Berlin: Springer.

Der Schwindel der Freiheit – Blankenburgs differentiell-phänomenologische Typologie der Angst

Daniel Broschmann

Eine Abendszene auf einer Meerbrücke. Der Himmel hat sich blutrot gefärbt, im Hintergrund sind noch die Silhouetten von sich entfernenden Menschen zu sehen. Im Mittelpunkt des Geschehens, dem Betrachter zugewandt, befindet sich eine gespenstisch wirkende Person, ihre Hände an das zur Fratze verzerrte Gesicht drückend. Den ovalen Mund zu einem Laut aufgesperrt, die Augen weit aufgerissen, der Schädel bleich wie eine Totenmaske steht sie da in der Dämmerung. Die sie umgebene Natur tröstet nicht, fängt nicht auf, sondern gleicht einem unerbittlichen Strudel, der die Stimmung der Verzweiflung verstärkt und in dessen Wirbel das Individuum verschlungen zu werden droht. Der so portraitierte Mensch ist herausgefallen aus einem wohlgeordneten Kosmos, der nicht mehr in der Lage ist Sicherheit zu bieten, sondern selbst zum Inferno wird. Über diesen Augenblick schreibt der Künstler in sein Tagebuch: »Ich ging mit zwei Freunden den Weg entlang – dann ging die Sonne unter – der Himmel wurde plötzlich blutrot – ich hielt an, lehnte mich todmüde an einen Zaun – über dem blauschwarzen Fjord und der Stadt lagen Blut und Feuerzungen – meine Freunde gingen weiter und ich stand immer noch zitternd vor Angst – und ich fühlte, dass ein großer unendlicher Schrei durch die Natur ging« (Bischoff 2011, 51). Edvard Munchs Gemälde »Der Schrei«, von dem zwischen 1893 und 1910 verschiedene Versionen entstanden, steht für eine Ikonographie der Angst des vereinsamten und entfremdeten Menschen der modernen Massengesellschaft, dem die Existenz selbst fragwürdig geworden ist.

Obgleich sich Wolfgang Blankenburg erst spät und nur in Annäherungen mit dem Thema der Angst konzeptionell auseinandergesetzt hat, nahm er doch das ganze Spektrum der Angstphänomene und damit auch die oben zum Ausdruck kommende existenzielle Angst ernst. Angst kann nämlich objektbezogen sein oder als »freiflottierende«

Angst gegenstandslos auftreten. Sie kann physiologisch bedingt sein, in Grenzsituationen in Erscheinung treten oder gesellschaftlich als Machtinstrument missbraucht werden. Der Mensch kann sich ängstigen wie das Tier, das zur Schlachtbank geführt wird, oder getrieben von der Angst die schönsten Werke zustande bringen. Angst kann wiederum bei psychischen Krankheiten lähmend wirken und die Entwicklung hemmen oder Motor des menschlichen Werdens sein. Beängstigend können sein: das bloße Dasein, die Möglichkeit etwas Falsches zu tun, der eigene Tod, der andere Mensch, der einen zum Objekt degradiert, oder die Fülle an Möglichkeiten der eigenen Existenz. Diesem Facettenreichtum der Phänomene hat Blankenburg in seiner *Typologie der Angst* eine Systematik verschafft, die dem Menschen im Ganzen gerecht wird und damit seine physiologischen, psychischen, existenziellen und psychopathologischen Seiten im Blick behält. Seine Angstkonzeption entwickelt Blankenburg in zwei Veröffentlichungen: Einerseits im Vortrag »Angst und Hoffnung – Grundperspektiven der Welt- und Selbstauslegung psychisch Kranker« (Blankenburg 1983), den er im Sommersemester 1983 im Rahmen des Studium generale an der Gutenberg-Universität Mainz gehalten hat. Andererseits in der Arbeit »Vitale und existenzielle Angst« (Blankenburg 1996), die für den 1996 erschienenen Sammelband »Das Phänomen der Angst« geschrieben wurde.

Nachfolgend wird es darum gehen, ein tieferes Verständnis für Blankenburgs Typologie der Angst zu entwickeln, um diese für eine in der Zukunft noch zu leistende umfassende Phänomenologie der Angst fruchtbar zu machen. Dafür soll das folgende Vorgehen gewählt werden: (i.) Zunächst wird Blankenburgs methodisches Vorgehen beleuchtet werden, welches sich als ein *phänomenologisches* und *dialektisches* auszeichnet. (ii.) Sodann wird seine Angstkonzeption in Gegensatzpaaren umrissen werden. (iii.) Im Anschluss daran werden die existenzphilosophischen Wurzeln der Überlegungen Blankenburgs aufzuzeigen sein und (iv.) abschließend sind einige kritische Bemerkungen in Bezug auf diese Konzeption zu formulieren.

i.) Methodisches Vorgehen

Der Zugangsweg, den Blankenburg zu seiner Angst-Analyse wählt, ist wie bei dem Großteil seiner Arbeiten zugleich *phänomenologisch* und *dialektisch*. Es soll kurz dargelegt werden, was darunter zu verstehen ist.

a. *Phänomenologie*

An der Phänomenologie Husserls sich orientierend unterscheidet Blankenburg mehrere Stufen, die der Phänomenologe erklimmen muss, um zum *Logos*, zum Wesen der Dinge, zu gelangen (Blankenburg 1980, Blankenburg 1987). Dabei gehe es darum, »Sicht in Einsicht zu verwandeln« (Blankenburg 1991, 93), indem das zweifelsfrei Beobachtbare nicht als Faktum behandelt werde, sondern es vielmehr als Ausgangspunkt der Untersuchung diene. Der Phänomenologe muss somit etwas zum Erscheinen bringen, was sich als solches gerade nicht zeigt, da es möglicherweise zu offenkundig ist, um als solches wahrgenommen zu werden (Blankenburg 1991, 92). Blankenburg unterscheidet dabei drei Ebenen, welche die Phänomenologie zu beschreiten habe: die Ebene der *Deskriptiven Phänomenologie*, die Ebene der *Differentiellen Phänomenologie* und schließlich die Ebene der *Eidetischen Phänomenologie* (Blankenburg 1980).

- Auf der untersten Ebene befindet sich demnach die von Karl Jaspers für die Psychiatrie in der »Allgemeinen Psychopathologie« entwickelte *Deskriptive Phänomenologie*. Dabei kommt es, so Blankenburg, zunächst darauf an, die sich präsentierenden Phänomene *Punkt für Punkt* zu beschreiben. Auf dieser Ebene gibt es noch eine Neutralität bezüglich der Festlegung zwischen Wesens- und Tatsachenwissenschaft (Blankenburg 1991, 93). Es muss das in toto Gegebene für die nachfolgenden Analysen berücksichtigt werden. Dabei soll der Untersucher eine aufnahmefähige und vorurteilslose Haltung einnehmen und sowohl *offen* für die Phänomene sein, als sie auch genau beschreiben können (Blankenburg 1980, 55).
- Nachdem eine genaue Beschreibung des Gegebenen erfolgt ist, ist nun das Material der Untersuchung im Sinne einer *Differentiellen Phänomenologie* zu ordnen. Es geht also darum, *Zusammenhänge aufzuzeigen* – Gemeinsames in Unterschiedlichem, Unterschiedliches in Gemeinsamem herauszuarbeiten (Blankenburg 1980, 57). Diese differentielle Phänomenologie hat für Blankenburg einen dialektischen Charakter: Sie ermöglicht es, das spezi-

fisch Pathologische herauszuarbeiten, indem sie gemeinsame und verwandte Phänomene im Normalpsychischen aufzeigt (vgl. Blankenburg 2007). Dabei muss also eine Konzeptualisierung des Beschriebenen erfolgen. Dies ist jedoch nicht unproblematisch, da es, so Blankenburg, eine januskopfähnliche Ambiguität zwischen Konzept und Repräsentation gibt: Auf der einen Seite können Konzepte Phänomene zum Erscheinen bringen, die vorher unberücksichtigt waren, auf der anderen Seite können sie jedoch auch zur Verstellung und Verdeckung der Phänomene beitragen. Daher ist auch eine Hinterfragung der Theorie auf ihre Implikationen und Voraussetzungen notwendig (Blankenburg 1991, 97). Das heißt konkret, dass die im ersten Schritt gewonnenen Beschreibungen auf das »Wie« ihres Gegebenseins hinterfragt werden müssen.

- Letztlich soll auf oberster Ebene die Deskription wesensphänomenologisch verdichtet werden, indem eine Einklammerung des zuvor als selbstverständlich Geltenden erfolgt (Blankenburg 1980, 62; Blankenburg 1991, 96). Die Husserlsche Epoché des *eidetisch-phänomenologischen* Ansatzes mit dem Zweck der *Erhellung der ursprünglichen Phänomene* des menschlichen Daseins bildet damit die oberste Ebene der Phänomenologie. Hier wird schließlich der *Logos* zum Erscheinen gebracht. Das Faktum steht somit – anders als bei der deskriptiven Phänomenologie – nicht am Anfang, sondern erst am Ende der Analyse. Auch wenn für Blankenburg das Ideal der Untersuchung darin besteht, das eidetische Wesen zum Erscheinen zu bringen, so ist seine phänomenologische Analyse der Angst doch in der Hauptsache eine *differentielle Typologie* unterschiedlicher Angstphänomene, die *dialektisch* erhellt werden. Daher ist schließlich noch zu klären, was Blankenburg unter einem solchen dialektischen Vorgehen versteht.

b. Dialektik

Dialektisch ist Blankenburgs Methode insofern, als es ihm darum geht, zum einen Gemeinsamkeiten und Kontinuitäten, zum anderen aber auch die wechselseitigen Abgrenzungen durch Gegensätze aufzuzeigen. Er orientiere sich dabei am Dialektikbegriff Hegels. Durch die »Positivität der Negativität« kämen die Phänomene durch die differentiell-phänomenologische Methode klarer und schärfer zur Erscheinung (Blankenburg 2007, 151). So könne beispielsweise die zukünftige Nichtung durch den Tod das Leben bedeutsamer erscheinen lassen. Auch können, wie bereits erwähnt, wesenhafte Gemeinsamkeiten von Normalpsychischen und Psychopathologischen zu einer schärferen *Akzentuierung des spezifisch Pathologischen* führen. Vereinfacht gesagt geht es Blankenburg also darum, Schwarz-Weiß-Malerei zu vermeiden und dabei zu einer differenzierteren Abgrenzung der Phänomene zu kommen, die nicht statisch, sondern dynamisch ist und sich damit nicht auf Letztgültiges festlegt (Blankenburg 2007, 156). Es soll also eine gewisse Offenheit gegenüber Ambiguitäten eingeübt werden, die verschiedene Betrachtungswinkel auf die Phänomene zulassen würde.

ii.) Die Angstkonzeption Blankenburgs

Blankenburgs Angstkonzeption ist nun also zum einen *phänomenologisch,* da es Zweck der Untersuchungen ist, Typen der menschlichen Angst herauszuarbeiten. Zum anderen ist sie aber als phänomenologische auch *dialektisch,* da sie sich an den differentiell-phänomenologischen Prinzipien orientiert und damit weder die Dynamik von Übergängen und Kontinuitäten noch die wechselseitige Erhellung durch Gegensätze und Abgrenzungen unberücksichtigt lässt. Dabei bewegt sich Blankenburg bei seiner Angstkonzeption zwischen den Polen von *Angst und Furcht, vitaler und existenzieller Angst* sowie *Realangst und pathologischer Angst* (Blankenburg 1983, Blankenburg 1996). Gemeinsam ist allen Gegensätzen, dass für Blankenburg die eine Seite nicht ausreichend ohne die andere verstanden werden kann. Ohne die gegenstandsbezogene Furcht bliebe die gegenstandslose Angst (Blankenburg 1983, 12)[1] unterreflektiert, ohne die existenzielle Angst der *Aufgegebenheit* des Daseins bliebe die vitale Angst der *Vorgegebenheit* des Daseins (Blankenburg 1996, 47) unverstanden, und ohne die Pathologie könnte das Wesen der normalpsychischen Angst (Blankenburg 1996, 44) nicht herausgearbeitet werden.

---

[1] Während die Unterscheidung von Angst und Furcht noch in der Vorlesung von 1983 eine große Rolle spielt, wird sie in der 1996 erschienenen Arbeit u.a. durch Verweis auf Wandruszka (1950) relativiert.

a. Der Angst-Begriff

Es ist zunächst zu klären, was Blankenburg unter dem Begriff der Angst versteht. Die Angst ist für ihn eine Stimmung, bei der schon begriffsgeschichtlich nicht primär die Weite des »Schwindels der Freiheit«, sondern die erlebte Bedrohung des leiblichen In-die-Enge-Getrieben-Werdens im Vordergrund steht (Blankenburg 1983, 2 f.). Das indogermanische Wort *anĝh* bedeutet soviel wie ›eng‹, ›einengen‹, ›schnüren‹ und ist aus dem Lateinischen – *angustia* – entlehnt, was ebenfalls Enge oder Beengung bedeutet (vgl. Baeyer 1971, 23 ff. und Wandruszka 1950, 15 ff.). Die Angst ist somit eine unmittelbare und leibnahe Stimmung. Außerdem hat sie eine spezifische Zeitigung: Sie »befällt« oder »packt« den Menschen und wirft ihn vom Zu-Künftigen her kommend auf seine reine Gegenwart zurück. Angst individuiert auf eine radikale Weise. Sie führt zur »äußersten Zurückgeworfenheit auf uns selbst«, auf das »Hier und Jetzt der Situation« (Blankenburg 1983, 5). Daher sind es auch nicht wir, die Angst haben, sondern die *Angst ist es, die uns hat* (Blankenburg 1983, 6). Dabei kommt ihr nicht nur ein Platz in der Psychopathologie zu, sondern sie stellt zugleich eine Grundbedingung der Conditio humana dar. In manchen Situationen wird es sogar fragwürdig, keine Angst zu empfinden (Blankenburg 1983, 10).

b. Gegensatzpaare

Wir können festhalten, dass die Angst eine Stimmung ist, die eine Bedrohung widerspiegelt, den Menschen auf seine momentane Gegenwart zurückwirft und somit auf seinen zukunftsorientierten Werdeprozess hemmend wirken kann. Als solche stellt sie nicht nur ein klinisches Symptom, sondern ein allgemeines Phänomen der menschlichen Psyche dar. Damit ist jedoch lediglich eine erste Annäherung gewonnen, die durch die folgende *Dialektik der Gegensätze* von Blankenburg noch schärfer gefasst wird.

Angst und Furcht

In Anlehnung an die existenzphilosophische Tradition seit Kierkegaard unterscheidet auch Blankenburg in seiner frühen Angstkonzeption

(Blankenburg 1983) zwischen Angst und Furcht. Die *Furcht* betont dabei den Gegenstands- oder Situationsbezug, während der Begriff der *Angst* eher auf das »Fürchten der Furcht« – in der Formulierung Sartres – abzielt. Während man sich also *vor etwas* fürchtet (einem wilden Tier, einer Lawine, einem bestimmten Raum etc.), ängstigt man sich letztlich *vor sich selbst*. Während die Furcht ein Objekt hat, ist die Angst »frei flottierend« (vgl. Freud 1969, 374).

Diese Gegenüberstellung findet ihr Pendant in der Psychopathologie, wenn im Anschluss an Freuds Unterscheidung der neurotischen Ängste zwischen gegenstandsloser *Angstneurose* und gegenstands- oder situationsbezogener *Phobie* unterschieden wird (Freud 1969, 385 ff.). Der Phobiker fürchtet sich vor großen Plätzen und Menschenmengen (Agoraphobie), vor dem Erröten (Erythrophobie) oder engen Räumen (Klaustrophobie), während der Angstneurotiker überall und ständig von Angst geplagt wird. Doch können diese beiden Spielarten der Angst auch ineinander übergehen oder parallel vorkommen.

Realangst und pathologische Angst

Der psychopathologische Übergang zwischen Furcht und Phobie sowie Angst und Angstneurose macht eine weitere Unterscheidung für Blankenburg notwendig: nämlich der zwischen Realangst und pathologischer Angst. Blankenburg wird nicht müde, mit Bezug auf Heraklit die *Übergänge zwischen Normalpsychischem und Pathologischem* zu betonen. Dabei sei Realangst aber keineswegs etwas »Einfaches, Schlichtes und Selbstverständliches« (Blankenburg 1996, 44), sondern etwas durchaus Komplexes. Bezugnehmend auf Kurt Schneider (Schneider 1987, 28) argumentiert er, dass es weniger erklärungsbedürftig sei, warum sich Angst zeige, als warum sie sich *nicht* zeige. Soll nun die Grenze gezogen werden zwischen der normalen und der pathologischen Angst, so bieten sich dafür Faktoren wie »Intensität«, »Qualität« und »Verhältnismäßigkeit« an (Blankenburg 1996, 44). Zieht man jedoch in Betracht, dass im Prinzip *jederzeit eine Katastrophe* passieren oder man *jederzeit das Falsche tun* könnte, so relativieren sich diese Faktoren. *Was ist also die adäquate Angst angesichts der Komplexität des menschlichen Daseins?* So formuliert Blankenburg im Aufsatz »Vitale und existenzielle Angst« für die psychiatrische Phänomenologie die folgende Aufgabe:

Vor dem Hintergrund einer – Psychiatrie und Psychotherapie fundierenden – phänomenologischen Anthropologie gilt es, die nosologisch zweifellos notwendige Grenzziehung zwischen ›gesund‹ und ›pathologisch‹ zu hinterfragen, um alsdann beides aus einer erweiterten Sicht heraus neu zu begründen. (Blankenburg 1996, 45)

Eine Übersicht über unterschiedliche pathologische Angstformen bei Psychosen und Neurosen gibt Blankenburg zwar bereits 1983 (Blankenburg 1983, 12 ff.). Die Frage, wann eine Angst als pathologisch zu bewerten ist, wird von ihm dabei zwar aufgeworfen, jedoch nicht beantwortet.

Vitale und existenzielle Angst

Im Zentrum seiner Angstkonzeption greift Blankenburg neben dem Gegensatz von Angst und Furcht noch eine weitere existenzphilosophische Unterscheidung auf (Blankenburg 1983, Blankenburg 1996): Im Gegensatz zur beengenden *vitalen Angst* müsse es noch eine Angst des Ek-sistierens, des Herausstehens aus dem Sein, und der Freiheit geben – die *existenzielle Angst* (Blankenburg 1996, 47 ff.). Das Phänomen der vitalen Angst beschreibt Blankenburg einerseits als *horror angustiae, als* Bangen ums das bloße Überleben, bei dem eine Vernichtung aller Möglichkeiten droht. Dahingegen ist es bei der existenziellen Angst andererseits nicht die Vernichtung der Möglichkeiten sondern der Möglichkeitsspielraum selbst, der ängstigt. Der Mensch steht vor dem Sturz in die absolute Leere, er wird vom *horror vacui* befallen (Blankenburg 1996, 55). Zwischen den Polen der vitalen und der existenziellen Angst lassen sich dann sehr unterschiedliche Angstphänomene beschreiben (Blankenburg 1996, 46).

Die Gegensätzlichkeit zeigt sich, so Blankenburg, schon durch ein *wechselseitiges Ausschließungsverhältnis:* Immer da, wo das Leben durch eine Bedrohung in Frage gestellt wird, kommt letztlich keine existenzielle Angst auf; immer da, wo existenzielle Angst übermächtig wird, kann sie mit einem gewissen Degout am Dasein die Vitalangst aufheben. Auf der einen Seite also Entzug aller Möglichkeiten in der vitalen Angst, auf der anderen Seite »Ertrinken im Meer der Möglichkeiten« in der existenziellen Angst (Blankenburg 1996, 47). »Im einen Fall geht es um elementare Voraussetzungen jeglichen Existieren-könnens […] … Im anderen Fall ist dieser Spielraum zu groß« (Blankenburg 1996, 49). Anknüpfend an eine frühere Arbeit zur »Subjektivität«

bringt Blankenburg dies noch auf eine prägnantere Formel: »In der vitalen Angst geht es um das Sein als vorgegebenes, in der existenziellen Angst dagegen, um das Sein als ein aufgegebenes« (Blankenburg 1996, 47).

Was bedeutet es, wenn Blankenburg vom Sein als vorgegebenem oder aufgegebenem spricht? Er meint damit einen evolutionären Prozess von der tierischen Determiniertheit, die in der vitalen Angst noch durchscheint, zur Möglichkeit der *Selbstwahl* des Menschen, die zum Grund existenzieller Angst werden kann. Dabei meint »Selbstaufgabe« jedoch ein Doppeltes: sich selbst aufgeben können, um sich in einer neuen Weise zur Aufgabe zu werden (Blankenburg 1987, 180). Dies ist möglich, da der Mensch das *»nichtfestgestellte Tier«* ist, als welches er von Nietzsche (1999c, 81) bezeichnet wird: Weder Triebe noch Instinkte bestimmen zureichend seine Aktivitäten, sodass er schlichtweg zur »Freiheit verurteilt« (Sartre 2010, 155) ist. Im Gegensatz zur existenziellen Angst, die aufkommt, wenn sich der Mensch seiner Freiheit bewusst wird, bedarf die vitale Form der Angst nicht der Freiheit. Vitale Angst kann durch Bedrohungssituationen ebenso zustande kommen wie durch Hirnreizungen, CO_2-Inhalationen oder epileptische Anfälle (Blankenburg 1996, 52 f.). Sie ist also biologisch bedingt und gleichermaßen zum menschlichen Dasein gehörig wie die existenzielle Angst.

iii.) Existenzphilosophische Grundlagen der Konzeption

Dass Blankenburg in seiner Angstkonzeption Anleihen bei existenzphilosophischen Ansätzen nimmt, wird sowohl bei seiner Gegenüberstellung von Angst und Furcht als auch bei seiner Charakterisierung einer existenziellen »Weite-Angst« gegenüber einer vitalen »Enge-Angst« deutlich. Dabei wird jedoch die Todesangst, die innerhalb der Existenzphilosophie besonders bei Heidegger und Jaspers durchaus existenzielle Züge trägt, von ihm der Kategorie der vitalen Ängste zugeordnet (Blankenburg 1996, 55). Bevor diesbezüglich einige kritische Bemerkungen anzufügen sind, sollen zunächst die unterschiedlichen Nuancen des Angstbegriffes, wie er in der Existenzphilosophie verwandt wird, herausgearbeitet werden.

a. Angst und Furcht

Im existenzphilosophischen Verständnis der Begriffe Angst und Furcht erscheint die Angst als das ursprünglichere, komplexere und bedeutsamere Phänomen, Furcht hingegen als dessen trivialere Spielart. Diese Interpretation geht vor allem auf Kierkegaard zurück:

> Der Begriff der Angst wird fast nie in der Psychologie behandelt. Ich muss daher darauf aufmerksam machen, dass er gänzlich anders ist als etwa Furcht oder ähnliche Begriffe, die sich auf etwas Bestimmtes beziehen; die Angst dagegen ist die Wirklichkeit der Freiheit als Möglichkeit für die Möglichkeit. (Kierkegaard 2010, 488)

Während der Begriff der Furcht also etwas Bestimmtes meint, bleibt die Angst unbestimmt. So ist auch Kierkegaards Tagebucheintrag zu verstehen, dass ihn das ganze Dasein von der Mücke bis zum Geheimnis der Inkarnation ängstige. Der Mensch fürchtet sich vor einer äußeren Gefahr, ängstigt sich aber vor sich selbst und seiner Freiheit. Die Angst relativiere somit die Schrecknisse des Lebens, weshalb der, der gelernt habe, sich zu ängstigen, auch das Höchste gelernt habe (Kierkegaard 2010, 631).

Diese Gegenüberstellung von Angst und Furcht wird in *Heideggers* existenzialontologischer Konzeption aufgegriffen. In »Sein und Zeit« (Heidegger 2006) und im Vortrag »Was ist Metaphysik?« (Heidegger 1969) bezeichnet er die Angst als »*Grundbefindlichkeit des Daseins*«, während er der Furcht den Charakter der Flucht und Uneigentlichkeit attestiert. Der Mensch fürchte sich vor etwas Abträglichem, das in einem bestimmten, »nicht geheuren« Umkreis anzutreffen, aber noch nicht in beherrschbarer Nähe sei (Heidegger 2006, 140 f.). Als »In-der-Welt-sein« ist das Dasein ein besorgendes und fürchtet sich »um Haus und Hof« (Heidegger 2006, 141). Verwandte Phänomene sind das Erschrecken, das Grauen und das Entsetzen. Die Angst hingegen offenbart nicht einzelnes Bedrohliches, sondern letztlich das Nichts. Sie vereinzelt das Dasein radikal und führt es zum »eigensten Seinkönnen« (Heidegger 2006, 188). Während die Furcht »kopflos« mache und zur Flucht führe, lasse die Angst keine Verwirrung aufkommen, sondern führe zu einer tieferen Ruhe. Als Entschlossenheit wird das so vereinzelte eigentliche Dasein zu einem verschwiegenen, angstbereiten »Sichentwerfen auf das eigenste Schuldigsein« (Heidegger 2006, 296).

Auch *Sartre* folgt der Kierkegaardschen Lesart von Angst und Furcht, wenn er in »Das Sein und das Nichts« die Furcht als Furcht vor den »Wesen der Welt« bestimmt die Angst hingegen als »Angst vor mir selbst« (Sartre 2009, 91). Trotz der qualitativen Unterscheidung verweist er aber auf die wechselseitige Beziehung der Phänomene: Wenn eine Situation Furcht hervorruft, ängstigt man sich nämlich gleichermaßen vor der Möglichkeit, etwas Falsches zu tun (Sartre 2009, 95). Die Furcht sei somit ein »unreflektiertes Erfassen des Transzendenten und die Angst reflexives Erfassen des Selbst« (Sartre 2009, 92). Wenn man zu einer Bergtour aufbricht, so kann man sich davor fürchten, von einer Lawine mitgerissen zu werden. Dass man sich aber im Moment des Lawinenausbruchs falsch verhalten könnte, ruft die Angst vor der Freiheit hervor, sich in einer gefährlichen Situation falsch entscheiden und so durch eigenes Fehlverhalten verunglücken zu können (Sartre 2009, 96). Damit wird deutlich, dass Sartre im Gegensatz zu Heidegger und Kierkegaard die Furcht *nicht* als uneigentliches und die Angst als eigentliches Phänomen betrachtet, sondern beide trotz qualitativer Unterscheidung eher in wechselseitiger Beziehung zueinander sieht.

b. Existenzielle Angst

Die Gegenüberstellung von vitaler und existenzieller Angst übernimmt Blankenburg von Jaspers, der *Daseinsangst* und *Existenzangst* voneinander unterscheidet (Jaspers 1973, 225 ff.). Dabei ist Dasein anders als bei Heidegger nicht als ein Seiendes zu verstehen, dem es in seinem Sein um sein Sein geht (Heidegger 2006, 12), sondern schlichtweg als das Gefühl am Leben zu sein. Unter Daseinsangst ist also die Angst ums »nackte Überleben« zu verstehen, unter Existenzangst hingegen die Angst als »Schwindel der Freiheit«, also die Angst, das Falsche zu wählen und somit eine missglückte Existenz zu führen. Diese *Existenzangst*, die bei Blankenburg als *existenzielle Angst* wieder auftaucht, hat aber unterschiedliche Nuancen, die je nach Autor auch verschieden gewichtet werden. Dabei lassen sich *vier Aspekte* unterscheiden: ein Aspekt der *Selbstbezüglichkeit*, ein Aspekt der *Freiheit*, ein Aspekt des *Verhaltens zum Nichts* und ein *Aspekt des Schuldig-Werdens*.

1. Aspekt der Selbstbezüglichkeit

Wenn Heidegger in »Sein und Zeit« schreibt, dass das Bedrohliche der Angst immer schon ›da‹ sei (Heidegger 2006, 186), so meint er damit, dass die Angst eine »Grundbefindlichkeit« des Daseins, also des Menschen, ist. Die Angst bringt das »Da-sein« vor sein »Da« (Heidegger 2006, 134), sie erschließt somit sein »In-der-Welt-sein« (Heidegger 2006, 187), doch gerade in dem Sinn, dass er in der Welt nicht zu Hause ist (Heidegger 2006, 188). Da ihm keine Instinkte sagten, was er zu tun hat, bleibt ihm sein Wesen zur eigenen Bestimmung aufgegeben. Er ist das »nicht festgestellte Tier«, das in eine Welt geworfen wurde, die ihm sein Sein nicht vorgibt, so dass er selbst seine Entwürfe auf die Zukunft wagen muss. Dieses Ek-sistieren – also Herausstehen aus dem Sein – führt zu einer gewissen Selbstbezüglichkeit. Wenn Kierkegaard (Kierkegaard 2010, 31 f.) schreibt, dass das Selbst ein Verhältnis ist, das sich zu sich selbst verhält, so folgt ihm Heidegger mit seiner Definition des Daseins als eines Seienden, dem es in seinem Sein um sein Sein geht (Heidegger 2006, 12). Diese Selbstbezüglichkeit ist ein Grundzug des menschlichen Daseins und wesentlich für den Begriff der existenziellen Angst. Existenz meint bei Heidegger ebenso wie bei Jaspers nicht ein bloß Vorhandenes, sondern resultiert als Grundsituation aus dem Selbstverhältnis des Menschen.

2. Aspekt der Freiheit

Für *Kierkegaard* ist Angst »die Wirklichkeit der Freiheit als Möglichkeit für die Möglichkeit« (Kierkegaard 2010, 488). Sie ist somit *weder* Notwendigkeit *noch* Möglichkeit, sondern eine in sich selbst und damit »in Verstrickung geratene Freiheit« (Kierkegaard 2010, 487). Als eine »Synthese aus Endlichem und Unendlichem« müsse sich der Mensch in der Unendlichkeit der Möglichkeiten für eine dieser Möglichkeiten entscheiden. Die Angst ist dann »Schwindel der Freiheit, der aufsteigt, wenn der Geist die Synthese setzen will und die Freiheit hinunterschaut in ihre eigene Möglichkeit und dabei die Endlichkeit ergreift, um sich daran zu halten« (Kierkegaard 2010, 517). Ist die Möglichkeit dann ergriffen, so ist sie Notwendigkeit geworden und die Freiheit aufgehoben. Dieser Freiheitsaspekt des Angstphänomens steht auch bei der Darstellung Sartres im Vordergrund. Für ihn ist der Mensch paradoxerweise zur »Freiheit verurteilt« (Sartre 2010, 155). Da er in die

Welt geworfen wurde als ein Wesen, das sich selbst entwerfen muss, kann er nicht mehr *nicht frei* wählen. In der Angst gewinnt er Bewusstsein von seiner Freiheit in dem Sinn, dass kein Motiv ihn zu einer Handlung drängt, sondern sich stets ein Nichts zwischen die Motive und die Handlung schiebt (Sartre 2009, 99). Der Mensch weiß nicht, wie er sich entscheiden und wie er handeln wird; er ist »durch seine eigene Freiheit von der Zukunft« abgetrennt (Sartre 2009, 102), was die Angst verursacht.

3. Aspekt des Verhaltens zum Nichts

In »Sein und Zeit« beschreibt Heidegger das »Vorlaufen zum Tode« als eine Antizipation des Nichts, durch das der Mensch zur eigentlichen Existenz komme (Heidegger 2006, 262 ff.). Das »Sein zum Tode« ist für ihn wesenhaft Angst (Heidegger 2006, 266). Die Angst bildet die Grundstimmung, in der der Mensch seine eigene Nichtung erfährt, und die ihn auf sein eigenstes Seinkönnen zurückwirft. Diesen Gedanken greift Heidegger im Vortrag »Was ist Metaphysik« erneut auf. Der Mensch als »Da-sein« sei hineingehalten in das Nichts, das durch die Angst offenbart werde (Heidegger 1969, 38). Sie verschlage ihm das Wort, und das Seiende entgleite ihm (Heidegger 1969, 35). Durch den Menschen kommt der Tod in die Welt; er wird damit zum »Platzhalter des Nichts« (Heidegger 1969, 41). – Für Jaspers besteht sogar »alle Angst aus der dahinterstehenden Todesangst« (Jaspers 1973, 265). Dabei stehe der Mensch nicht nur vor dem Abgrund, bald nicht mehr da zu sein, sondern vielmehr im eigentlichen Sinne gar nicht zu sein (Jaspers 1973, 266). Diese Angst vor dem existenziellen Nicht-sein relativiere das vitale Nicht-sein. Sowohl Heidegger als auch Jaspers betonen die Wichtigkeit der Angst vor dem Tode für die Tiefe der Existenz, wobei Heidegger poetisch von der »hellen Nacht des Nichts« (Heidegger 1969, 37) spricht.

4. Aspekt des Schuldig-werdens

In der Schrift »*Der Begriff der Angst*« leitet Kierkegaard die Angst aus der Urschuld Adams her, der durch das Gottesgebot, nicht vom Baum der Erkenntnis zu essen, zur Sünde verführt wurde, da es zugleich die Freiheit der Möglichkeit in ihm weckte (Kierkegaard 2010, 493). Diese Angst sei ambivalent, da sie »süße Angst« sei (Kierkegaard 2010, 488).

Durch Adam kam nun aber die Sünde in die Welt (Kierkegaard 2010, 473). Fortan sei jede Angst auch zu einem gewissen Maße Schuldangst. Dieser Sprung, der durch Adam vollzogen wurde, wiederhole sich in jedem Kinde. Wenn im »Schwindel der Freiheit« die Möglichkeit ergriffen und zur Notwendigkeit werde, erhebe sich die Freiheit und sehe, dass sie schuldig geworden sei (Kierkegaard 2010, 512). Bei *Heidegger* und *Jaspers* wird der Gedanke des Schuldigwerdens an der Welt weitergeführt, wobei weniger ein Sich-Versündigen als ein existenzielles Versäumen gemeint ist. Heidegger vertritt in »Sein und Zeit« die Auffassung, dass jeder menschliche Entwurf dazu führt, dass das Dasein schuldig wird. Daher komme es darauf an, sich auf sein »eigenstes Schuldigsein« hin zu entwerfen, das sich in der Angst offenbare (Heidegger 2006, 296). Für Jaspers geht die Todesangst auch mit der vernichtenden Angst einher, »schuldig sich selbst zu verlieren«, also die falschen Möglichkeiten zu ergreifen (Jaspers 1973, 266).

5. Zusammenfassung der existenzphilosophischen Angstkonzeption

Das Phänomen der Angst unterscheidet sich in der existenzphilosophischen Interpretation von der Furcht, da es als das fundamentalere Phänomen der menschlichen Existenz angesehen wird. Dabei betonen die vier genannten Autoren unterschiedliche, wenn auch in gewisser Weise »gleichursprüngliche« Facetten des Phänomens:

Erstens ist der Aspekt der Geworfenheit in die Selbstbezüglichkeit zu nennen: Der Mensch muss sich irgendwie zu sich verhalten und sich dabei selbst entwerfen. *Zweitens* geschieht das im Bewusstsein der eigenen Endlichkeit, also des drohenden Nichts, das auf der einen Seite im »negativen Nihilismus« zur Entwertung des Lebens führen kann oder aber als »positiver Nihilismus« die »helle Nacht des Nichts«, die Einmaligkeit und Einzigartigkeit des Lebens schätzen zu lernen hilft. Letzteres heben besonders Heidegger und Jaspers als die positive Seite der Angst vor dem Tode hervor, weshalb Heidegger auch soweit geht, die Angst als »Grundbefindlichkeit« des Daseins zu bezeichnen. Dabei handelt es sich aber nicht um die Angst vor dem vitalen Nicht-mehr-da-sein, sondern um die Angst vor dem existenziellen Nicht-sein. *Drittens:* Als nicht zureichend determiniertes Lebewesen ist das Wesen des Menschen offen und erst durch seine Freiheit zu bestimmen. Er ist zur »Freiheit verurteilt«. Diese führt zu einem Übermaß an Möglichkeiten, sodass es auch immer möglich ist, den eigenen Entwurf zu nichten und etwas anderes zu wählen. Freiheit, die mit der Wahl einer Möglichkeit notwendig den Ausschluss anderer Möglichkeiten impliziert, macht somit Angst. Dies haben v.a. Kierkegaard und Sartre dargestellt. Der »Schwindel der Freiheit« bedeutet, sich entscheiden zu müssen und nicht zu wissen, ob man sich dabei falsch entscheidet. *Viertens* schwingt dabei auch eine Vorstellung des Sich-schuldig-Machens mit. Dies bedeutet bei Kierkegaard, vor Gott zu sündigen, bei Heidegger und Jaspers, eigene existenzielle Möglichkeiten zu versäumen. Für Heidegger ist es unvermeidlich, durch einen entschlossenen Entwurf am Sein schuldig zu werden, für Jaspers besteht die Schuld im Hinblick auf Möglichkeiten, die ungenutzt bleiben und nicht mehr nachzuholen sind.

Die Darstellung von Blankenburgs Angstkonzeption und ihrer existenzphilosophischen Hintergründe sei nun durch einige kritische Bemerkungen zum Angstbegriff und zu Blankenburgs Konzeption abgeschlossen.

iv.) Abschließende Bemerkungen

a. Geschichtliche Verortung

Wie der Sprachwissenschaftler *Mario Wandruszka* in seiner Monographie »Angst und Mut« deutlich macht, entstammt die zeitgenössische Überbetonung des Angstbegriffs gegenüber der Furcht dem Einfluss von Existenzphilosophie und Psychoanalyse auf die Gesellschaft (Wandruszka 1950, 23). Sie gehe aber auch zurück auf die übermäßige Betonung der Angst bei Martin Luther, der selbst sehr unter beklemmenden Angstempfindungen gelitten habe (Wandruszka 1950, 19). Dies wurde von Kierkegaard, der sich in erster Linie als religiöser Schriftsteller verstand, im »Begriff der Angst« weitergeführt, gelangte durch Heidegger und Jaspers in den deutschen Sprachraum und durch die Kierkegaard- und Heidegger-Rezeption Sartres auch nach Frankreich. Zur kulturellen Bedeutung des Angstbegriffs nach dem Zweiten Weltkrieg trug neben dem Existenzialismus auch die Psychoanalyse bei: Freud (Freud 1969) unterschied zwischen einer gegenstandsbezogenen Furcht (»Realangst«) und einer gegenstandslosen Angst, die für ihn den zentralen Affekt der Neurosen überhaupt darstellte. Somit waren nach Wandruszka Existenzphilosophie und Psychoanalyse gleichermaßen an der Verdrängung und Trivialisierung der Furcht gegenüber dem für sie fundamentaleren und allgemeineren Angstbegriff beteiligt: »Während die Angst sich wie ein Schwamm vollsog mit psychoanalytischer und existentialistischer Bedeutungsschwere, schien die Furcht immer mehr zu vertrocknen.« (Wandruszka 1950, 23)

Dass sich Blankenburgs Konzeption historisch und sprachlich in existenzphilosophischen und psychoanalytischen Traditionen verorten lässt, muss kein Manko bedeuten. Zudem ist zu bemerken, dass Blankenburg 1983 den Gegensatz von Angst und Furcht als zentral für seine Konzeption ansieht, sich aber 1996 unter Verweis auf Wandruszka von einem alleinerklärenden Anspruch dieser Gegenüberstellung von Angst und Furcht distanziert, und zwar zugunsten der Polarität von vitaler und existenzieller Angst (Blankenburg 1996, 54f.). Man muss also der Verabsolutierung der Begriffe nicht folgen, wie sie besonders in Heideggers existenzialontologischem Ansatz zu finden ist, bei dem die *Furcht* als das *uneigentliche und trivialere* Phänomen erscheint, während die Angst als Grundbefindlichkeit zu einem authentischeren Leben führt. Hier ließe sich auch auf Kant und auf Nietzsche verweisen:

- *Kant* schreibt in der »Anthropologie in pragmatischer Hinsicht«, dass die Angst eine Sprosse auf der Stufenleiter der Furcht sei. Bangigkeit, Angst, Grauen und Entsetzen seien danach nur Grade der Furcht (Kant 2000, 175).
- In Nietzsches Werken hat die Furcht etwa den Stellenwert, den die Angst im Werke Kierkegaards einnimmt. Sie ist das fundamentalere und allgemeinere Gefühl, das den Menschen zu Erkenntnis und Werken antreibt, aber auch vor Regelübertretungen zurückschrecken lässt. In der »*Morgenröthe*« schreibt er beispielsweise: »Die Furcht hat die allgemeine Einsicht über den Menschen mehr gefördert als die Liebe, denn die Furcht will erraten, wer der andre ist, was er kann, was er will: sich hierin zu täuschen, wäre Gefahr und Nachteil.« (Aphorismus 309, Nietzsche 1999b, 225) Dagegen wird die Angst eher als momentaner Affekt beschrieben, etwa in *»Menschliches Allzumenschliches«:* »Die Phantasie der Angst ist jener, böse äffische Kobold, der dem Menschen gerade dann noch auf den Rücken springt, wenn er schon am schwersten zu tragen hat.« (Aphorismus 535, Nietzsche 1999a, 327)

Wandruszka weist darauf hin, dass es sprachwissenschaftlich zwischen Angst und Furcht keineswegs die klare Trennung gibt, wie sie häufig propagiert wurde. Wenn es Sprachnuancen gebe, so bestünden sie in den drei Punkten (Wandruszka 1950, 20):

1. Angst ist die körperliche Beklemmung, die die innere Fluchtregung der Furcht hervorruft und die umgekehrt durch diese innere Fluchtregung der Furcht hervorgerufen wird.
2. Von Angst ist daher vor allem dann die Rede, wenn der leibseelische Zustand als solcher, mehr als der Anlass, im Vordergrund steht.
3. Angst ist als Körperempfindung deutlich spürbar und wird daher vielfach auch zur Steigerung des Furchtbegriffs gebraucht.

b. Unterschiede zur Existenzphilosophie

Interessant an Blankenburgs Angstkonzeption ist, dass sie zwar existenzphilosophische Wurzeln aufweist, dabei aber doch einen Teil des theologischen Erbes der Existenzphilosophie hinter sich lässt. Sowohl die Schuldangst als auch die Todesangst erhalten nicht den Stellenwert, der ihnen in den Analysen Heideggers und Jaspers zukommt. Hingegen liegt der Schwerpunkt der existenziellen Angst bei Blankenburg auf der Grundbefindlichkeit des Daseins in seiner Selbstbezüglichkeit und auf dem Sartreschen »Verurteiltsein zur Freiheit« – also auf dem Charakter der »Aufgegebenheit« des Daseins. Dagegen rechnet er die Todesangst der vitalen Angst zu, obwohl einzuwenden wäre, dass sie nicht nur *immanent* durch eine akute Lebensbedrohung auftreten, sondern auch *transzendiert* werden kann. Die Antizipation des Nichts bzw. des existenziellen Nichtseins ist ein Aspekt, der in Blankenburgs Angstkonzeption weitgehend ausgeklammert bleibt. Dagegen ist der Tod aber ein wichtiger Aspekt der existenziellen Angst: Wie Heidegger schreibt, ist er die »helle Nacht des Nichts« (Heidegger 1969, 37), welche die Einzigartigkeit jedes Moments erhellt und formale Voraussetzung der Authentizität ist. Damit wird in den Arbeiten Blankenburgs der positive Aspekt der »Todesangst« nicht ausreichend beleuchtet. Bei ihr geht es nämlich nicht nur ums »nackte Dasein«, sondern sie steht auch in wechselseitiger Beeinflussung mit der Lebensangst, die wiederum aus den Aspekten der Selbstbezüglichkeit und Freiheit besteht. Zu Blankenburgs Verteidigung sei aber betont, dass der Begriff der Todesangst keineswegs etymologisch eindeutig ist, da er sowohl ein lebensimmanent vitales als auch ein transzendentes existentielles Phänomen beschreibt.

c. *Schlussbemerkungen*

Mit seiner Angstkonzeption greift Wolfgang Blankenburg wertvolle Analysen der Existenzphilosophie auf und macht sie in einem dialektischen Sinne für die Psychopathologie nutzbar. Indem er der vitalen »Enge-Angst« die existenzielle »Weite-Angst« gegenüberstellt, macht er auf unterschiedliche Niveaus der menschlichen Angst aufmerksam. Während erstere den Charakter der unmittelbaren »Vorgegebenheit« hat, kann letztere den Charakter der »Aufgegebenheit« beanspruchen. Während die vitale Angst auch bei anderen Lebewesen beobachtet werden kann, erscheint die existenzielle Angst erst beim Menschen. Denn nur ihm als dem »nicht-festgestellten Tier« wird die Aufgabe zuteil, sich zu sich selbst zu verhalten und sein Wesen durch freie Entwürfe zu bestimmen. Gleichwohl kennt auch der Mensch die Seite der beklemmenden »Vorgegebenheit« der vitalen Angst. Blankenburgs Konzeption spielt auch nicht die eine Seite gegen die andere Seite aus, sondern lässt beide Angstphänomene einander dialektisch erhellen. Dass dabei die Furcht nur eine untergeordnete Rolle einnimmt – im Gegensatz etwa zu Kant und Nietzsche –, ist vor allem der zeitgenössischen Verwendung der Begriffe geschuldet. In der sprachgeschichtlichen Entwicklung wurde jedenfalls der Begriff der Furcht nach und nach durch den Begriff der Angst ersetzt – was in erster Linie dem Umstand der Popularisierung von Existenzphilosophie und Psychoanalyse geschuldet ist.

Nicht deutlich zur Ausführung kommt bei Blankenburg einerseits die Grenzziehung zwischen normalpsychischer und pathologischer Angst, die in seiner Konzeption zwar angestrebt, jedoch nicht realisiert wird. Dieser Frage wäre in zukünftigen Untersuchungen weiter nachzugehen. Kritisch wäre auch zu bemerken, dass die Todesangst durch ihre einseitige Zuordnung zur vitalen Angst eher eine untergeordnete Rolle spielt. Dagegen haben Heidegger (1969, 2006), Jaspers (1973) und auf psychotherapeutischem Gebiet besonders *Yalom* (1989, 41 ff.) die Bedeutsamkeit der Angst vor dem existenziellen Nichts für das menschliche Dasein hervorgehoben. Hier wäre an eine Reformulierung und Erweiterung der Blankenburgschen Angsttypologie zu denken, um im Sinne einer an der Dialektik orientierten differentiell-phänomenologischen Methode das Angstphänomen weiter zu erschließen und zu differenzieren.

Literatur

Baeyer, W. v. (1971). *Angst.* Frankfurt a. M.: Suhrkamp.

Bischoff, U. (2011). *Edvard Munch 1863–1944, Bilder vom Leben und vom Tod.* Köln: Taschen.

Blankenburg, W. (1980). Phenomenology and Psychopathology. *Journal of Phenomenological Psychology 11(2)*, 50–78.

Blankenburg, W. (1983). Angst und Hoffnung – Grundlegung der Welt- und Selbstauslegung psychisch Kranker. In: *Angst und Hoffnung.* Studium generale der Johannes Gutenberg-Universität Mainz, WS 1983/84.

Blankenburg, W. (1987). Zur Subjektivität des Subjekts aus psychopathologischer Sicht. In: H. Nagl-Docekal und H. Vetter (Hrsg.), *Tod des Subjekts?* Wien, München: Oldenbourg Akademie-Verlag.

Blankenburg, W. (1991). Phänomenologie als Grundlagendisziplin der Psychiatrie, *Fundamenta Psychiatrica* 5, 92–101.

Blankenburg, W. (1996). Vitale und existenzielle Angst. In: H. Faller und H. Lang (Hrsg.), *Das Phänomen Angst*, Frankfurt a. M.: Suhrkamp Taschenbuch.

Blankenburg, W. (2007). Wie weit reicht die dialektische Betrachtungsweise in der Psychiatrie? In: ders., *Psychopathologie des Unscheinbaren.* Hrsg. von M. Heinze, 148–182. Berlin: Parodos.

Freud, S. (1969): *Studienausgabe Band 1: Vorlesungen zur Einführung in die Psychoanalyse und Neue Folge.* 2. Auflage, Frankfurt a. M.: S. Fischer.

Heidegger, M. (1998). *Was ist Metaphysik?* 18. Auflage, Frankfurt a. M.: Vittorio Klostermann.

Heidegger, M. (2006). *Sein und Zeit.* 19. Auflage, Tübingen: Niemeyer.

Jaspers, K. (1973). *Philosophie II Existenzerhellung.* 4. Auflage, Berlin Heidelberg New York: Springer.

Kant, I. (2000): *Anthropologie in pragmatischer Hinsicht.* Hamburg: Meiner.

Kierkegaard, S. (2010). *Die Krankheit zum Tode und andere Schriften.* 3. Auflage, München: Deutscher Taschenbuch Verlag.

Nietzsche, F. (1999a): *Menschliches Allzumenschliches. Kritische Studienausgabe Bd. 2.* München: Deutscher Taschenbuch Verlag.

Nietzsche, F. (1999b). *Morgenröte. Kritische Studienausgabe Bd. 3.* München: Deutscher Taschenbuch Verlag.

Nietzsche, F. (1999c). *Jenseits von Gut und Böse. Kritische Studienausgabe Bd. 5.* München: Deutscher Taschenbuch Verlag.

Sartre, J.-P. (2009). *Das Sein und das Nichts.* 15. Auflage, Reinbek: Rowohlt.

Sartre, J.-P. (2010). *Der Existenzialismus ist ein Humanismus.* 5. Auflage, Reinbek: Rowohlt.

Schneider, K. (1987). *Klinische Psychopathologie.* 13. Auflage (Erstauflage 1946), Stuttgart: Thieme.

Wandruszka, M. (1950). *Angst und Mut.* Stuttgart: Klett.

Yalom, I. D. (1989). *Existenzielle Psychotherapie.* Köln: Edition Humanistische Psychologie.

Die Rolle der Zukunft für die menschliche Existenz im Allgemeinen und für die Psychotherapie im Besonderen

Boris Wandruszka

1. Einleitung: Bedeutung der Zeitlichkeit im philosophiegeschichtlichen Kontext

Dass sich Welt und Leben unablässig verändern, hat den Menschen früh, vielleicht schon von seinen altsteinzeitlichen Anfängen her, erstaunt, fasziniert, geängstigt und beschäftigt. Und das durchaus zu Recht. Denn wie kann es sein, so muss man fragen, dass zum gegebenen Gesamtbestand des kosmischen Seins noch etwas hinzukommt, und sei es nur in neuer Gestalt oder mit neuer Qualität? Wie und woher und wodurch? Und wie kann es sein, dass etwas, das da ist, vollständig aus dem Sein verschwindet? Wie und wohin und wodurch? Selbst die neuesten Emergenztheorien haben darauf keine Antwort und sind nicht klüger als der erste Mensch, der vor diesem großen Seinsrätsel stand[1] – sie können die Tatsache des Anders-, Weniger-, Neu- und Mehrwerdens nur beschreiben, aber nicht erklären.

Vor allem aber wird der Mensch selbst, d. h. im Kern seines Selbstseins, von der Zeit, von der Veränderlichkeit, am radikalsten von der Vergänglichkeit ergriffen, und zwar unerbittlich, ob er will oder nicht. Hier erlebt er sich als radikales Objekt des Seinsgeschehens, das ihn schlussendlich in den rätselhaften Abgrund des Nichts zu werfen scheint, und zwar sowohl sein Ich als auch das Du, im ersten Falle unendlich beängstigend, im zweiten Fall unendlich schmerzlich. Aus diesem Blickwinkel betrachtet versteht man das mythische Bewusstsein, dem nichts mehr am Herzen lag, als die Zeit durch Ursprungserzählungen, Rituale, Beschwörungen und Symbole aufzuheben und nur

[1] G. W. F. Leibniz brachte dies philosophisch auf den Punkt: Warum ist überhaupt etwas und nicht nichts?

als Wiederholung ewiger Verhältnisse gelten zu lassen (vgl. Eliade 1994).

Aus dieser existenziellen »Beirrung« (Schmitz 2011, 9) heraus erfolgt jedenfalls seit der griechischen Antike der Drang, die »Zeit zu denken«, d. h. in ihrer Grundstruktur und in ihrem Sinn zu verstehen. Den differenziertesten Entwurf liefert wohl Aristoteles (Aristoteles 1995, Kap. 1) in seiner »Physik«, die eigentlich eine Metaphysik ist: Hier wird erstmals versucht, die Zeit in ihrer letzten objektiven Seinsstruktur, in ihrem »Wesen«, ihrem »Soseinmüssen« zu erhellen und zu erfassen. Anders dann viele hundert Jahre später Augustinus (Augustinus 1958, 11. Buch), der große Denker am Ende der Antike – und bezeichnenderweise an ihrem tragischen Untergang –, der sich nicht so sehr für die objektive Seinsstruktur der Zeit interessiert, sondern sie, gerade weil er sie in ihrer existenziellen Bedrohung fühlt, eminent subjektiv erlebt. Augustinus erkennt tiefsinnig, was erst wieder Kant, Husserl und Heidegger aufgreifen werden: Die Zeit gibt es nur für ein zeitliches, genauer die Veränderung erfahrendes und damit die zeitlichen Veränderungen übergreifendes, überschauendes, »synthetisierendes« Seiendes, also für ein geistig erlebendes, für ein tätiges Bewusstseinswesen. Wo wir dagegen ein Wesen denken, das nur den Augenblick erlebt, wie vielleicht manche Tiere (?), da kann es keine Zeiterfahrung, ja da kann es keine Zeit geben. Nur dort, wo ein Wesen die Kraft hat, erstens das Vergehende in seiner lebendigen Gegenwärtigkeit mitzunehmen und auf seine Gegenwart zu beziehen, zweitens seine Gegenwärtigkeit lebendig zu gewahren und drittens das Kommende zu erwarten, zu erahnen, zu fürchten, nur ein solches Wesen kann sagen: »Es gibt Zeit.« Wir könnten dies auch so ausdrücken: Die Normalzeit setzt, um als Zeit, d. h. als Abfolge konstituiert werden zu können, Zeitlichkeit, d. h. Zeit in Potenz, voraus, also erlebte, gewusste, tätige, kurz subjektive Zeit.

Ausgelöst durch ein neues und vertieftes Interesse an Zeit und Zeitlichkeit im philosophischen und wissenschaftlichen Denken des 18. und 19. Jahrhunderts – man denke an die eminenten »Zeitdenker« des deutschen Idealismus, dann an Darwin, Bergson, bald danach an Husserl, Einstein, Freud und Heidegger, Bloch und Sartre – rückten Frage und Problem vor allem der Zeitlichkeit, also der erlebten bzw. tätig-erlebenden Zeit des menschlichen Bewusstseins auch in Psychiatrie und Psychotherapie in den Mittelpunkt des Interesses. Zumal schien hier die Zeitlichkeit des Erlebens durch Störung und Krankheit eigentümlich verändert und warf neue Fragen zum Zeitproblem auf. Binswanger, Gebsattel, Minkowski, Straus, Weizsäcker, Blankenburg u. v. a. widmeten eigene Studien sowohl der normal erlebten als auch der krankhaft erlebten Zeitlichkeit und versuchten, durch gegenseitige Bezugnahme beider eine weitere Aufklärung des Problemkomplexes zu erreichen.

Hierbei erkannte man vor allem, dass sich das Zeiterleben des Menschen in einer eigentümlich synthetischen Spannung aus passiver Ergriffenheit und aktiver Selbstgestaltung bildet und in seiner lebendigen Einheit vom Menschen immer wieder neu geschaffen und erhalten werden muss. Und eben deshalb erwies sich die Zeitlichkeit im Sinne der lebendigen Zeitkonstitution auch als anschlagbar, fragil, prekär und kontingent: Das Zeiterleben konnte abreißen, sich verwirren, stocken, rasen, stillstehen, sich überschlagen, ja völlig untergehen und wie aus dem Nichts – etwa aus dem Tiefschlaf – wieder vollständig auftauchen. Warum aber, so müssen wir aus dem heutigen Abstand fragen, geriet die Zeit so in den Mittelpunkt, da es doch noch andere fundamentale Seinsstrukturaspekte wie die Räumlichkeit, die Sinnlichkeit, die Logizität und die Gestalthaftigkeit des Seienden gibt?

2. Zeitlichkeit, Räumlichkeit und Sinnlichkeit: Kant und die offene Frage

Warum die Kategorie der Zeit im Vergleich zu anderen Seinsaspekten seit Kant soviel mehr Aufmerksamkeit auf sich zieht, liegt zum einen an ihrer ungeheuren Dynamik, deren Quelle unmittelbar nicht einsehbar ist, sich aber als schöpferische Aktivität geradezu aufdrängt, zum anderen an ihrer konstitutiven Rätselhaftigkeit, die die Gegenwart hin zu einer verschwundenen Vergangenheit und hin zu einer verborgenen Zukunft transzendiert. In der Gegenüberstellung von Zeit, Raum und Sinnesqualität wird dieser Vorzug der Zeit verständlich: Weder der Raum in seiner wesenhaften Simultaneität, Statik und Unverborgenheit noch die Sinnesempfindung in ihrer außerordentlichen Präsenz, Lebendigkeit und Fülle – man denke an Farben, Düfte und Klänge – konnten das menschliche Denken im gleichen Maße umtreiben wie die Zeit. Psychologisch, vor allem zeitgeschichtlich, mag das verständlich sein – man denke an die Dynamisierung des Lebens durch die Industrialisierung und die neuen Medien –, philosophisch hatte es jedoch die fatale Konsequenz, dass Zeit, Raum und Qualität spätestens seit John Locke (1632–1704) in fataler Weise auseinander gerissen[2] wurden, und noch Kant wusste mit den Sinnesqualitäten wenig, viel zu wenig anzufangen (vgl. Kant 1787, Transzendentale Ästhetik, §1). Dabei lehrt schon der erste und einfachste phänomenologische Hinblick, dass ohne die Sinnesqualitäten weder Raum noch Zeit des Weltgeschehens erfahrbar, ja gar nicht »gebbar« wären. Nehmen wir einem Menschen alle Sinnesqualitäten weg, die Farben, das Licht und das Dunkel, die Töne und die Stille, die Schwere und die Leichte, die Wärme und Kälte, den Hunger und den Durst usw., dann wäre er ohne Welt, ja ohne Leib, dann lebte er bestenfalls in einer reinen Welt der Stimmungen und Befindlichkeiten, der Gedanken und Phantasien. Raum und Zeit der Welt hängen also an den Sinnesqualitäten und sind ohne diese nichts. Was aber sind die Sinnesqualitäten und woher kommen sie?

Diese Frage – das so genannte Qualia-Problem – kann bis heute nicht beantwortet werden, obwohl wir wissen, dass die Sinnesqualitäten in ihrer ontischen Fülle und Präsenz, in ihrer Schönheit und in ihrem emotionalen Ausdruck für unser Erleben der Welt, für ihren Realitätsgehalt, ihre Vielfalt, Buntheit, Tiefe, verwirrende Schönheit und für unsere Freude darüber wesensnotwendig sind. Darum sehe ich in der Neigung der abendländischen Philosophie und Naturwissenschaft, vom Wesenhaften der Weltphänomene die Sinnesqualitäten – und damit das ontologisch Einzelne, Konkrete, Sinnlich-Gefüllte – auszugrenzen und das Wesenhafte allein (!) im Ideell-Allgemeinen (als formale Struktur oder als Naturgesetz) anzusehen, eine große Einseitigkeit. Die Gefahr, die dabei droht, liegt auf der Hand: Die volle Seinsstruktur der Welt mit ihrer natürlichen Einheit von qualitativen, logisch-formal-beziehungshaften und quantitativ-gestalthaften Momenten wird verkürzt. Bis heute hat die Philosophie, wie schon Nicolai Hartmann (Hartmann 1933, 339) kritisierte, diesen einseitigen Rationalismus und Formalismus nicht durchgreifend genug revidiert. Am ehesten geschah dies noch in der Phänomenologie, die zweifellos das Sinnlich-Leibliche aufwertet, es aber m. E. noch nicht genügend in der

---

[2] Schon Demokrit und Epikur unterscheiden zwischen primären und sekundären Strukturaspekten der Weltdinge und Weltprozesse. Primär sind da etwa Ausdehnung, Gestalt, Schwere, Bewegung, sekundär Farbe, Klang, Duft, Wärme-Kälte, aber auch die leiblichen Qualitäten wie Schmerz, Hunger, Spannung etc.

Seinsgrundstruktur überhaupt verankert.[3] Das aber ist hier und heute nicht unser Thema, doch sollte wenigstens darauf hingewiesen und zum Weiterdenken angeregt werden.

3. Dominanz der Zeitekstasen je nach Zeitgeist: der kapitalistische Geist und die Zukunft

Kommen wir auf die Zeit zurück, dann zeigt uns ein Überblick über die Geistesgeschichte, dass ihre Stellung und Bewertung sehr stark vom Bewusstseinsstand der jeweiligen Kultur mit seinen entsprechenden Fragen, Problemen und Herausforderungen abhängt. Wohl seit Hegel, spätestens jedoch seit Heidegger galt unfraglich der Aspekt der Zukunft, des Auf-uns-Zukommens und des Entwurfes als die dominante Wesensseite der Zeit bzw. Zeitlichkeit. Das war keinesfalls immer so. Der mythische Mensch litt geradezu an einer fundamentalen »Zeitangst« und versuchte, wo er nur konnte, ihre Geltung aufzuheben. »In illo tempore«, betont Mircea Eliade (Eliade 1994, 153 ff.), dieses »absolute Damals« ist die Zeitkategorie des vorrationalen Menschen, mit der er versucht, alles Zeitliche auf den zeitlosen Ursprung der Welt zurückzuführen und alles Gegenwärtige nur als Wiederholung der Urvergangenheit in Mythos und Ritual zu inszenieren. Augustinus dagegen favorisierte den Aspekt der Gegenwart im Wesen der Zeit, da er erstens erkannte, dass es weder eine Vergangenheit noch eine Zukunft an sich gibt, sondern nur als vergegenwärtigte – Husserl sagt retinierte – Vergangenheit bzw. nur als eine in Ahnung und Entwurf vergegenwärtigte – Husserl sagt protinierte – Zukunft; zweitens, dass sich die Zeit nur im Gegenwärtigen erfüllt; und drittens, dass die Zeit letztlich aus einer höheren und höchsten Gegenwart – zum einen aus der höheren Gegenwart des menschlichen und dann vor allem der höchsten des

[3] Ein – bis heute leider nicht beachteter – Denker, der dies m. E. voll und damit erstmals durchgreifend geleistet hat, ist der Deutsch-Ungar Béla Freiherr von Brandenstein (1901–1989), der in jedem Seienden drei Grundmomente erblickt: den qualitativen Gehalt (das Moment des Einzelhaften, qualitativ Gefüllten), die objektiv-logische Form (das innere logische, oft allgemeine und qualitativ leere Zusammenhangswesen) und die quantitative Gestaltetheit eines Sachverhaltes (nach Zahl, Raum und Zeit), vgl. Brandenstein, B. v. (1965). *Grundlegung der Philosophie Bd. 1: Ontologie – Totik – Logik.* München/Salzburg: A. Pustet und ders. (1970). *Grundlegung der Philosophie Bd. 2: Mathematik.* München/Salzburg: A. Pustet.

göttlichen Geistes – entspringt bzw. dahin zurückstrebt. Augustinus kannte also drei Zeit- oder besser Dauerebenen, drei Dauer- und Zeitränge, ganz entsprechend der drei vom Mittelalter herausgearbeiteten Seinsränge Ursein, Geschöpfsein, Dingsein. Diese tiefe Einsicht wird sich in der Neuzeit verlieren und zu einer Verkümmerung der Dauer- und Zeitontologie auf die physikalisch-materielle Zeit, auf die bloße Sukzessionszeit führen, in der sogar das existenzielle Zeiterleben des Menschen, etwa im Neonaturalismus der Neurobiologie, ausgelöscht wird. Vor diesem Hintergrund wird zudem erhellt, dass die Dominanz der Gegenwärtigkeit im Zeiterleben wesentlich zum religiösen Lebenshorizont gehört (denn Gott ist reine Gegenwart, reines *nunc stans*, reine und totale Präsenz) und dass auch nur hier die Mystik erblühen konnte. Ist doch das mystische Erlebnis ganz und gar Gegenwart, erfüllte Gegenwart, Gegenwart in absoluter Fülle.

Ganz anders der neuzeitliche, sich vom Metaphysischen und Religiösen abwendende Mensch: Indem er alles Sein allein im Zeitlichen verortet, muss die Gegenwart als Erlebnisqualität verlieren und muss die Zukunft Stelle und Rang des Göttlichen und Ewigen einnehmen. Nicht von ungefähr entfaltet sich hier die schier vergöttlichte Fortschrittsideologie der Moderne zu ihrer höchsten Blüte. Leben und Sein in letzter Fülle liegen nun ganz in der Zukunft, also im (Noch-)Nicht-Sein (!),[4] so etwa bei Hegel, Marx, Nietzsche, Bergson, Heidegger, Bloch, Derrida[5] und vielen anderen. Das aber bedeutet, dass sich das Dasein des Menschen im wörtlichen Sinne unheimlich dynamisiert, gleichsam immer im Sturz nach vorne befindet, nie hier und jetzt sein kann, sondern immer dort und dann sein muss. Der Mensch präzipitiert, fällt aus sich heraus, ist sich nie genug, kommt nie zur Ruhe, muss immer leisten, ja kann sich gar nicht mehr spüren und das Geschenk des Seins genießen, da Spüren und Genießen einzig und allein an die Gegenwärtigkeit gebunden sind. Burn-out, manisches Rennen, Stress, Druck, Hektik, Hetze, Panik und ständige Unzufriedenheit sind

[4] In dieser Dominanz des Noch-*Nicht* kündigt sich der Nihilismus an.

[5] *Derrida* geht sogar so weit zu behaupten, das metaphysisch-religiöse Denken habe sein Gravitationszentrum einzig und allein im Präsenzgedanken und verleugne die Abwesenheit, die Verborgenheit, den Entzug, die Verzögerung, das Ausbleiben. Ist das wahr? Keineswegs. Sowohl Metaphysik als auch Religion, zumal die jüdisch-christliche, kennen den verborgenen Gott, den noch ausstehenden Messias, den sich entziehenden Vater (am Kreuz Christi!) und den im Verborgenen wirkenden Heiligen Geist, der das Reich der Erfüllung erst vorbereitet, und zwar im Geheimen.

die Kennzeichen der Zeit, nicht Gelassenheit, Ruhe, Freude, Frieden, Dankbarkeit, Genuss – Befindlichkeiten, die nur in der Gegenwart zu haben sind, so vor allem in der Liebe und in der Kunst. Es wundert nicht, dass der Mensch heute zum großen Stolperer wird und dass er so häufig wie nie zuvor – individuell wie kollektiv – fällt und stürzt.

Die Erklärung für diese Kulturtatsache ist komplex, aber zweifellos spielt der kapitalistische Geist – vielleicht sogar tatsächlich in seiner protestantischen Gesinnung, wie Max Weber (Weber 1920) ihn sah – eine entscheidende Rolle, denn Kapitalbildung, Profitdenken, Anlagespekulation, Kredit, Zinsen und Schulden sind Gebilde der Zukunft. Der kapitalistische Mensch lebt nicht in der Gegenwart, trotz all seines verkrampften (weil vom Tod ständig unterhöhlten) Hedonismus, sondern überwiegend in der spekulativen Zukunft, ja er tut das so sehr, dass er die Zukunft immer mehr belastet und gleichsam ausbeutet.

Nun ist es sicherlich richtig, dass der Mensch, wenn er wach ist und um sich schaut, vor allem nach vorne schaut. Das ist sinnvoll und verständlich, denn das Leben entfaltet sich mit seinen Verführungen und Herausforderungen nach vorne. Andererseits, wie Kierkegaard schon erkannte, versteht es sich nur nach hinten bzw. vom Gewesenen her, und natürlich ist das Leben einzig und allein, wie die radikale Lebensphänomenologie z. B. Michel Henrys (Henry 1992, 63 ff.) betont, im Jetzt, im Gegenwärtigen spürbar, erlebbar, sinnlich und sinnhaft erfahrbar. In Wahrheit – das sah ja Augustinus schon klar und wiederholte Heidegger nur – gehören alle drei Zeitekstasen im menschlichen Erleben wesenhaft zusammen und sind gar nicht auftrennbar, sondern nur unterscheidbar. Doch sollte klar sein, dass alles Erleben vom Gegenwärtigen ausgeht und ins Gegenwärtige zurückkommt, auch jenes Erleben, das sich auf Vergangenes und Zukünftiges richtet. Erfüllung schließlich kann nur die Gegenwart bieten. Dieser Hinweis eröffnet uns die Frage nach dem Sinn der Zeitekstasen, dem wir jetzt nachgehen wollen.

4. Der Sinn der Zeitekstasen

Während die Vergangenheit uns, insofern sie fertig und damit fest bestimmt ist, trägt und damit die Funktion des Fundamentes, der Eindeutigkeit, Sicherheit, Ruhe, der Standfestigkeit, ja der Klarheit, Orientierung und Vertrautheit übernimmt, und während uns die Zukunft, insofern sie unser Leben öffnet, lockt, anzieht und Versprechungen macht, in Bewegung versetzt, aufreizt, ansporn, Hoffnungen und Wünsche weckt, zu Abenteuern aufruft, Wagnisse ermöglicht, den Mut weckt, aber auch droht, ängstigt, verunsichert, ist es die Funktion der Gegenwart, ankommen und schmecken zu lassen, zu sättigen, zu erfüllen, das Genießen zu ermöglichen, ja schlicht und intensiv da zu sein.

Sinnliches und leibliches Spürbewusstsein, Genussfähigkeit, Achtsamkeit, Ausdruck, Empathie, Mitgefühl und Präsenz – also die neuen Kategorien gerade der heutigen Philosophie und Psychotherapie – können sich nur auf diesem Boden des unmittelbaren und intensiven Gegenwartsbewusstseins, ich spreche von der »Gegenwärtlichkeit«, realisieren und manifestieren, nicht auf Basis eines Bewusstseins, das nur in der Vergangenheit verharrt oder sich in die Zukunft verliert. Die neuen leib- und erlebnisorientierten Therapien berücksichtigen genau dies und bestätigen damit diese Wahrheit.

5. Vom prekären Sinn der Zeitekstasen für die Existenz

Damit berühren wir den prekären Sinn der Zeitekstasen, ja ihre mögliche Pathologie. Hierüber ist viel geschrieben worden, daher lässt sich an dieser Stelle nur Grundlegendes sagen. Die schwerwiegendste Zeitstörung, die gerade heute immer mehr in den Blick kommt, ist nicht die gestörte Konstitution der Zukunft, wie Binswanger, Minkowski, Gebsattel u.a. im Gefolge Heideggers (Heidegger 1927) meinten, sondern der Verlust der Gegenwärtigkeit. Denn wer sich nicht im Hier und Jetzt spürt, erlebt, weiß, vollzieht (konstituiert), der ist eigentlich gar nicht bzw. er ist nur ein Schemen, ein Gespenst, bestenfalls ein nacktes intellektuelles Bewusstseinsfaktum. Manche Psychotiker erleben sich genau so und klagen verzweifelt über diesen lebend-toten Zwischenzustand, und zweifellos handelt es sich bei diesem seltsamen Daseinszwielicht, diesem Schwebezustand zwischen Sein und Nichts, um einen der quälendsten Zustände des menschlichen In-der-Welt-Seins. Philosophisch, d.h. hier im Sinne der radikalen Lebensphänomenologie Michel Henrys gesprochen, bedeutet dies, dass der Betroffene keinen Anteil mehr an der Selbstaffektivität des Lebens, am spürsamen Selbstverhältnis des Lebens hat. Psychopathologisch konkret kann sich das, so etwa in der Depression und der Zwangsstörung, als Verlust der inneren Lebendigkeit, als Gefühl der Gefühllosigkeit, als Dissoziation von Selbst und Welt und als Genuss- und Freudeunfähigkeit manifestieren. Wenn ein Mensch dagegen in der Gegenwart versinkt und die Weite des Blicks verliert – so etwa beim Hedonismus –, dann liegt das entgegengesetzte Extrem vor.

Anders verhält es sich bei der Vergangenheit. Das Störungselement der Neurose besteht darin, dass sie nicht zur Ruhe kommt, nicht erledigt und in die Gesamtperson integriert ist, sondern immer wieder in Form von Symptomen, die meist prima vista unverständlich sind, in die Gegenwart einbricht und in verstörender Weise Beachtung erzwingt. So verwirrt sie das Erleben in der Gegenwart und durchkreuzt die Ausrichtung auf die Zukunft, schwächt also insgesamt den Lebensvollzug. Bei schweren psychischen Störungen wie in der Melancholie kann sie alles Lebensinteresse nach rückwärts binden und die Selbstzeitigung des Menschseins lähmen (vgl. Kupke 2003, 79 ff.): Selbst die Zukunft wird dann als schon erlebte, vergangene, abgetane Zeit erfahren, sodass das Nichtmehrsein übermächtig wird und das geschwächte Jetzt- und Künftigsein dominiert. Der Mensch wird zum lebendig Begrabenen. Doch auch das schiere Gegenteil kommt vielfach vor: Die Vergangenheit ist nicht mehr retinierbar, kann nicht mehr in die lebendige Gegenwart mitgeführt werden, entzieht sich, verschwindet, wird zum Nichts, so nicht nur bei den dementiellen Erinnerungsstörungen, sondern auch bei den Trauma-Krankheiten und beim neurotischen Erinnerungsverlust. Viele meiner keineswegs psychotischen oder dementiellen Patienten betonen dezidiert, dass sie über ein gewisses Lebensalter, 12 Jahre, 10 Jahre, 8 Jahre erinnerungsmäßig nicht hinauskommen und unter dem Teilverlust ihres autobiografischen Gedächtnisses schwer leiden, zumal sie ahnen, dass es dafür tiefere und schmerzliche Gründe gibt.

Im Falle der Pathologie der Zukunft gibt es verschiedene Varianten. Die Zukunft kann so sehr verstellt oder verdunkelt sein, dass ihre Ermöglichung aus der Gegenwart heraus schwindet. Das ist der Zustand der Hoffnungslosigkeit. Umgekehrt kann sie aber auch im Übermaß hereinragen und dann mit der Desintegration der Gegenwart, mit deren Überforderung drohen, so z. B. bei der klassischen Angst vor einer neuen Lebensherausforderung, etwa einer beruflichen Beförderung, einer Heirat, einem Umzug. Pathologisch ist aber auch das Getriebensein, so dass der Betroffene ständig aus der Gegenwart heraus fällt und in die Zukunft hineinstürzt. Er ist sich dann immer so sehr voraus, dass er gar nicht mehr das Bei-sich-sein erlebt. Der Mensch ist nun aber nicht nur sich gegeben, sondern sich auch aufgegeben. Genau dies verdeutlicht, dass Menschsein immer bedeutet, in einer Aufgabe bzw. unter einer Herausforderung, und damit notwendigerweise im Horizont einer mit Erfüllung lockenden bzw. eine Erfüllung fordernden Zukunft zu stehen. Der Mensch soll immer ein Mehr-an-Sein ermöglichen, er soll schöpferisch sein, ein ewiger Gebärer, wie Nietzsche sagt. Stillstand bedeutet darum Tod, Sterilität, sodass ein Dasein, das nichts mehr gebären kann, zum ausgebrannten Ofen wird. Noch tiefer betrachtet ist die Zukunft die Stellvertreterin der Ewigkeit und kündet von der Unerschöpflichkeit des Seins – eine Tatsache, die selbst ein so großer, aber lange Zeit nur »seinsfiniter«, »seinsendlicher« Denker wie Heidegger erst am Ende seines Lebens entdeckte. Schon aus logischen Gründen kann sich das Sein ja nicht total zu Nichts erschöpfen, wie Sartre meint, und daher ist die Zukünftigkeit für das Sein konstitutiv. Das nicht mehr spüren, erleben und daran nicht mehr glauben zu können, ist das Zeichen einer wahren Seinsverzweiflung, die psychisch auf Dauer desolat wirkt. Auch das beschäftigt uns in der täglichen Praxis.

6. Der Überzeitcharakter des Bewusstseins

Alles Bewusstsein ist Veränderung, Wechsel, Wandel, man denke nur an das Einschlafen und das Aufwachen, zwei im Grunde tief rätselhafte Phänomene. Ist es aber nur Veränderung? Nein, denn dann wäre es als Bewusstsein unmöglich. Bewusstsein konstituiert sich nur dadurch, dass es auch behält, was es erlebt, und das wiederum bedeutet, dass es nicht nur ein passiver Wahrnehmungsspiegel ist, wie z. B. manche der Vertreter der Neurobiologie, aber auch der »Repräsentanzenphilosophie« meinen, sondern die Kraft besitzt, Vergangenes in seine Gegenwart mitzunehmen und Künftigem mental vorauszugreifen bzw. sich Künftigem zu öffnen. Wir können auch sagen, dass das Bewusstsein die Kraft zur Zeitüberbrückung und zur Zeitzusammenfassung besitzt, ja besitzen muss, um Bewusstsein von etwas sein zu können. Gedächtnis und Utopie wären ohne diese Kraft unmöglich. Natürlich heißt dies nicht, dass das Bewusstsein in seinem substanziellen Kern zeitlos ist – dies war ein voreiliger Schluss der deutschen Idealisten. Aber es bedeutet, dass es selbst zeitstiftend, zeitgestaltend und zeitzusammenfassend aktiv ist. Wiewohl das menschliche Bewusstsein gewiss nicht zeitlos oder ewig ist, so ist es doch überzeitlich und zeitlich zugleich.

Was heißt dies in Hinsicht seiner Zeitlichkeitsstruktur genauer? Nichts weniger, als dass das Bewusstsein nicht nur extensiv, sondern wesenhaft intensiv, also inne seiend, selbsthaft, selbstkonstituierend, oder – wie Henry (Henry 1992, 63 ff.) sagt – selbstberührend, selbstergreifend, selbstbewegend, autoaffektiv verfasst ist. Also wesentlich: Leben ist! Das aber beinhaltet, dass Bewusstsein unlebendig gar nicht möglich, Leben aber umgekehrt auch nicht, da es ja wesentlich Selbstleben ist, bewusstlos möglich ist. Völlig non-intensives, inneloses, selbstloses Leben, also Leben, das sich nicht selbst lebt, keinen Selbstbezug konstituiert und keinerlei Intentionalität generiert, wäre rein passiv, wäre nur Objekt, Ding, sich seiner nicht inne, also leblos. Damit aber erkennen wir, dass Leben und Bewusstsein korrelativ sind und einander bedingen und eben nicht, wie z. B. bei Max Scheler (Scheler 1947) oder Ludwig Klages, auseinanderfallen, ja sich opponieren, mit der wesentlichen Erkenntnisfolge, dass Leben wie Bewusstsein trotz ihrer wesenhaften Zeitlichkeitsstruktur zeitstiftend, zeitsammelnd, zeitgestaltend, zeitüberbrückend tätig sind. Wo dies gestört, verhindert oder aufgehoben wird, da endet bewusstseinsmäßiges Leben, da verliert es sich, so etwa in der Ohnmacht, im Tiefschlaf, im Koma, aber auch in der schweren Verwirrung, in der Demenz, in einer Panikattacke, im depressiven Stillstand.

Wenn aber Leben und Bewusstsein in ihrem objektiven Seinsgehalt über ein überzeitliches Synthese- und damit ein Kraftmoment verfügen, dann kann dieses nur ein Moment der Gegenwärtigkeit sein und weder der Vergangenheit noch der Zukunft angehören. Nur aus diesem aktualen Kraftmoment der gelebten Gegenwart heraus kann das Erleben die Vergangenheit retinieren bzw. mitnehmen und die Zukunft protentieren bzw. aufspannen. Ja, es kann nur durch seine überzeitlich-kreative Kompetenz in die Zukunft vorausspringen und von dort auf Gegenwart und Vergangenheit zurückschauen – natürlich nur imaginär, aber immerhin – und sich dann fragen: »Was wird einmal, wenn jener Zeitpunkt in der Zukunft erreicht ist, gewesen sein?« Hier erweist sich die Imagination, die Phantasie, die frei schöpferische Anschauung als Dreh- und Angelpunkt des Menschseins.

7. Die besondere Stellung des Futur II nach Wolfgang Blankenburg

Mit dieser Bemerkung berühren wir das Werk des Psychiaters Wolfgang Blankenburg (Blankenburg 1989, 76–84) und seine tiefsinnige Entdeckung des sogenannten Futur II. Was verbirgt sich dahinter? Blankenburg umschreibt es kurz und bündig mit den Worten »Es wird gewesen sein« und erläutert, dass sich darin eine Bewegung vollziehe, die in der Zeit vorausspringt, um alsdann wieder in der Zeit zu Gegenwart und Vergangenheit zurückzuspringen. Die ersprungene Zukunft ist allerdings nicht die »wirkliche«, sondern die von der Gegenwart imaginierte, anvisierte, projektierte Zukunft. Trotzdem, so Blankenburg, ändert sich Wesentliches: Denn die Perspektiven drehen sich und erleichtern eine Befreiung aus den Befangenheiten der Gegenwart und eine Distanzierung von der Übermacht der Vergangenheit, die nun in einem neuen Licht erscheint und in ihrer Absolutheit, in ihrer oft unheimlichen Festgestelltheit und Endgültigkeit verflüssigt und manchmal sogar »suspendiert wird« (Blankenburg 1989, 76).

Diese Suspension impliziert vor allem, dass das Ich nicht nur aus der Vergangenheit hervorwächst, sondern sich aus der Zukunft zuwächst, dass also nicht alles Leben vom und aus dem Menschen selbst hervorgeht, sondern von Anderem her ihm zufällt, zukommt, zuwächst, zugeschickt[6] wird, was auch immer dieses Andere, »Nicht- oder Übermenschliche« sei. Damit aber erfährt das übliche Denken der genetischen Biografik eine fundamentale Modifikation: Ich bin nicht nur, was ich erreicht habe, sondern auch, was ich sein kann, sein soll, sein will und was mir im Letzten gegeben wird. Die Biografie liegt so betrachtet mehr vorne als hinten, eben weil, wie Kierkegaard betont, die Seele mit der Zeit wächst, die Vergangenheit geschlossen, die Zukunft dagegen ins Unendliche offen oder sollten wir jetzt nicht genauer sagen: »vom Unendlichen her offen und betroffen« ist?

Blankenburg geht mit dem Futur II aber noch weiter und sogar über das hinaus, was die Husserlsche Protention oder die Prolepsis[7] Weizsäckers meinen, denn im Futur II springt der Mensch ja wieder

---

[6] Heidegger interpretierte das »Seinsgeschehen« geradezu als »Schickung«, die auf den Menschen zukommt.

[7] Dieser Begriff stammt von Epikur und meint das Vorwissen, den Vorbegriff, mit dem wir auf die Welt zugehen.

in Gegenwart und Vergangenheit zurück, um diese neu zu sehen und zu bewerten, umzuformen und umzugestalten (nicht selten entgegen Wahrheit und Wirklichkeit und nur nach Wunsch und Angst!). Dadurch wird das genetisch-kausale Denken relativiert, das die Zukunft nur als Produkt, Wirkung und Resultat der Vergangenheit darstellt. So ist ja auch die Psychoanalyse eingestellt, die durch Vergangenheitsaufdeckung für den Menschen eine größere Freiheit von allerlei Prägungen, Zwängen, infantilen Wünschen, Ängsten und lebensfeindlichen Bindungen erreichen will. Aber ist das schon eine Freiheit für? Gewiss nicht, können doch Freudsche Analysen sogar zu einer Fixierung an die Vergangenheit führen.

Doch auch das reicht Blankenburg noch nicht, mit der Folge, dass er seinen Blick auf alle Wissenschaften ausdehnt und klar erkennt, dass »Ein Entstandensein keine hinreichende Grundlage dafür ist, um daraus das Wesen einer Sache oder gar eines Menschen herzuleiten oder zu verstehen« (Blankenburg 1989, 79). Und in der Tat lassen sich nicht einmal, wie er richtig sagt, aus den Eigenschaften von Chlor und Natrium die Eigenschaften des Salzes deduzieren. Genau das lehrt die moderne Emergenztheorie, die sich eigentlich auf der Tatsache der fortgesetzten Kreativität des Seins, gleichsam eines fortlaufenden Wundergeschehens gründet. So können natürlich auch Umwelt und Gene Sein und Verhalten eines Menschen nicht hinreichend bestimmen, zumindest kommt noch sein selbstbestimmendes Handeln dazu, zu dem eben auch die Zukunftsorientierung und im Besonderen das Futur II gehören. Die Frage lautet hier dann: Wie möchte, wie sollte ich – aus der Sicht einer bestimmten Zukunft – erstens meine Vergangenheit interpretieren und zweitens meine Gegenwart aktiv gestalten? Wie, wodurch und woraufhin?

Das aber bedeutet, so Blankenburg weiter, dass der Mensch bewusst oder unbewusst alles, was ihm widerfährt und »zufällt«, im Horizont seiner geahnten, gefürchteten, erwünschten Zukunft sieht, also, dass – um an Erwin Straus zu erinnern – kein Geschehnis ohne Erlebnis- und Deutungscharakter ist. Nichts beeinflusst den Menschen nur von außen – es gibt eben kein Nur-Außen, kein Nur-Widerfahrendes, alles ist vom Menschen mehr oder minder angeeignet, zumindest dann, wenn er es erlebt. Damit aber ist auch alles Erfahrbare durch seine bestimmte Individualität, Geschichtlichkeit und Künftigkeit – Nikolaus von Kues und Heidegger sagen: vom Seinkönnen – geprägt. All das hat aber, wie auf der Hand liegt, tiefgreifende Konsequenzen für das Verständnis von Psychiatrie und Psychotherapie und ihrer Interventionen.

Im Rahmen dieses Aufsatzes kann ich nur stichwortartige Andeutungen machen: Blankenburg spricht von vielem, so von der »provokativen Potenz« in der Psychotherapie, von der paradoxen Intervention, vom Durchbrechen des Erwartungshorizontes, vom Rahmenshift, vom radikalen Ad-absurdum-Führen, von der Perspektivenbeweglichkeit, vom Daseinsentwurf, der ein ganzes Leben stilisieren kann – also von Techniken, die die Zukunft, die beim psychisch Kranken immer in irgendeiner Weise verstellt, verdunkelt, gehemmt, beeinträchtigt ist, eröffnen, beweglich machen, verflüssigen, verlebendigen. Radikal wird diese Technik, wenn sie das Leben aus der Rückschau vom Tod her, z. B. in Form der Grabrede, betrachtet und etwa fragt, ob es ein gelungenes Leben war bzw. was nötig wäre, damit es als ein solches empfunden werden könnte. Blankenburg spricht hier treffend von der »Zukunftsprobe«. Und in der Tat ist die Wirkung oft verblüffend und außerordentlich kreativ. Rilke kleidete dies in die Worte: »Sei allem Abschied voran, als wäre er hinter dir.« Dem entspricht, dass das Menschsein nicht nur gegeben, sondern in ein eigenstes Seinkönnen aufgegeben ist, von dem her das Leben erst eigentlich menschlich, d. h. ein eigenes, selbstgewolltes, selbstgewähltes, selbstgestaltetes und selbsthingegebenes wird.

Wo aber befindet sich die Zukunft oder genauer das »Sein der Zukunft«? Und wie besteht es dort? Hier berühren wir zweifellos eines der größten Geheimnisse des Seins, nämlich der Zeit überhaupt und der Zukunft im Besonderen. Zwar sprechen wir leichthin, so als ob es sich um wirkliche Dinge oder Geschehnisse handelte, von der Vergangenheit und von der Zukunft, aber wir wissen, dass sie beide eigenartig seinslos sind. Heißt das also, dass sie rein nichts sind? Sicherlich nicht. Aber was dann?

8. Vom letzten Seinsquell der Zeit

Was die Zukunft betrifft, haben schon die griechischen Philosophen früh erkannt, dass ihr spezielles Sein im Möglichsein liegt. Die Zukunft ist daher nicht rein nichts, aber auch kein volles, sprich kein wirkliches Sein. Doch auch das löst das Problem nicht, da, wie Aristoteles (Aristoteles Metaphysik, 1994, 9. Buch) richtig erkannte, jedes Möglichsein sein Möglichsein von einem (höheren) Wirklichsein her erhält.[8] Welches Wirklichsein leistet aber das Möglichsein der Möglichkeit, hier der Zukunftsmöglichkeit des werdenden Seins, der Welt, des Lebens und der menschlichen Geschichte? In Bezug auf den Menschen scheint die Antwort klar: Der Mensch ist ein solches wirkliches Sein, das in sich Möglichkeiten birgt und daraus entwerfen, eröffnen, anbahnen, realisieren kann. Das Sein des Menschen ist eben möglichkeitsfähig, ja eminent möglichkeits- und damit zukunftshaltig. Analoges würden wir auch dem Sein der Welt zusprechen: Auch sie ist, völlig unabhängig vom Menschen, zukunftsfähig, besitzt also das Seins- und Wirklichkeitspotential, Möglichkeiten zu entwerfen und zu realisieren (wobei verborgen ist, wer oder was hier eigentlich »entwirft«).

Es fragt sich allerdings, ob Mensch und Welt der zureichende Grund für die Möglichkeit der Zukunft sind oder nicht? Und hier muss mit Nein geantwortet werden. Warum? Weil sie selbst entstanden sind, also einmal möglich waren, dann wirklich wurden, also unmöglich ihre eigene Seinsmöglichkeit begründen konnten. Denn das Unwirkliche kann das Mögliche nicht konstituieren. Und so sind wir genötigt, eine solche Wirklichkeit aufzusuchen, die die Möglichkeit des ja immer »gebürtlichen«, also immer neu werdenden Mensch- und Weltseins ermöglichen kann. Wollen wir nun aber nicht in einen infiniten, damit selbstwidersprüchlichen Regress geraten, muss es sich hierbei um eine Wirklichkeit handeln, die selbst nicht mehr ermöglicht wurde bzw. nie nur den »halbseienden« Status der Möglichkeit besaß, sondern wesenhaft und immer wirklich, also vollwirklich war. Gilt dies, dann kann es sich dabei nicht um eine zeitliche Wirklichkeit (und sei sie infinit) handeln, da eine jede solche wesenhaft Möglichkeitsstruktur hat und eben gerade darin die Eigenart aufweist, von der Möglichkeit zur Wirklichkeit und von dieser Wirklichkeit wieder zur nächsten Möglichkeit überzugehen. Ein vollwirkliches, zeitloses Sein ist aber eo ipso ein absolutes,

---

[8] Genau das sieht G. W. F. Hegel anders: Nach ihm ist der Anfang allen Seinsgeschehens reine, absolute Nur-Möglichkeit: »Hier ist *nur* anzudeuten, dass der Geist von seiner unendlichen Möglichkeit, aber nur Möglichkeit anfängt, die seinen absoluten Gehalt als Ansich enthält, als den Zweck und das Ziel, das er nur erst in seinem Resultate erreicht, welches dann erst seine Wirklichkeit ist.« (Hegel, G. W. F. (1970). *Vorlesungen über die Philosophie der Geschichte.* Frankfurt a. M.: Suhrkamp, 78.) Dass dies unmöglich und selbstwidersprüchlich ist, erhellt, wenn man sich klar macht, dass Möglichkeit rein für sich nichts, bestenfalls noch-nicht ist und daher nicht durch sich allein ermöglicht sein kann, sondern dazu vielmehr, worauf Aristoteles insistiert, einer Wirklichkeit bedarf.

ewiges Sein, womit klar wird, dass die letzte Ermöglichung der Zukunft weder die Vergangenheit noch die zeitliche Gegenwart sein kann, sondern ein überzeitliches, übergegenwärtiges Sein, eine totale Gegenwart sein muss. Zukunft kann nur da sein bzw. werden, wo Ewigkeit ist. Der Mensch mit seiner zukunftsstiftenden Kraft ist daher nur ein Mithelfer, ein Mittler, ein Durchgang, ein Transformator, aber nicht der Urquell der Zeitlichkeit überhaupt und der Zukunft im Besonderen.

Wir sehen klar: So wie ein Sein ohne Werden keine Zukunft haben kann, so kann auch ein werdendes Sein nicht der vollständig zureichende Grund seiner Zukunft sein. Immer da, wo sich Zukunft konstituiert, muss es sowohl ein werdendes Sein, an dem sich die Zukunft vollzieht, als auch ein überzeitlich-zeitloses, unwerdendes Sein, das die Zukunft ermöglicht, geben – beide sind die notwendigen Bedingungen der Möglichkeit von Zukunft, von Künftigsein, von einem echten »Zukommen«. Wenn wir dies anerkennen, dann verstehen wir, dass die Zukunft sehr wohl auf das werdende Sein und seine Gegenwart zukommt, aber natürlich nicht von außen, sondern durch es hindurch. Dieses Zukommen ist jedoch ein wirkliches Zukommen, Herbeikommen, Auf-den-Menschen-Zukommen und hat deshalb seinen Ursprung weder im Nichts, was unmöglich ist, noch (allein) in der Gegenwart eines werdenden Seins, sondern in einer unwerdenden Gegenwart absoluter Seinsfülle, die dem werdenden Sein seine Zukunft (gleichsam »von oben«) ermöglicht und zukommen lässt. Unsere Zukunft kommt also, wenigstens letztlich, aus der Ewigkeit.

Individual- und kulturpsychologisch schlägt sich dieser Zusammenhang in der bekannten Tatsache nieder, dass sowohl die Möglichkeiten des Individuums als auch einer ganzen Kultur begrenzt sind und sich irgendwann erschöpfen. Weder der Einzelmensch noch eine bestimmte Kultur können alle möglichen Seinsmöglichkeiten aus sich entlassen, eben weil sie damit nicht begabt sind. Das Absolute (»Gott«), der ewige Seinsquell, begabt daher die Einzelmenschen und die Kulturen mit einem bestimmten Potential, das deren mögliche Zukunft befasst. Ist dieses Potential ausgeschöpft, erstarren ein solches Individuum und eine solche Kultur oder verfallen. Zukunft wird unmöglich, eine neue Zeit muss mit einem neuen Potential kommen, damit neue Zukunft möglich wird.

Solche dauernd sich erneuernde Zukunft, solches unentwegte Schöpfertum wäre unmöglich, wenn das Absolute (»Gott«) erstens nicht die unerschöpfliche Fülle des Seins wäre (denn als endliches würde es sich ja zu nichts erschöpfen) und zweitens nicht neue Individuen, Zeiten, Kulturen mit neuen Möglichkeiten begaben würde. Daran wird sichtbar, dass die Zukunft letztlich aus der Ewigkeit fließt bzw. von ihr gestiftet wird. So entfaltete die antike ägyptische Kultur ihre gewaltig reiche, tiefe und letztlich doch begrenzte und damit erschöpfte Entelechie, die einen Sinn schuf, der für alle Ewigkeiten vorbildhaft ist und doch nicht die Kraft hatte, z. B. in die Entelechie der antiken Griechen überzugehen und deren neues Freiheits-, Individual-, Vernunft- und Demokratiebewusstsein zu stiften. Daher eröffnete das Griechentum eine neue, einmalig neue Zukunft, die in Ägypten nicht einmal angelegt war. Und doch war es nicht der Grieche selbst, der dieses sein einzigartiges Potential »erfand« oder aus dem Nichts zauberte, sondern vielmehr empfing er es als Leihgabe des höheren Lebens und musste schwer darum ringen, dieses anvertraute Gut in die Welt zu gebären. In solchen Pulsationen baut sich die gesamte Weltgeschichte auf, und wer diese Sprache lesen kann, der kann die Gedanken Gottes lesen. Hegel war wie kaum ein anderer dafür begabt.

9. Die Zeitekstasen in der Psychotherapie: ihre Bedeutung und ihre Pathologie

Es kann keinen Zweifel geben – in der Psychotherapie müssen wir von der Gegenwart, vom Betroffensein ausgehen, denn nur hier wird nicht gedacht, gemeint, konstruiert, sondern erlebt, gefühlt, gespürt, wahrgenommen. Und natürlich müssen auch alle Entdeckungen und Erkenntnisse, die in Bezug auf Vergangenheit und Zukunft gewonnen werden, stets auf die Gegenwart zurückbezogen und hier ergriffen und validiert werden.

Diese Einsicht erklärt die Wende innerhalb der Psychotherapie, Psychoanalyse und Psychiatrie weg von der bloßen Erkenntnis hin zur Beziehung, vor allem die aktuelle, emotionsgeladene Beziehung zwischen Patient und Therapeut, aber auch alle anderen für den Betroffenen relevanten Beziehungen. Nur in der aktuellen, also gegenwärtigen Beziehung werden Begegnung, Verständnis, Angenommensein, Infragestellung, emotionale Erkenntnis und Korrektur, Wandlung, Entwicklung, Reifung, Genuss und Freude erlebt und vollzogen, nirgends sonst.

Was hier der Gegenwärtigkeit eigen ist und nur ihr, ist wissenschaftstheoretisch die Evidenz, ihr unmittelbares Selbstgegebensein, also eine Seinsweise, die weder der Vergangenheit noch der Zukunft zukommt, ja zukommen kann. Das macht die besondere Stellung, die besondere Bedeutung und Kraft, aber auch die besondere Gefahr der Gegenwart aus. Warum? Weil diese Evidenz auch erdrücken, fesseln, lähmen kann, wenn auch in Wahrheit oft als Scheinevidenz. Klassisch wird dies an der Hypochondrie deutlich: Der Patient spürt z. B. sein Herz klopfen, zweifellos ein Erlebnis von unausweichlicher Gegenwartsevidenz, und meint, bald einen tödlichen Herzinfarkt erleiden zu müssen. Letzteres ist gewiss eine Deutung, kein Erlebnis, keine gespürte Evidenz, aber die leibliche Empfindung des Herzklopfens dagegen sehr wohl, und eben diese ist so »überpräsent«, dass sie den Patienten in Angst und Schrecken versetzt und sein Vorstellen und Denken verbiegt.

Auf anderen Ebenen erleben wir Analoges, so vor allem auf der Gefühlsebene, die ja berühmt und berüchtigt für ihren Evidenzcharakter ist. So behandle ich seit kurzem einen evangelischen, verheirateten Pfarrer, der mit Anfang 40 erstmals in seinem Leben mit einer anderen Frau erfüllte körperliche Zärtlichkeit erlebte, diese Erfahrung jedoch wegen der Unmöglichkeit der Beziehung bald wieder entbehren musste. Weinend sitzt er nun in der Stunde und sagt, dass er die Sehnsucht nach diesem Erlebnis nicht mehr aushalten könne, so stark sei sie. Auch hier also eine Gegenwartsevidenz, hier nun die eines Gefühls, das interessanterweise erstens mit einem gegenwärtigen unerträglichen Mangelgefühl und zweitens mit der Eröffnung einer unbestimmten, ebenfalls unerträglichen Zukunft verbunden ist. Doch auch die Vergangenheit erhält durch die Sehnsucht ein bestimmtes Gepräge: Er wirft sich nämlich vor, dieses Glück verspielt zu haben – er erleidet also das vergangenheitsgerichtete Gefühl der ebenfalls schwer erträglichen Reue.

Alle diese Gefühle, wie natürlich auch die Gefühle der Trauer, der Schuld, Scham, Verzweiflung, des Ärgers, der Wut, der Unzufriedenheit, des Neids, der Kränkung usw., gehören zum Normalbestand der menschlichen Psyche; und alle konstituieren jeweils eine bestimmte Zeitgestalt und Zeitdynamik, die – eben wegen der ungeheuren Dynamik – entgleiten und pathologisch wirksam werden können. So treibt etwa die Sehnsucht den genannten Pfarrer immer wieder in Suizidwünsche hinein, die er nur schwer steuern kann.

Doch nicht nur auf der Denk- und Verhaltensebene wirken sich heftige Affekte und Gefühle aus, sie können auch den Leib so massiv belasten, lähmen, erregen, auszehren, dass dieser wahrlich krank wird. Typisch z. B. für jene übermäßige Sehnsucht sind Schlafstörungen, Appetitverlust, Magenbeschwerden. Dies kann so weit gehen, dass sogar organische Defekte, z. B. Magengeschwüre und Herzrhythmusstörungen, entstehen. Hier werden Gefühle zu Emotionen, zu leiblich mächtig wirksamen Energiefreisetzungen.

Schließlich gestalten und verändern Gefühle unsere Beziehungen zur Umwelt, zur Natur, zur menschlichen Mitwelt und zur Transzendenz. So neigt der genannte Pfarrer etwa zum depressiven Rückzug, schämt sich für seine Ohnmacht (da er doch als Pfarrer immer helfen können muss!), kann nicht mehr richtig arbeiten, fühlt sich als Versager und tut sich schwer, Hilfe anzunehmen. Interessanterweise hat auch sein Glauben eine schwere Erschütterung erfahren, sodass er darauf als Ressource kaum noch zurückgreifen kann. Das wiederum beweist, dass die Religiosität dieses Pfarrers noch viel zu einseitig intellektuell und viel zu wenig in einem seinsvollen »mystischen« Erleben verwurzelt war – ein Problem, das besonders bei protestantischen Pfarrern und Gläubigen verbreitet ist. Jedenfalls trägt ein intellektueller Glaube in schweren emotionalen und existenziellen Krisen nicht.

Je nach Störung sind, wenn wir genauer hinschauen, alle drei Zeitekstasen in charakteristischer Weise betroffen, sodass es möglich wird, eine differenzierte Psychopathologie der Zeitlichkeit zu entwerfen. Und da weist die Depression ein ganz anderes Zeit-Bild auf als die Angststörung, die Manie, die Schizophrenie, die Traumastörung oder die Hypochondrie. Im Rahmen dieser Arbeit kann ich dies nur andeuten und natürlich nicht in extenso ausführen. Doch will ich kurz darauf eingehen.

10. Pathische Zeitgefühle: Trauer-Dankbarkeit (Vergangenheit), Verzweiflungsschmerz-Freude (Gegenwart), Angst-Hoffnung (Zukunft)

Schon Freud erkannte, dass die Emotionen – bei Freud vor allem das Wunschgefühl (die »Begierde«), die Angst und das Schuldgefühl – eine zentrale Rolle bei der Entstehung und Unterhaltung psychischer Störungen spielen. So gibt es erstens Emotionen, die vorwiegend rückwärts-, also vergangenheitszugewandt sind, so die Trauer, die Dankbarkeit, das Schuldgefühl und die Wehmut; zweitens Emotionen, die sich vorwiegend in der Gegenwart entfalten, so die Freude, der Genuss, der seelische Schmerz, die depressive Niedergeschlagenheit, die Ohnmacht, die Scham, der Ärger, der Zorn, der Hass, die Eifersucht, das Grauen; und drittens schließlich Emotionen, die sich vorwiegend auf die Zukunft beziehen, so die Hoffnung, die Zuversicht, die Verzweiflung, die Angst, die Furcht, die Sehnsucht, ja überhaupt alle Bedrohungs-, Erwartungs- und Wunschgefühle.

Diese Dreiheit spiegelt anthropologisch bzw. existenzialontologisch eine Wesensdreiheit des Menschen wider, die von unergründlicher Bedeutung ist. Denn der Mensch ist sich vorgegeben, gegeben und aufgegeben, er bringt Prägungen aus der Vergangenheit des Lebens, des Seins und der Geschichte mit; er hat sich in der Gegenwart zu erleben, zu orientieren und zu ergreifen, und er muss seine Zukunft entwerfen, planen, aktiv ausfüllen und, wenn sie anders kommt als erwartet, ertragen und hinnehmen lernen. Unsere Stimmungsgefühle konstituieren hier überwiegend Präsenz, Gegenwart, Unmittelbarkeit, Spürung; unsere Wunschgefühle antizipieren Zukunft; und unsere Affektgefühle konstituieren als Reaktionsgefühle auf Widerfahrenes, Erlittenes, Erlebtes nähere oder fernere Vergangenheit. In anderer Hinsicht heißt dies, dass wir sowohl Objekte von Widerfahrnissen sind, zumal unseres erlittenen Geborenseins, als auch Subjekte unseres Selbstvollzuges sowie schließlich Projekte unserer Möglichkeit. Der Mensch ist weder nur Subjekt, wie der radikale Idealismus dachte, noch nur Objekt, wie der Positivismus und der Empirismus meinen, aber auch nicht nur »Entwurf«, sondern alles drei zusammen: Objekt, Subjekt, Projekt, und zwar all dies zeitlich zugleich, ontologisch aber in der angegebenen Reihenfolge. Erst werde ich gegeben, von was und wem auch immer, dann ergreife ich dieses Sein und vollziehe es, und schließlich mache ich – in der Regel zusammen mit den Anderen – etwas daraus, werde mir also zum Projekt.

Auf dem Boden dieser geklärten Grundzusammenhänge lässt sich leicht eine Psychopathologie aufbauen, der durchaus eine Systematik zukommt. So wird der Mensch im Trauma über die Maßen in seinen Objektstatus hineingestoßen; so wird der Mensch in der Schizophrenie, besonders wenn er unter Ich-Störungen leidet, in seinem Subjektstatus gemindert; wenn er sich in einer Manie befindet, in seinem Subjektstatus über die Maßen aufgebläht; und so wird der Mensch, wenn ihn z. B. Versagens- oder existenzielle Zukunftsängste plagen, über die

Maßen »projektiert«, d.h. in die Zukunft hineingetrieben, etwas, das z.B. in der Depression geradezu unmöglich geworden ist. Hier kann sich der Mensch nicht mehr in die Zukunft zeitigen; hier saugt ihn die Vergangenheit unentwegt in den passiven Objektstatus zurück und petrifiziert, verdinglicht ihn in einem fort.

Diese Hinweise mögen für unsere Zwecke genügen und dürften deutlich machen, welche große Bedeutung der Zeitlichkeit, insbesondere der Künftigkeit für die Existenz des Menschen überhaupt und für die Psychotherapie im Besonderen zukommt.

Literatur

Aristoteles (1994). *Physik, Philosophische Schriften*, Bd. 6. Hamburg: Meiner.

Augustinus (1958). *Bekenntnisse*. Darmstadt: Dt. Buchgemeinschaft.

Blankenburg, W. (1989). Futur-II-Perspektive in ihrer Bedeutung für die Erschließung der Lebensgeschichte des Patienten. In: ders., *Biografie und Krankheit*. Stuttgart: Thieme.

Brandenstein, B. v. (1965). *Grundlegung der Philosophie*, Bd. 1: *Ontologie – Totik – Logik*. München Salzburg: A. Pustet.

Brandenstein, B. v. (1966). *Grundlegung der Philosophie Bd. 3: Wirklichkeitslehre-Metaphysik*. München Salzburg: A. Pustet

Brandenstein, B. v. (1970). *Grundlegung der Philosophie Bd. 2: Mathematik*. München Salzburg: A. Pustet.

Eliade, M. (1994). *Kosmos und Geschichte*. Frankfurt a. M.: Insel.

Hartmann, N. (1933). *Systematische Selbstdarstellung*. Berlin: Junker und Dünnhaupt.

Hegel, G. W. F. (1970). *Vorlesungen über die Philosophie der Geschichte*. Frankfurt a. M.: Suhrkamp.

Heidegger, M. (EA 1927). *Sein und Zeit*. Tübingen: Max Niemeyer.

Henry, M. (1992). *Radikale Lebensphänomenologie*. Freiburg i. B.: Karl Alber.

Hume, D. (EA 1739). *A Treatise of Human Nature*. London.

Jürss, F., Müller R. & Schmidt E. G. (1991). *Griechische Atomisten*. Leipzig: Reclam.

Kant, I. (1787). *Kritik der reinen Vernunft*, 2. Auflage. Darmstadt: WBG.

Kupke, C. (2003). Die andere Zeit des melancholischen Leidens. Ein philosophischer Beitrag zur Psychopathologie. In: M. Heintze & C. Kupke (Hrsg.), *Das Maß des Leidens*. Würzburg: Königshausen und Neumann.

Scheler, M. (1947). *Der Mensch und seine Stellung im Kosmos*. EA 1928 München: Nymphenburger Verlagsbuchhandlung.

Schmitz, H. (2011). *Neue Phänomenologie*. Freiburg i. B.: Karl Alber.

Stegmüller, W. (1969). *Hauptströmungen der Gegenwartsphilosophie*. Stuttgart: Kröner.

Tolle, E. (2011). *Jetzt! Die Kraft der Gegenwart*. Bielefeld: Kamphausen.
Weber, M. (EA 1920). *Die protestantische Ethik und der Geist des Kapitalismus*. Tübingen: JCB Mohr

Die Langfassung des Aufsatzes kann beim Autor über seine e-mail-Adresse (b.wandruszka@web.de) bezogen werden. Dort wird vor allem das Wesen der Zeit vertieft auf seine Grundstruktur hin durchdacht.

Über die Autorinnen und Autoren

Thiemo Breyer, Prof. Dr. phil, Studium der Philosophie, Historischen Anthropologie, Ethnologie und Kognitionswissenschaft in Freiburg und Cambridge. 2010 Promotion in Philosophie an der Universität Freiburg. Danach wissenschaftlicher Mitarbeiter am Husserl-Archiv der Universität Freiburg, an der Sektion »Phänomenologie« der Psychiatrischen Universitätsklinik Heidelberg und am Marsilius-Kolleg der Universität Heidelberg. Seit 2014 Juniorprofessor für »Transformations of Knowledge« an der Universität zu Köln. Forschungsschwerpunkte: Phänomenologie, Philosophie des Geistes, Wissenschaftstheorie, Philosophische Anthropologie. Wichtigste Publikationen: On the Topology of Cultural Memory (Königshausen & Neumann, 2007); Erfahrung und Geschichte (Hrsg., De Gruyter, 2010); Attentionalität und Intentionalität (Wilhelm Fink, 2011); Grenzen der Empathie (Hrsg., Wilhelm Fink, 2013) und Synchrony and Embodied Interaction (Springer, im Druck).

Daniel Broschmann, Studium der Humanmedizin und Philosophie in Mannheim und Heidelberg. 2011 veranstaltete er die Podiumsdiskussion »Willensfreiheit – eine Illusion?« als Abendveranstaltung an der Universität Heidelberg. Bei der Deutschen Gesellschaft für Psychiatrie, Psychotherapie und Nervenheilkunde ist er im Philosophie-Referat engagiert und leitete 2012 den Workshop »Zwischen Selbst- und Fremdbestimmung. Reflexionen auf Grundfragen psychiatrischen Handelns«. In seiner noch nicht erschienenen Dissertation beschäftigt er sich mit der Phänomenologie und Psychopathologie des Wollens. Weitere Forschungsschwerpunkte sind die Phänomenologie von Zeitlichkeit und Angst, die Selbstbestimmung im psychotherapeutischen Prozess sowie die anthropologischen Grundlagen der Psychiatrie.

Thomas Fuchs, Prof. Dr. med. Dr. phil., Karl-Jaspers-Professor für Philosophische Grundlagen der Psychiatrie und Psychotherapie an der Universität Heidelberg. Nach dem Studium der Medizin, Philosophie und Wissenschaftsgeschichte Promotionen in Medizingeschichte und in Philosophie, seit 1997 Oberarzt an der Psychiatrischen Universitätsklinik Heidelberg. Habilitationen in Psychiatrie (1999) und in Philosophie (2010). Leiter der Sektion »Phänomenologische Psychopathologie und Psychotherapie«; Vorsitzender der »Deutschen Gesellschaft für phänomenologische Anthropologie, Psychiatrie und Psychotherapie« (DGAP); Ko-Leiter des Referats »Philosophische Grundlagen« der Deutschen Gesellschaft für Psychiatrie (DGPPN). Forschungsschwerpunkte: Phänomenologische Psychologie, Psychopathologie und Anthropologie, Theorie der Neurowissenschaften.

Uwe Gonther, Prof. Dr. med., Arzt für Psychiatrie und Psychotherapie, Chefarzt der Abteilung für Allgemeinpsychiatrie am Klinikum Bremerhaven. Klinische Ausbildung bei Prof. Dr. Wolfgang Blankenburg in Marburg und Prof. Dr. Dr. Klaus Dörner in Gütersloh. Wissenschaftliche Publikationen über »Hölderlin und die Psychiatrie«, Suizidalität, Recovery in der Versorgung, Traumafolgen u. a. Aktuelle Lehrtätigkeit an der Hochschule für Künste im Sozialen, Ottersberg, am Norddeutschen Institut für Verhaltenstherapie (NIVT) und an der Universität Bremen. Mitglied im Nationalen Suizidpräventions-Programm (Naspro) und im erweiterten Vorstand der Deutschen Gesellschaft für soziale Psychiatrie (DGSP).

Martin Heinze, Prof. Dr. med., Studium der Medizin und Philosophie in Tübingen, Aachen, Dublin und Berlin. Habilitation in Psychiatrie und Psychotherapie (2007) zum Thema der subjektivitätstheoretisch fundierten Psychopathologie. Apl. Professor für Psychiatrie und Psychotherapie an der Georg-August-Universität Göttingen. Chefarzt der Abteilung für Psychiatrie, Psychotherapie und Psychosomatik und stellvertretender ärztlicher Direktor der Immanuel Klinik Rüdersdorf bei Berlin. Mitbegründer und Vorstandsmitglied der Gesellschaft für Philosophie und Wissenschaften der Psyche (GPWP). Co-Leiter des Referats »Philosophische Grundlagen der Psychiatrie und Psychotherapie« der DGPPN. Mitherausgeber der »Beiträge der Gesellschaft für Philosophie und Wissenschaften der Psyche« und des Journals für Philosophie und Psychiatrie (JfPP). Forschungsschwerpunkte: Soziale Psychiatrie, Modelle psychiatrischer Versorgung, psychiatrische Anthropologie und Subjektivitätstheorie.

Stefano Micali, Studium der Philosophie in Rom, Paris, Leuven und Wuppertal. Wissenschaftlicher Mitarbeiter im Arbeitsbereich Theologie und Naturwissenschaft bei der FEST (Forschungsstätte der Evangelischen Studiengemeinschaft) Heidelberg sowie in der Allgemeinen Psychiatrie der Universität Heidelberg. Forschungsschwerpunkte: Phänomenologie, Psychopathologie, Anthropologie, Philosophie der Religion und Subjektivitätstheorie. Wichtigste Publikationen: *Esperienze temporali* (Pendargon, 2008); *Überschüsse der Erfahrung, Grenzdimensionen des Ich nach Husserl*, (Springer Verlag, 2008); »Le néant comme incinération absolue du passé«, In: *La phénoménologie comme philosophie première*, Mémoires des Annales de Phénoménologie, (2011); »The Temporalizations of the Absolute Flow of Time-Consciousness«, In: *On time. New contributions to the Husserlian Problems of Timeconstitution*, (Springer Verlag, 2010).

Michela Summa, Studium der Philosophie in Pavia und in Leuven. Seit 2009 wissenschaftliche Mitarbeiterin an der Sektion Phänomenologie der Klinik für Allgemeine Psychiatrie in Heidelberg. 2010 in Pavia und Leuven mit einer Dissertation über »Raum-Zeitlichkeit in Husserls transzendentaler Ästhetik« promoviert. Forschungsschwerpunkte: Phänomenologie der Wahrnehmung und sinnlicher Erfahrung, Phänomenologie der Subjektivität und Intersubjektivität, Analyse der Gedächtnis- und Imaginationsphänomene und das Verhältnis zwischen Phänomenologie, Kognitionswissenschaften und Psychopathologie. Wichtigste Publikationen: »Process and Relation. Husserl's Theory of Individuation Revisited«. *The New Yearbook for Phenomenology and Phenomenological Philosophy* (2013); »The Disoriented Self. Layers and Dynamics of Self-Experience in Dementia and Schizophrenia«. *Phenomenology and the Cognitive Sciences* (2013); »Zwischen Erinnern und Vergessen. Implizites Leibgedächtnis und das Selbst am Beispiel der Demenz-Erkrankungen«. *Phänomenologische Forschungen* (2012); »Das Leibgedächtnis. Ein Beitrag aus der Phänomenologie Husserls«. *Husserl Studies* (2011).

Louis A. Sass, Professor der Klinischen Psychologie an der Graduate School of Applied and Professional Psychology an der Rutgers Universität. 2006 bis 2007: Vorsitzender der Sektion Theoretische und Philosophische Psychologie der *American Psychological Association*. 2010 Joseph B. Gittler Preis der *American Psychiatric Association*. Forschungsschwerpunkte: Psychopathologie, Ästhetik und Phänomenologie. Wichtigste Publikationen: *Madness and Modernism: Insanity in the Light of Modern Art, Literature, and Thought*. (Harvard University Press, 1994); *The Paradoxes of Delusion: Wittgenstein, Schreber, and the Schizophrenic Mind*. (Ithaca, New York and London, 1995); Affectivity in schizophrenia: A phenomenological view. In: *Journal of Consciousness Studies* 11 (10–11): 127–147 (2004); Michel Foucault and the Contradictions of Modern Thought, *Journal of Theoretical and Philosophical Psychology* 28 (2): 323–335 (2008).

Samuel Thoma, Studium der Medizin und Philosophie in Berlin und Lyon, 2013 Ableistung des Neurologie-Jahrs im Rahmen der psychiatrischen Facharztausbildung. Aktuell Promotion im Fach Philosophie an der philosophischen Fakultät Heidelberg, Stipendiat der Villigst-Stiftung. Forschungsschwerpunkte: Phänomenologie, Phänomenologische Psychiatrie, Sozialpsychiatrie. Publikationen: *Une psychopathologie à l'impossible – Henri Maldiney zum 100. Geburtstag* (Sozialpsychiatrische Informationen, 01/2014), *Karl Jaspers' criticism of phenomenological and anthropological psychiatry* In: *Karl Jaspers' Philosophy and Psychopathology* in: Fuchs, Breyer, Mundt (Hg.), (Springer, 2013). *Phänomenologisch-anthropologische Sozialpsychiatrie – Wegmarken für eine theoretische Widerbelebung* (Psychiatrische Praxis, 39/2012).

Boris Wandruszka, Studium der Medizin und Philosophie in Homburg Saar, Saarbrücken und Freiburg von 1977–1985. 2000 medizinische Dissertation (*Logik des Leidens – Grundlegung der Medizin*, Königshausen & Neumann, 2000). 2009 philosophische Dissertation (*Philosophie des Leidens – zur Seinsstruktur des pathischen Lebens*, Alber, 2009); Abfassung der Habilitationsschrift in Philosophie *(Die Wirklichkeit des Leidens – Versuch einer neugegründeten Metaphysik des Lebens)*. Seit 2011 Mitarbeiter an der philosophischen Fakultät der Universität Heidelberg am Lehrstuhl für Philosophie, Psychiatrie und Psychotherapie.

FSC
www.fsc.org
MIX
Papier | Fördert gute Waldnutzung
FSC® C083411

Kolibri 360 GmbH
Ferdinand-Jühlke-Straße 7
99095 Erfurt, Deutschland
produktsicherheit@kolibri360.de